现代肿瘤治疗

李连伟　主编

中国纺织出版社有限公司

内 容 提 要

《现代肿瘤治疗》介绍了现代肿瘤治疗的进展，总结了激光消融治疗、生物反应调节剂、治疗性肿瘤疫苗在临床的应用情况，并介绍了头颈部肿瘤、胸部肿瘤、妇科肿瘤、癌性疼痛治疗、泌尿生殖系统肿瘤、血液及淋巴系统肿瘤的临床治疗，详细列出了各种肿瘤相应的化疗处方以及化疗的不良反应和处理方法。化疗是肿瘤治疗的一个最重要的手段，对肿瘤患者的化疗应当遵循规范化、个体化、综合治疗的原则。本书内容实用、规范，有一定的创新性，适用于肿瘤科医生借鉴。

图书在版编目（CIP）数据

现代肿瘤治疗 / 李连伟主编. --北京：中国纺织出版社有限公司，2020. 8（2025. 1重印）

ISBN 978－7－5180－7892－9

Ⅰ. ①现… Ⅱ. ①李… Ⅲ. ①肿瘤—治疗 Ⅳ. ①R730.5

中国版本图书馆CIP数据核字（2020）第176807号

责任编辑：段子君　　责任校对：高　涵　　责任印制：储志伟

中国纺织出版社有限公司出版发行

地址：北京市朝阳区百子湾东里A407号楼　邮政编码：100124
销售电话：010—67004422　传真：010—87155801

http：//www. c-textilep. com

E-mail：faxing@c-textilep. com

中国纺织出版社天猫旗舰店

官方微博 http：//weibo.com / 2119887771

三河市悦鑫印务有限公司印刷　各地新华书店经销

2020年8月第1版　2025年1月第2次印刷

开本：710×1000　1/16　印张：15.5

字数：308千字　定价：96.00元

前　言

如今，广大医生已达成共识，在各种肿瘤治疗中，单纯手术并不能大幅提高患者的生存率，必须结合其他辅助治疗。除了手术之外，化疗必不可少，尤其是术前化疗。

大多数临床外科医生对术前化疗心存畏惧，担心术前化疗会降低患者的抵抗力，影响术后患者切口的愈合。事实上，术前化疗是安全、也是有效的。通过术前化疗可以不同程度地减轻肿瘤负荷，减轻组织反应性水肿，使肿瘤缩小，降低肿瘤临床分期，减轻肿瘤与周围组织的粘连，提高手术切除率和生存率，而且术前化疗可以控制术前存在的微小转移灶及亚临床病灶，并能抑制由于手术引发的促肿瘤生长刺激因子的产生，以及癌细胞形成具有抗化疗药物特性的克隆，降低肿瘤的复发率和增加术后抗肿瘤药物的敏感性，并且可以控制医源性转移。在切断肿瘤周围的血管和淋巴管之前给药化疗，可以在手术区域保持一定的化疗药物的血药浓度，对肿瘤细胞保持一定的持续杀伤力，减少癌转移。手术后，由于原发灶的血液供应被改变，瘢痕及粘连肉芽组织的生成使得化疗药物无法正常到达原发灶的残留病灶处，或者于局部无法达到有效的抗肿瘤浓度，因而术后化疗的疗效有所下降，而术前化疗有着明确的效果。

临床上大多数非肿瘤专科医生没有足够的化疗经验，无法开出规范的肿瘤化疗处方，这是术前化疗难以开展的最主要原因之一。鉴于此，我们特意编写了本书。在这本书中，我们详细列出了各种肿瘤相应的化疗处方，并详细列明化疗的不良反应及处理方法。化疗是肿瘤治疗的一个最重要手段，对肿瘤患者的化疗应遵循规范化、个体化、综合治疗的原则，这也是本书要表达的一个理念。本书收集了近几年在临床常用、有效的处方，并介绍了相关化疗新药。简明、实用、规范、便览是本书的特色，按照本书的描述，非肿瘤专科医生也可以很快开出处方，同时能对化疗过程中可能出现的不良反应有预见，并做出针对性的处理。我们希望非肿瘤专科医生因为本书而对化疗能有充分的认识和信心，从而更好地为患者服务。

编者

目　录

第一章　概况

随着生活水平的不断提高，尽管有不同的统计数据，然而恶性肿瘤的发生率和致死率迅速跃升至首位已是不争的事实。

对于肿瘤疾病的诊断和治疗是当前医疗事业的重大挑战和课题。恶性肿瘤传统治疗手段包括外科手术切除、药物化疗、放射治疗等。虽然外科手术切除目前仍是肿瘤的首选治疗方案，但不少患者在确诊时已属中晚期，即使手术切除，其术后复发率和转移率仍然居高不下。而化疗、放疗通常仅作为术后综合、辅助治疗，其总治愈率较低。此外，无论手术、化疗或放疗，都会对患者本已虚弱的机体造成极大的损伤，有时甚至是较为严重的打击，因此随着医疗理念更新、影像技术、科学技术的不断发展，肿瘤治疗策略正在发生深刻变革。如何采用微创（无创）方法灭活肿瘤，且最大限度地保护周围正常组织，已成为当前肿瘤治疗的热点。微创治疗技术应运而生，已有越来越多的科研数据证明，肿瘤局部消融与常规手术切除的生存率相近，而且具有微创、可多次重复等临床优势，因此微创消融技术已经在世界范围内改变肿瘤治疗的原有理念和格局，为传统治疗手段增添了新兴的领域。

第一节　肿瘤微创治疗

微创概念是 1985 年 Payne 首次于内镜治疗尿路结石中提出，1987 年法国 Mouret 进行了首例腹腔镜下胆囊切除术。此后数十年中，微创技术突飞猛进，迅速形成了比较成熟的基本技术，包括内镜外科手术、腔镜外科手术、影像引导介入手术、微创化外科手术等，几乎涵盖了所有医学学科领域。

肿瘤微创治疗技术通常可大致分为血管内治疗及非血管内治疗两类。

第二节　肿瘤消融治疗

一、肿瘤消融治疗概念

肿瘤消融治疗是肿瘤微创治疗技术中的一个分支，近几十年来新技术层出不穷，并迅速发展为肿瘤微创中极为重要的治疗方法。肿瘤消融（tumor ablation）作为一项总体概念是由北美放射学会提出和确立的，指采用化学能或物理能直接作用于单个或多个肿瘤，以根除或实质性毁损肿瘤组织。

二、肿瘤消融治疗引导方式

肿瘤消融治疗的方式有经皮穿刺、经腔镜以及开放手术等，其中经皮穿刺治疗由于简便、快速、更微创等优势，目前在肿瘤消融中处于主流方式。其在操作中应采用影像学引导，通常采用超声、计算机断层扫描和磁共振成像，其中由于超声引导更为简便、实时、价廉、无辐射等优点，在非空腔脏器肿瘤消融中占据优势而广泛应用。

三、肿瘤消融治疗常用手段

（一）化学消融

1. 无水乙醇注射治疗

日本 Sugiura 首先报道了经皮无水乙醇注射治疗小肝癌并取得较好的疗效后，使该技术得到广泛的应用和推广。此后，由于无水乙醇（酒精）价廉、方便、疗效确切、相对安全等优点，使无水乙醇逐渐应用于肝脏外的其他领域，如各脏器囊肿的硬化治疗、血管瘤治疗、甲状旁腺增生治疗等众多领域并取得较为满意的疗效。然而，注射无水乙醇治疗同时具有瘤体内弥散不均影响疗效、局部刺激症状强、需反复多次疗程等不足，而且国内多无 CFDA 认证的生产批号，因此一定程度上限制了无水乙醇治疗的广泛应用。

2. 聚桂醇注射治疗

聚桂醇是一种具有表面活性的硬化剂，能使细胞蛋白质析出，破坏细胞膜，产生无菌性炎症，进而使组织纤维增生粘连。聚桂醇具有良好的起泡性，与同等剂量的液体硬化剂比较病灶治疗面积大，过敏反应发生率低，不良反应少且具有麻醉作用，不会引起机体发生强烈的刺激反应等优点，故成为目前另一种较为积极应用的介入注射硬化剂。早期聚桂醇主要应用于血管类疾病的硬化治疗，随着学者的不断探索，已逐渐应用到囊肿类疾病、良性肿瘤类疾病（如子宫肌瘤、肝血管瘤等），目前罕有恶性肿瘤治疗的临床报道，但已有一些基础动物实验研究表明聚桂醇对于恶性肿瘤的治疗也存在一定的效果。

不过聚桂醇在硬化治疗过程也存在一定的不良反应，诸如可出现暂时胸痛、烧心、反酸、便秘、发热；也可出现局部组织坏死；偶见暂时性虚脱、头晕、呼吸困难、胸闷、恶心、视力障碍、局部感觉损害等。若使用泡沫化治疗，还要避免气体栓塞等严重不良并发症。此外，药物说明书中对于药物代谢动力学、药物过量反应、儿童及老年用药等重要内容均认为“尚不明确”，亦需要进一步研究。

除上述两种化学消融药物外，其他尚有平阳霉素注射、50% 高渗葡萄糖溶液注射等方法，但随着某些药物的淡出、疗效欠稳定等因素已逐渐退出主流应用行列。至于使用热盐水、稀盐酸、冰醋酸等进行注射治疗者，由于医学不断地发展而仅见于文献之中。

（二）热消融

微创介入治疗逐渐由边缘学科发展为新兴分支学科的一个重要契机，就是层出不穷的消融技术诞生，其中热消融技术的发明和推陈出新功不可没。目前，热消融治疗中三大主流技术为射频、微波和激光消融。当然，从广义角度而言，高强度聚焦超声（HIFU）和冷冻消融也可列为热消融技术范畴。

HIFU 是由超声波聚焦声能部分转化为热能，在肿瘤内聚焦点处产生瞬态 60℃以上的温度（属热消融范畴），但同时也具有空化效应、机械作用等生物学效应；虽具有路径无创、无辐射等优点，但也深受空腔脏器、骨质、空气等干扰，故也影响其使用领域的拓展。

冷冻消融通常使用氩氦刀技术，其实质是冷冻 + 热疗治疗，当氩气在针尖内急速释放时，可在十几秒内冷冻病变组织至 −165~−120℃；当氦气在针尖急速释放时，将产生急速复温和升温，快速将冰球解冻，“冰火两重天”破坏细胞消除肿瘤，因此可属“负”热消融范畴。但氩氦刀具有针具粗大、消融边界厚且不清、操作复杂需要钢气瓶等的不足也限制了其临床使用。

1. 射频消融

射频消融（RFA）是通过射频发生器在组织内释放频率为 200~750kHz 的射频交变电流，主要激发组织内离子的高频振荡，相互摩擦产热，从而将消融区组织细胞加热破坏的技术。

意大利学者 Rossi 等利用射频电极进行动物肝脏热疗实验，并于 1993 年报道了肝癌射频治疗的临床研究。但当时由于消融范围过小仅作姑息辅助治疗，直到 20 世纪 90 年代中后期，随着射频技术的不断改进消融范围增大后，RFA 效果提高而逐渐广泛应用。尤其是 RFA 采用了内部冷却电极的重要技术进步，如 Lorentzen 等研究表明，应用冷循环 RFA 后坏死区域显著增加，从而进一步提升了射频消融的临床应用价值。

多国学者对RFA 的临床研究不断推进。基本已得出一些较为普遍认同的理念，如：与无水乙醇注射消融相比，RFA 局部疗效及所需治疗次数均占优势，其复发率和长期生存率均优于PEI；与传统肝癌手术切除相比，RFA 的总体生存率与之没有显著统计学意义差异，仅可能在带瘤生存率略高于传统手术。

当然，RFA 也存在一些不足，如较为明显的“热沉效应”，对于大血管旁的癌灶容易残留而复发；消融时体内存在射频波和电流循环，对于孕妇及严重心律失常患者需高度警惕；由于温度偏低及针具较粗等因素，针道种植转移报道时有发生，前期的报道中甚至有 12.5% 的高发生率；RFA 热效率及热密度不如微波高，消融耗时较长等。因此也部分影响了 RFA 的临床应用。

2. 微波消融

医用微波消融主要采用 915MHz 和 2450MHz 的高频率电磁波，前者穿透力强，形成的消融坏死区大，后者能够相对精准消融，也是目前临床最常用的微波频段。微波经过靶区组织中水、蛋白质等极性分子和带电粒子吸收微波能后剧烈振动摩擦，产生热效应使局部温度短时间内升至 60℃以上，导致蛋白质变性、组织细胞凝固、脱水坏死，从而达到治疗目的。

自从 20 世纪 90 年代的肝脏微创治疗试验开始，中国的微波消融技术已经成功运用于包括肝、肾、肾上腺、甲状腺、子宫、脾脏、乳腺等多种脏器肿瘤和病变的微创治疗。在过去 20 年的微波消融发展历程中，中国学者独领风骚，进行了大量开创性基础和临床研究，使中国成为微波消融第一大国。不仅产量居首，在微波消融领域的 SCI 论文中，中国学者发表的论文数约占总量一半。微波由于单针消融范围大、热转化效率高等优点，亦已引起国外医学者的关注和应用，未来微波消融将向着更精准化、智能化以及前沿化发展。

不过微波也存在穿刺针粗、消融范围可控性相对偏弱、对于微小病灶进针偏钝、消融效率过高等不足，宜针对不同的患者、不同的情况，选用不同的消融手段。

3. 激光消融

激光消融是指将激光辐射生物组织，光子能量入射到组织后光能转化为组织分子动能振动摩擦，从而使被照射组织温度升高。热效应主要是热致组织凝固变性，随着温度升高而导致局部生物组织凝固坏死、炭化、汽化甚至蒸发。

美国科学家梅曼发明了世界上第一台红宝石激光器，此后一年即有学者将激光引入医学领域。早期的激光医学多集中在表面切割、辐照的领域中，直到 1971 年由于石英光纤的研制成功，使氩离子激光和掺钕钇铝石榴石激光得以进入体腔内进行治疗，从而迅速扩大了激光医学的应用领域。

激光消融的概念，是由英国学者 Bown 总结提出的，是指将激光辐射生物组织，对其加热并通过热损伤、汽化、高温分解等作用，达到凝固或切割组织的目的。激光消融的理念和技术得到了迅速推广和普及。

随着医学理念的不断推进、石英光纤的研制成功和激光技术不断发展，激光消融运用更加广泛。

除肝脏领域外，激光消融也涉及其他许多临床领域。欧洲对甲状腺结节消融早已进行了长期而大量的消融实例。意大利学者 Pacella 报道了一项 1531 例的甲状腺结节激光消融的研究，证实 LA 是有效的、便捷的门诊治疗技术，患者耐受良好，并发症风险较低。

无电流导入：激光消融通常采用直径 0.3mm 的纯石英光纤输送激光，完全不存在将电流导入人体组织内。射频、微波均采用将电流电磁波导入人体进行作用，尤其是单极射频消融，均需要在体表贴上电极片，将人体和消融仪器形成一套电流循环系统，因此对于孕妇、严重心脏病、心律不齐、心脏起搏器等患者均需慎重接受治疗。此外，射频微波也偶有出现电击伤、贴片发热烫伤、迷走神经受刺激亢进等报道。这些并发症可能部分与电流导入刺激人体有关。

针道出血、种植转移风险最低：文献报道，射频消融针道种植转移发生率可高达 0.2%~5.1%，甚至有高达 12.5% 的报道，射频微波消融后针道出血亦时有所见，这是由于射频、微波穿刺针较粗，而且消融方式均采用穿刺到肿瘤深面底部、甚至穿透肿瘤进行消融，因此消融结束后，射频、微波必须行针道消融以预防针道出血和针道种植转移。而激光消融则是采用最细的穿刺针和纤细的光纤，且消融作用时针尖位于肿瘤的浅部，待消融结束后光纤后撤至针鞘内再针道消融整体拔针，因此，迄今尚无一例针道种植转移报道。

激光消融针尖位于肿瘤的前部，待消融结束后光纤后撤至针鞘内再针道消融整体拔针激光消融温度较高、穿刺针细、Nd：YAG 激光本身就是很好的止血工具，因此激光消融也是最不易引发出血的技术之一。

消融灶凝固性好：通常而言消融温度越高，组织脱水越多其消融灶凝固性则越好。消融灶的凝固性在一些接近包膜或突出包膜的病灶消融显得尤为重要，如一些靠近腹腔脏面包膜的肝癌，早期已有数例临床提示经过射频消融后，消融灶迸裂或整体脱落，从而形成巨大创面和出血，造成严重并发症及死亡案例。这可能由于早期的射频对肿瘤周边温度并不能达到理想的高温所致，至于氩氦刀冷冻消融，其消融灶组织凝固性则相对较差，通过观察日常中冷冻鲜肉化冻之后，肉质糜嫩伴渗血水，便可有直观感受。激光消融是目前热消融中，中心温度、周边温度均是最高的消融技术。因此，其消融灶凝固性应是最好的，术后肿瘤迸裂、脱落的发生概率亦应是最低。

输入能量值精准可控：射频、微波消融通常功率可在 100W 以上，数篇临床和实验研究文献提示，若射频、微波尚未彻底杀灭肿瘤或消融灶旁还有其他瘤体，那么消融后癌肿可能会急速反弹生长和进展。研究推断可能和射频、微波输入过多能量激发了肿瘤生长有关，并得到了大鼠肝癌模型的动物研究实验证实。因此对于肿瘤消融过程中，总体而言并非更多能量输入便可获得更多收益。激光消融通常采用 5W 功率，且能量输入可以精确。当然，激光消融也存在着一定的不足之处：诸如单针消融范围较小，对于一些较大肿瘤消融不如射频、微波消融更具效率；多针联合治疗时，耗材费用较高且对布针技术要求偏高；消融时，激光消融对组织汽化现象相较于射频、微波消融最明显，有时会影响手术视野等不足。

总之，目前主流的热消融手段，无论射频消融、微波消融还是激光消融，都存在其各自的优点和不足之处。激光消融由于其内在的特性，无论是逻辑理论上、还是临床实践中，都是目前热消融方法中较为安全的消融手段。只要在临床应用中合理得当地使用，激光消融应是消融后并发症发生率及严重程度最低的热消融技术。作为致力于介入消融领域的医务工作者均应全面了解和掌握这些消融手段的综合信息，在纷繁复杂的临床治疗中，做出准确的判断和合理的选择。

第二章　激光消融原理与特性

第一节　激光医学背景

一、激光理论基础

1927 年 10 月第五届索尔维会议在比利时首都布鲁塞尔召开，当时世界上著名的科学家齐集一堂，会议主题为“电子和光子”，讨论重新阐明的量子理论。参加这次会议的 29 人中有 17 人成为诺贝尔奖获得者。

1900 年，马克斯·普朗克在解释黑体辐射问题时第一次提出了“量子”的概念，不但对光学产生冲击，同时也带来了原子物理的大发展。

1911 年，英国物理学家欧内斯特·卢瑟福提出了原子模型。他认为原子结构像是一个小小的太阳系，中间是原子核，电子分布在原子核周围。原子核带正电，电子带负电，电子围绕原子核不停地旋转。

1912 年卢瑟福的学生，27 岁的丹麦物理学家玻尔将普朗克的量子概念，与卢瑟福原子模型结合，提出核外电子分层排布的原子结构模型。1913 年，玻尔提出了原子定态、量子跃迁等重要概念。他将原子中的电子运动轨道量子化，假设电子只能在特定轨道绕原子核运动，而无法在轨道之间的空白地带自由游荡。不同轨道的电子有不同的动能、势能，这些能量值叫作能级。在正常状态下，原子处于最低能级，这时电子在离核最近的轨道上运动，既不辐射也不吸收能量（电磁波），原子结构处于稳定状态。这种定态叫作基态。当原子受到外界能量（如热能、电能或光能）激发时，其最外层的电子吸收一定频率的电磁波（吸收光子）而跃迁到较高的能级上，此时原子处于激发状态。这种激发态是不稳定的，在极短的时间内），原子便释放一定频率的电磁波（高能级的电子释放光子，回到低能级），恢复到基态。原子吸收和释放的能量，必须正好等于电子两个能级的差。这种能量也就是电磁波的频率，即光的波长。不同原子从激发态还原成基态所释放的能量不同，因此也就形成了原子光谱。

1916 年，爱因斯坦发表《关于辐射的量子理论》。他在玻尔的基础上，提出了“自发和受激辐射”理论，在这篇论文中，爱因斯坦将光的吸收和发射区分为三种过程：受激吸收、自发辐射、受激辐射。这一理论指在组成物质的原子中，有不同数量的粒子（电子）分布在不同的能级上，在高能级上的粒子受到某种光子的激发，会从高能级跃迁到低能级上，这时将会辐射出与激发它的光相同性质的光，而且在某种状态下，能出现一个弱光激发出一个强光的现象。这就叫作“受激辐射的光放大”，简称激光。而这正是激光理论的物理学基础，因此爱因斯坦被认为是激光理论之父。

1960 年，美国科学家梅曼制造了世界上第一台激光器——红宝石激光器，这是人类有史以来获得的第一束激光，梅曼也成为世界上第一个将激光引入实用领域的科学家。

1961 年，激光首次在外科手术中用于杀灭视网膜肿瘤，将激光引入到了医疗，从而开辟了一个全新的广阔领域——激光医学。

二、激光医学简史

激光医学是激光技术与医学相结合的一门新兴的边缘学科。20 世纪 60 年代，激光问世不久，就与医学结合起来。激光技术从临床诊断、治疗到基础医学研究被广泛应用。目前激光医学已基本上发展成为一门体系完整、相对独立的学科。在医学科学中起着越来越重要的作用。

1960 年，梅曼用激光照射兔眼的视网膜，通过激光生物效应对视网膜的损伤程度来粗略测定其功率和能量，从而拉开了激光医学的序幕。

1961 年，美国发明世界上第一台医用激光机——红宝石视网膜凝固机，Campbelh Koester 等对剥离的视网膜进行焊接；同年，Sonbn、Zeret、EiChler 等人首批发表了“激光的生理作用”“光脉冲引起眼的损伤”“相干光源产生的光凝固”及“激光在生物医学的应用的生理学基础”等论文。

1962 年，欧洲的 Bessis 小组报道了他们用红宝石激光照射细胞器的研究成果。

1963 年，苏联也开始发表激光生物效应方面的文章。

1965 年，北京同仁医院开始了红宝石激光视网膜凝固的动物实验。

1966 年，用 CO_2 激光束切除狗的肝脏，证明术中出血很少，从而开创激光手术。

1968 年，用激光治疗颌面部病变。

1969 年，用激光刀完成胸廓切开术。

1971 年，由于石英光导纤维研制成功，使掺钕钇铝石榴石激光和氩离子激光得以进入体腔内进行治疗；据 1971 年的统计报道，当时全世界已有 5 万名患者接受了激光手术，治愈率达 76%。

1972 年，手术显微镜配合 CO_2 激光进行喉部手术成功，从而开始激光显微手术。同年，Nd：YAG 激光已用于胃肠、泌尿外科，并用于内镜实验。

1975 年，开始通过内镜应用 Nd：YAG 激光凝固出血点和治疗肠道急性出血。

1978 年，Nd：YAG 激光已广泛用于胸外科、皮肤科、五官科、妇科等。

经过 20 多年的基础研究和临床应用，激光医学已趋于成熟。20 世纪 80 年代已形成了一门新兴的边缘学科——“激光医学”。它得到了国际组织的公认，世界卫生组织（WHO）成立了“激光医学咨询委员会”。

中国的激光医学在国际上起步较早。1965 年开始，北京和上海的一些单位陆续开展了激光的生物学基础和临床研究。1970 年激光视网膜凝固机研究成功，1971 年，上海市第六人民医院发表了第一篇红宝石激光凝固视网膜的临床报道。1973 年，原上海医科大学附属耳鼻喉医院、中山医科大学等单位用国产的 CO_2 激光治疗机在外科、皮肤科、五官科、妇科、肿瘤科等开展了激光手术治疗；1974 年，开始研制激光内镜系统；1977 年，在武汉举行了第一次全国性激光会议。20 世纪 80 年代初，国家科委立专项攻关并取得成果，为我国的激光医学的迅速发展奠定了基础。随着激光医学在我国的迅猛发展，激光医学队伍日益壮大，1991 年 6 月，经中华医学会第 20 届常务理事会第 10 次会议审议，批准成立中华医学会激光医学会分会。

激光医学的发展使得医用激光器生产产业化，国际上医用激光器已形成大产业，产品 40 多种，年销量已突破 10 亿美元。随着激光技术的长足发展，激光医学逐步形成和快速壮大，激光以其独特优点解决了传统医学基础研究和临床应用中所难以解决的诸多难题，已激起国内外医学界的关注和探索，必将具有广阔应用前景。

第二节　激光工作原理

物质由原子组成，原子的中心是原子核，外围布满带负电的电子，绕着原子核运动。这些电子会处于一些固定的“能阶”，不同的能阶对应于不同的电子能量。我们简化以一个碳原子为例来说明激光的基本原理，把这些能阶简化成一些绕着原子核的轨道，电子离原子核最近，能量最小，故最稳定；电子离原子核较远，能量较大，故不稳定。能级越高，能量越大越不稳定。光和物质的相互作用可有三个基本状态：受激吸收、自发辐射和受激辐射。

一、受激吸收

受激吸收就是处于基态的原子吸收外界辐射而跃迁到激发态。电子可以通过吸收或释放能量从一个能阶跃迁至另一个能阶。例如，当电子吸收了一个光子时，它便可能从一个较低的能阶跃迁至一个较高的能阶。

二、自发辐射

自发辐射是指激发态的原子自发地辐射出光子并恢复成基态。自发辐射的特点是每一个原子的跃迁是自发的、独立进行的，其过程全无外界的影响，彼此之间也没有关系。因此它们发出的光子的状态是各不相同的。这样的光中，光子与波长不一样，偏振方向不一样、传播方向不一样，相干性差，方向散乱。太阳光、烛光，手电筒、白炽灯、荧光灯等发出的光，都属于自发辐射形式。

三、受激辐射

爱因斯坦研究热辐射时就理论推导出，在辐射过程中，除自发辐射外，同时还存在另一种辐射，即受激辐射。

受激辐射是指处于激发态的原子在光子的“刺激”或者“感应”下，恢复成基态，并辐射出一个和入射光子同样频率的光子。由受激辐射产生的光子与入射光子是关联的，它们的波长一致、相位一致、偏振方向一致、传播方向一致。

受激辐射的特点是它必须要有外来光子刺激（或感应）才会发生。受激辐射光子与外来光子的频率、位相、传播方向和振动态都完全相同，无法区分外来光子与受激辐射光子，即一个光子变成了两个光子。然后，这两个完全相同的光子又去诱发其他处于高能级的粒子产生受激辐射，理论上就可以激发出四个完全相同的光子，循环往复下去，所产生的光不仅是相干光，高度一致性，而且会使光的强度不断增大，这正是产生激光的基本过程，即受激辐射光放大。

实际上，激光的原理就是以可控的方式让这些电子跃迁以相同的相位释放光子。当我们需要创造条件产生和释放出激光时，至少应具备激光器的三大基础构件：激光激活媒质、泵浦系统和光学谐振腔。

（一）激光激活媒质

激光激活媒质是产生激光的物质基础（又称激光工作物质），它决定了输出激光的波长以及仪器的结构和性能。并不是任何物质都能作为激光工作物质，也不是任何能实现粒子数反转的物质都能用来制造实用的激光器，只有那些具有亚稳态能级结构的物质才有可能实现。人们总是尽量选用那些在室温下更容易实现粒子数反转的物质，而且它们对激励源应有很强的吸收性。

激光激活媒质可分为固体、气体、液体和半导体四大类。固体如红宝石、钇铝石榴石等；气体如 CO_2、He–Ne、Ar^+ 等；液体如有机染料等。它们是组成激光器的主要核心部件。

（二）泵浦系统

要想获得受激辐射光放大，则应设法使处于高能级上的粒子数多于低能级上的粒子数，这种分布称为粒子数反转。若要使原子体系处于非平衡状态实现粒子数反转，就必须具备能量输入系统，使激光介质不断从外界提供能量，让尽可能多的粒子吸收能量后，从低能级不断跃迁到高能级，这一能量供应过程称“激励”或“泵浦”，这套供应能量的系统称为泵浦系统。此系统若用光作为激励源，则称为“光泵”；用电能则称“电泵”；此外还有“化学泵”“核泵”等。

（三）光学谐振腔

在电子学中，经常采用正反馈放大技术来获得振荡信号。像电子技术中的振荡器一样，要实现激光振荡，除了有放大元件外，必须有正反馈系统、谐振系统和输出系统。在激光器中，可实现粒子数反转的激活媒介就是放大元件，而光学谐振腔就起着正反馈、谐振和输出的作用。光学谐振腔不仅是产生激光的重要结构，而且它直接影响激光的输出特性，如输出功率、频率特性、光强分布（模式）和光束发散角。

光学谐振腔通常由两个反射镜构成，这两块反射镜分置于激活媒介两端，精确平行并且垂直于激活媒介中心轴线。其中一块为全反射镜（反射率达 98% 以上），另一块为反射率达 90% 以上的部分反射镜。光子（流）在谐振腔内来回运动时，即会产生受激辐射光放大。

有一些激发态的原子发射出光子后是射向任意方向的，凡是发射出不沿谐振腔轴线方向行进的光子，很快就通过谐振腔侧面逸出腔外，而沿着轴线方向的光子可以在腔内继续前进，并在两个反射镜之间不断往返，在折返过程中就会不断激励处于激发态的原子发射出光子来，而新产生的光子又继续参与到激励其他原子激发进程中去，因此通过这种受激发射作用，沿着轴线方向的光子数目就会不断地雪崩式增加，谐振腔内的光积累到非常强时，从部分反射镜射出的光，就是激光。

从而形成激光的高度波长一致性（即单色性）、高度相干性、高度方向一致性和高亮度等卓越特性，使有限的激光能量能在空间和时间上高度集中起来。

第三节　激光对人体组织作用机制

激光入射到生物组织中能产生生物效应的是那些在组织中被散射和吸收的光子。光在生物组织中传输以及组织对激光的吸收等都与激光的参数、组织的光学参数、组织的热物性参数以及机体的状态等有关。

激光与生物组织作用形式多样，作用机制也各不相同。根据激光作用生物组织所产生的宏观效应，可把激光与生物组织作用分为热作用、光化作用、机械作用、电磁场作用、生物刺激作用等五大作用。这五种作用即为激光生物学效应的作用机制，是激光医学诊治疾病的基础依据。

一、热作用

激光的热作用是光子入射到生物组织内，光子能量转化为生物组织分子动能，分子振动能和转动能即为通常意义上的热能，从而使被照射组织温度升高。热作用主要是热致组织凝固变性，随着入射激光的增强，温度升高而加剧，导致局部生物组织凝固坏死、炭化、汽化甚至蒸发。

生物细胞只能在适宜的温度下生存，当温度上升到一定程度，且持续一定时间时，酶将失去活性，蛋白质将变性，从而使细胞或组织受伤甚至死亡；所以，组织的破坏与激光作用时间和组织温升呈正相关。

当组织温度高于42℃时，若持续30~60分钟，可以导致不可逆的细胞死亡；温度高于60℃时，可以迅速导致组织凝固性坏死及细胞立即死亡；若温度高于80℃，细胞膜的通透性急剧提高；在100℃时，大多数组织中的水分子开始汽化，从而同时引起组织的机械破裂和热分解；当温度高于150℃时，炭化发生，可见邻近组织变黑且冒烟；当温度高于300℃时，组织出现熔化、汽化。目前，激光对组织内肿瘤消融主要即利用了激光的热效应，以达到灭活肿瘤组织的目的。

二、光化作用

利用光能作为激活能，在组织或细胞内引起的化学反应称为光化作用。普通光也有光化作用，如光合作用、光敏作用等。通常而言，激光和普通光的光化作用机制是一样的，但激光可使光化作用更有效、更迅速、更广泛。

光化学过程可导致酶、氨基酸、蛋白质和核酸等变性失活，分子结构也会有不同程度的变化，从而产生相应的生物效应。根据光化学反应的过程不同可分为光致分解、光致氧化、光致聚合、光致异构和光致敏化等。

在临床应用中，主要用到的是光致分解和光致敏化两种类型。

光致分解指生物分子吸收激光能量后导致分解，分解的产物随激光波长和温度的不同而不同。

光致敏化作用指有敏化剂存在时所发生的光化学反应。光致敏化是生物系统所特有的，它对疾病的诊断和治疗中起到相当重要的作用。在光致敏化反应中，敏化剂起到催化光化过程作用，其本身并不发生永久性变化。

光敏化剂有两类。第一类光致敏化的特征是其反应无需氧分子参加，且温度对它的敏化速率几乎没有影响。敏化剂有呋喃香豆素、铀化合物等。例如临床上使用呋喃香豆素，在光照射下可治疗银屑病和白癜风即属于第一类光致敏化作用。第二类光致敏化剂的特征是一定要有氧分子参加。凡是有氧分子参加的光敏化作用称为光动力作用。这类敏化剂种类较多，其中用来治疗肿瘤的血卟啉衍生物就是其中常用的一种。

在激光医学中广泛应用的光动力疗法，就是光致敏化作用具体应用的例子。PDT 的基本机制是某些光敏物质，如血卟啉衍生物（HpD），48 小时后仍潴留在肿瘤细胞中，而正常组织中的 HpD 却大部分已被清除，即使在 1 周以后肿瘤细胞中的 HPD 的浓度仍然很高。光致敏物质在没有光辐射时是没有活性的，但在适当激光照射后，这些光敏物质能发出荧光，并在肿瘤细胞中发生光动力反应，产生单态氧杀死癌细胞，而周围正常组织基本不受损害。已有报道应用激光联合光敏剂治疗实验兔门静脉癌栓的研究，提示肝癌门静脉癌栓的激光联合光敏剂治疗是安全、有效，有望成为一种治疗门静脉癌栓的新方法。

三、机械作用

光子和其他粒子一样也具有质量、动量和能量等属性。激光照射生物组织时，光子的动量都将发生变化，即会有力作用在生物体上，这种作用称为光压。激光直接照射在物体上所产生的压力称为一次压力；若照射后在组织内部产生大量热而使生物组织蒸发、产生热膨胀和汽化等现象而产生的压力，称为二次压力。

激光在临床上的很多应用就是利用激光引起的二次压强作用。如眼科中的压力打孔，就是利用汽化引起的二次压强，这种蒸汽团产生的瞬时压强比一次压强大得多，破坏力很强，当第二次压强在组织内部发生时，其破坏力更大，可以轻易地将组织撕裂。另如钬激光前列腺剜除术时，对前列腺切除时，除了热切割作用外，二次压强产生的“爆破”作用也是重要的激光效应之一。

四、电磁场作用

激光也是一种电磁波，当激光照射人体组织时，相当于将人体置于电场中。高的场强作用于生物组织，就有可能在生物组织内部产生光学谐波，发生电致伸缩等效应，从而使生物组织电系统发生变化。

强大的激光电场能产生很多生物效应，如使生物偶极子发生二次或三次谐波，而这些谐波有些正处在蛋白质、核酸等的吸收峰，从而引起这些物质变性；约束电子在外电场作用下，突破其静电势垒而逸出的现象称为场的剥裂效应，所以强电场能使生物分子高度激发产生自由基，剧烈的自由基反应又可引起细胞严重破坏；激光电场引起的电致伸缩可以在组织内部激起冲击波、超声波，从而产生振动和空化作用，引起细胞破裂；此外，激光强电场还能直接使生物分子受激、振动、产热，使光点处的组织电离，细胞结合受破坏，造成一系列损害等。

五、生物刺激作用

激光生物刺激作用是一种光生物学现象，可能与激光的特有属性如相干性、偏振性等关系不大。这种生物刺激作用也并不是激光特有的，如超声、针灸、红外线等物理因子也都可以产生生物刺激作用。

通常临床上，生物刺激作用多为弱激光的主要应用范畴。例如，低功率激光辐射在促进溃疡愈合、刺激软组织修复、增进皮瓣活力等方面具有一定的临床价值，且在治疗各种炎症如关节炎、脉管炎、周围神经炎等方面有不错的疗效。此外，低功率激光照射还或可增强免疫、治疗过敏及内分泌紊乱，调整机体状态等效果。

总之，激光与生物组织的相互作用分类并没有清晰严格的界限，激光的热作用、光化作用和机械作用通常是同时发生的，所以相互作用的分类并不是绝对的。但各种作用之间也确存在着一些差别，如每种效应都具有典型的激光及典型现象等，激光与生物组织的相互作用是一个多种因素决定的复杂过程，激光的参数（如波长、功率、能量、激光模式等）、生物组织的性质（如密度、弹性、热导率、比热、热扩散率、反射率、吸收率、色素、含水量、不均匀性和层次结构）以及生物体状态等对激光的生物效应都有影响。

第四节　医学激光器临床应用概况

激光技术应用中，激光医学是最受重视的领域之一，医用激光器是为了满足医学检测、诊断和治疗等而专门设计的激光仪器。

一、激光器的分类方式

（一）固体激光器

固体激光器的种类繁多，主要决定因素为其激光激活媒质的构成部件，激活媒质由基质和掺杂物质组成。基质决定激光工作物质的物理、化学性质，目前主要品种有晶体、玻璃和玻璃陶瓷等。掺杂物质决定激光光谱特性，其中钕离子是应用最广泛的激活粒子，钬离子、铥离子、铒离子也得到积极的应用。

固体激光器体积小、输出功率大、使用方便，但不足之处是其激光媒介结构及制造均较复杂，激光媒介的性能好坏直接影响器件的输出特性。

1.Nd：YAG 激光（掺钕钇铝石榴石）

掺钕钇铝石榴石激光器的激活粒子为稀土钕离子，其基质为纪铝石榴石晶体，由其天然矿石颗粒的外形酷似“石榴籽”而得名。在 YAG 晶体中掺入一定比例的三氧化二钕，便成为掺钕钇铝石榴石晶体，英文缩写为 Nd：YAG。

由于Nd：YAG 属于四能级激光系统，量子效率高，受激辐射截面大，所以它的阈值很低，又由于该晶体具有优良的热学性能，非常适合制成连续和重频器件，故而是目前能在室温下连续工作的最常用的实用固体工作物质。因Nd：YAG 激光器有较大的连续输出功率，可用来进行凝固、汽化、切割等治疗，由于该激光凝固效果较好，临床上可用作鼻腔手术和黏膜血管瘤手术，疗效甚优。

Nd：YAG 激光其输出的激光为波长 1064nm 的近红外光，该波段的激光在组织中穿透能力强，故可用于对肿瘤组织的激光热消融，其消融范围在激光消融家族中属于最有效、同能量值下单针消融范围最大的激光种类。此外，该波长的激光也正好处于光纤的最佳透过率范围，故可通过光导纤维传输送出，因此配合各种内镜可以导入腔内做内腔极微创手术。

Nd：YAG 激光对生物组织的穿透力很强，凝血效果好，对内镜下管径为 3~4mm 的血管也能凝结，所以 Nd：YAG 激光特别适合深部血管较密部位的切割和凝固，是临床上常用的激光器之一。

2. 钬激光

钬激光是以钇铝石榴石为激活媒质，掺敏化离子铬、传能离子铥、激活离子钬的激光晶体制成的脉冲固体激光装置产生的新型激光。波长 2140nm，能被水高度吸收，穿透组织深度约 0.4mm，故其热损伤主要在表层组织，优点在于易于控制，故临床可用于准确切割和结石粉碎等用途。

钬激光产生的能量可使光纤末端与结石之间的水汽化，形成微小的空泡，并将能量传至结石，使结石粉碎成粉末状。水吸收了大量的能量，减少了对周围组织的损伤。同时钬激光对人体组织的穿透深度很浅，因此在碎石时可以做到对周围组织损伤最小，安全性极高。钬激光可采用石英光纤传输，借助内镜进入体内，进行有效的治疗。

1995 年新西兰 Gilling 和加拿大 Denstedt 最先报告利用钬激光切除前列腺以来，治疗方法包括前列腺钬激光切除术（HoLRP）和前列腺钬激光剜除术（HoLEP）两种。HoLEP 是在 HoLRP 基础上发展起来的。两者均通过钬激光经光纤导入切除前列腺，使前列腺部位形成一个通道腔隙，解除增生前列腺所引起的膀胱镜出口梗阻。两者区别主要在于 HoLRP 需将前列腺切成许多大小能够安全地经尿道取出的碎块，是将前列腺分层、分块切除；HoLEP 则像开放手术那样将增生的前列腺从包膜分块剜除，再通过经尿道组织粉碎器吸住已游离的前列腺，将其切碎吸出，与 HoLRP 相比大大减少了手术时间。

目前钬激光较常用于泌尿科前列腺剜除术、尿路结石粉碎等临床应用中。

3. 铒激光

是将铒离子作为激活粒子掺入钇铝石榴石基质中，为 Er：YAG 激光。铒激光波长为 2940nm，能够被水分子强烈地吸收，故其组织穿透作用更浅。可适应于颈面部皮肤皱纹，对皮肤色素性疾病也有理想疗效。在口腔科，铒激光还可用来对牙齿照射，具有杀菌作用。

（二）气体激光器

1.CO_2 激光器

CO_2 激光器属于分子气体激光器，具有不少优点，既能连续工作又能脉冲工作，而且输出功率和能量较大，是临床上应用最多的激光器之一。CO_2 激光器输出激光波长为10600nm，属于远红外光，生物组织对这种光的吸收系数较大，因此组织穿透力较差，且有较强的热效应。通常 CO_2 激光首先用来做激光手术，穿透组织深度约 0.05mm，对生物组织的切割、汽化、凝固效应都很强，以及进行皮肤表面赘生物的消融。

2. 氩离子激光器

激光器输出激光主要为蓝绿色光，波长为 514.5nm（绿光）和 488nm（蓝光），Ar^+ 激光可很好地被生物组织中的血红蛋白吸收，在机体组织中的穿透深度较浅。因此临床上多用于血管瘤和鲜红斑痣的治疗。由于该波长的激光能极好地透过眼球中的屈光介质而不被吸收，适用于治疗眼底血管病变方面的疾病，故在眼科手术中亦较为常用。

3. 液体激光器

液体激光器有两大类：一类是有机化合物染料激光器，常称为染料激光器。染料激光器更换染料即可获得从近红外到近紫外任何波长上的激光，故其输出的激光波长遍布于 300~1200nm 的波段内。临床上使用的有如脉冲染料激光（绿激光），常用 585nm，510nm。585nm 激光组织穿透深度约 2mm，且激光能量主要被血红蛋白吸收，故多用于治疗皮肤葡萄酒色斑等浅表血管瘤等疾病。另一类是无机化合物液体激光器，由于无机液体都有一定毒性和腐蚀性，所以基本未推广使用。临床使用中的激光器，通常均为染料激光器，这类激光器的激活物质是某些有机染料溶解在乙醇、甲醇或水等液体中形成的溶液。

4. 半导体激光器

半导体激光器是成熟较早、进展较快的一类激光器，由于它的波长范围宽，制作简单、成本低、易于大量生产，并且由于体积小、重量轻、寿命长，因此，品种发展快，应用范围广，目前已超过 300 种。半导体激光器常用砷化镓等系列为半导体材料，具有效率高、体积小、便于直接调制输出等优点，同时也有激光性能受温度影响大，光束的发散角较大等不足。

医用半导体激光常见的波长有 850nm 和 980nm，输出方式有连续和脉冲两种。临床上低功率的半导体激光器可用于理疗、针灸和血管内照射等；高功率半导体激光器可用于激光手术和肿瘤消融等领域。

二、医学激光的主要参量

医学激光在临床诊治中比较有实际意义的有如下参量。

（一）波长

这是与应用目的直接相关联的参量。哪怕是其他所有物理剂量均相同的激光器，若输出不同的激光（即不同波长的激光），其产生的生物效应会有很大的差异，这主要是由于生物组织对波长不同的激光吸收不同造成的。

（二）功率

功率是指单位时间内激光器输出的能量。它是实际应用中最重要、最基本的参量之一，单位是瓦（W）。

（三）能量

输出能量是功率与辐射时间的乘积，单位是焦耳（J）。公式为 $J=P \times t$，其中 P 是功率，以瓦（W）计，t 是时间，以秒（s）计。

此外，还有一些参量如功率密度、照射剂量（能量密度）等。

三、光导纤维

激光具有光学特性，属于直线传播，所以必须设置一套导光系统，要求既能有效传输激光，不改变激光的所有特性，又能随意改变方向为临床方便利用。其设计和加工质量的优劣将直接影响医用激光器的治疗效果。因此，光导系统应尽可能满足以下要求：①激光通过导管系统后能确保激光原有特性；②能够承受足够大的激光功率，且传输损耗小；③须体积小、重量轻、操作灵活、维修保养方便等；④导光系统在处于空间任何位置时，激光输出功率及光斑模式必须恒定一致。

（一）导光光学纤维

用于对光进行传输的纤维称为光学纤维，或光导纤维，简称光纤，通常是由石英、玻璃或塑料等材料拉制而成。1970 年石英光导纤维研制成功后，已将光传输损耗降低到极低水平，且用来传输较高功率的激光本身也不易受到破坏，从而使用石英光纤传输激光用于体表、内腔、体内进行诊治的医疗技术得到了蓬勃发展和应用。

光纤主要由两种不同折射率的材料制成，中心部分称芯子，可用石英、玻璃等材料制成，设其折射率为 n_1；芯子外层用折射率为 n_2 的硅橡胶等材料包裹，称包层或涂层，其中必须 $n_1 > n_2$。芯子的作用是传输激光，包层的作用是将光波封闭在光纤中传播。为加强光纤强度，保护光纤，涂层外面还要用塑料等材料做成保护层或保护套。

当光从光密媒介传播到光疏媒介的界面时，如果入射角大于临界角，入射光线全部反射而不再有折射光线，这种现象称为光的全反射。光学纤维就是根据光的全反射原理制成的。

（二）光的耦合系统

将激光器发出的激光束聚焦到光纤端面的环节称为光纤与激光器的耦合。耦合质量好坏的指标是耦合损耗，损耗越小其耦合效率越高。

激光截面的直径一般都在毫米数量级，而常用的光纤直径在 200~600μm，因此常需用聚集透镜将光束聚焦后进入光纤。

将光输送到光纤中的装置称为光耦合器。它利用一凸透镜将激光束聚集，在焦点处放置光纤，激光便可从光纤中顺利输出。有时在输出端也装有一可以旋转的耦合装置，可分别获得原光束、扩散光束、光导纤维光束三种。目前，国外采用了国际标准的 SMA 接口，利用高精度的机械加工，既保证光耦合的准确性，使用又十分方便。

第五节　Nd：YAG激光的肿瘤消融特性

大量基础研究和临床实践表明，激光与生物组织作用时，几乎所有的生物效应都与激光的波长有关。不同的生物组织选择性地吸收不同波长的激光，如组织中的氧化血红蛋白、黑色素是可见光的吸收物质；蛋白质和 DNA 是波长为 200~350nm 的紫外光的吸收物质；组织中最主要的成分—水是波长大于 2000nm 的红外光的主要吸收物质等。因此不同波段的激光，在临床治疗中往往存在极其不同的应用适应证。

位于长波段的激光能量则被组织的水分高度吸收，例如临床作为组织切割、皮肤点痣等激光多选用高波长的激光，这是由于其具备精准切割且不影响深部组织的特性。

一、激光消融的作用方式

激光消融属于前向、逐渐推进的作用方式。激光的消融过程大致可逐步分解如下阶段：①当激光由光纤导入人体后，在光纤头端释放激光能量，激光在组织内形成漫反射，消融包括光纤头端后方等四周的组织；②组织局部产生凝固性坏死时，激光在组织内的局部漫反射作用减弱；③消融范围逐渐向前推进，正对激光辐射区组织空化、炭化，周边组织凝固性坏死；④消融区不断前向推进，继续产生空化、炭化，凝固坏死范围不断扩大；⑤当激光消融推进到一定程度后，由于激光的组织穿透力特性、组织炭化遮挡等因素，其消融范围基本不再大幅扩大，也意味着激光消融范围在一定程度上是较为精确可控的。

二、激光单针消融范围

单根光纤在组织内的消融范围一般是相对稳定的，大量的动物实验数据表明，通常给予一定的激光能量后，其消融范围长轴直径 16~18mm，短轴直径 8~10mm。

激光消融肝脏在标准激光环境下可产生（16~18）mm×（8~10）mm 组织坏死区域，若以光纤头端为计算判断，激光消融的范围则是光纤头端前向 10~13mm、后向 4~5mm、侧向 4~5mm。

当然，这个消融范围是建立在输入足够激光能量的前提下的消融结果，而且可重复性极好。若是给予较少能量，则其消融范围必然相应减少。意大利专家曾经做过不少实验，数据显示：随着功率升高、能量提高，激光消融范围也逐渐增大。

虽然输入的能量和消融范围在一定范围内呈一种线性关系，即输入能量越多，其消融范围越大。然而，并非输入更多能量便可获得更大范围，其线性关系在一定的能量总值之后便发生改变。目前有不少学者认为单针、固定消融的激光能量与组织消融范围的变量值约为1800J。在输入1800J激光能量之前，消融体积与能量输入之间呈一陡峭明显的线性关系，而能量超越1800J后，即使输入更多的激光能量，其消融范围增幅也极为有限。

三、多针消融范围

解决激光单针消融范围偏小有多种方式，如单针移动消融，可在激光有效消融完成后，往回退针的过程中再次逐步消融，便可获得较大范围消融；也可单针进行多次多点激光消融，以获得更大消融区域。

不过最直接、最有效、最节约时间而获取大范围激光消融区域的办法当属多针联合消融技术。即在一定范围内、以一定的间距同时进行多根光纤的布针，然后同时发射激光，在局部形成有效地协同热效应而一次性获得稳定可靠的激光消融区域。

值得注意的是多针协同作用时，间距应控制在一定范围内，一般建议在1~1.5cm，若光纤的间距超越2cm后，则两者间容易失去协同效应从而失去联合消融的意义。

一般而言，当4根光纤同时协同作用时，可以一次性消融获得直径3.5cm以上的有效消融范围；而且多根光纤布针于不同位置同时消融，可以获得适形的消融范围，解决一些分叶状等不规则的病灶消融难题，获取准确的消融范围同时最大可能地保护周边正常组织。

四、激光消融的热场

肿瘤热消融主要是通过提高组织温度以达到灭活肿瘤，因此认识和掌握其消融的温场分布对于彻底杀灭肿瘤避免复发且不累及周围重要结构、减少并发症至关重要。

实验数据提示：相对于射频、微波热消融技术，激光消融是属于中心温度最高的消融技术；射频、微波的能量属于电流或辐射传播，对有效消融区周边的温度可能是一种梯度式的分布，而激光属于超短波长的光能，其组织穿透力较为有限，在有效消融范围内其温度可稳定于90~100℃，一旦旁开有效范围一点距离后，其温场分布属于“断崖式”下降而不再损伤组织。因此，充分认识激光消融在组织内的温场特性，便可更加有效地利用激光消融的精准、可控、安全的特点，在临床中与射频、微波等其他治疗手段协同作用、取长补短，从而获得更好地治疗效果和更低的并发症发生率。

第三章　激光消融展望

虽然激光的安全性和有效性已得到大量文献和临床证实，不过激光消融在肿瘤微创介入治疗依然是一个新兴的领域，尚有较大的空间有待拓展和开发。据研究报道和资料搜集，在激光消融领域中国内外目前已有不少探索和创新，我们可以根据现有的技术和知识，简单展望激光消融能给临床带来新的应用前景。

第一节　激光消融工艺技术革新

近年来，激光工艺技术在德国、意大利、英国等欧洲国家有了重大发展，可以大大提升激光的消融效用，若是研发成功和投入临床使用，或可重新展望激光消融的临床应用价值。

一、激光消融光纤冷却循环系统

众所周知当组织炭化时，无论是热能的传导，还是激光的穿透都受到了严重的制约，故通常意义的激光单针消融范围是较为恒定和局限的。激光水冷系统可在很大程度上减轻甚至消除组织炭化现象，因而可以使热能和激光能穿透更大的深度和范围，从而获得更大的单针消融范围。此系统已在德国、意大利生产进入实验和前期临床阶段。

通过这种水冷循环的激光消融系统，单针消融可由原来的 1.5cm × 1.0cm 范围扩大到消融范围达 3.5cm × 2.5cm，单针消融效能大为提高。不过，此系统在获得单针更大消融范围的同时，却也部分丢失了激光消融针纤细的传统优势。

二、改变传统激光消融在体内的发射方式

目前激光消融大多采用光纤头端向前发射的方式。此方式的优点是在精准垂直平滑切割光纤后，激光发射的方向性得到极好的控制而不偏移，再加上激光本身特性就属于方向性极好的一种光源，因此激光消融的一个巨大优点——精准消融体现得较为明显。

不过这种设计的不足是消融时主要向光纤前端推进，而侧向的消融主要依靠光的漫反射，因此传统光纤的侧向消融范围约 5mm，总体限制消融范围的扩大。

如今欧洲已研制成功柱状或带尖端扩散器的光纤，这种装置使得激光到达光纤头部后，

不仅向前发射，同时也会使激光能量较均匀向四周扩散，直接以激光的辐射替代了传统微弱的漫反射，因此可以明显增大消融范围。

三、激光消融测温系统

肿瘤热消融是指通过提升组织温度以达到灭活肿瘤的最新微创技术之一，其消融针的温场监控对于彻底杀灭肿瘤避免复发且不累及周围重要结构、减少并发症至关重要。当前由于激光的消融范围相对较为恒定，其中心温度也可达到200℃以上，光纤为非金属制品不能导电等因素或可免去测温的过程。不过由于RFA、MWA等技术都具备了测温能力，虽然仅是点式而非全方位地测温，但毕竟多一项参考指标总有一定的益处因此随着技术发展提高，简便准确的激光消融测温系统或许也能进入临床之中。

四、多种激光源、多种消融方式集合系统

随着认识和科技的提升，应用于医学领域的激光种类已不下几十种，每一种激光都有其优势和不足。如钬激光可以局部能量和功率大，切割爆破组织效率较高，但组织穿透力差。

钬激光波长2100nm，对组织穿透深度浅，仅为0.2~0.4mm，安全可靠；钬激光被水大量吸收，可在瞬间切割、汽化目标组织，并且对邻近组织结构产生最小的热损伤，可以作用于人体任何组织，适用范围广。Nd：YAG激光波长1064nm，组织穿透深度6~8mm，具有优越的被组织中血红蛋白吸收的特性，可以有效用于深部血管出血的凝固，止血效果佳，但切割性能不足。当前已有医疗企业生产出“双子星”激光仪，“双子星”激光系统是一种创新的外科能量平台，采用世界首创的双波长激光，即由波长为2100nm的脉冲式钬激光（Ho：YAG）和1064nm的连续式铵激光（Nd：YAG）组合而成。钬激光作为精准的激光切割刀，通过调节不同的能量输出，可以治疗泌尿系统各种结石以及泌尿系统各类软组织疾病；Nd：YAG激光作为激光凝血器，通过灵活设置Nd：YAG激光的发射模式，可适应不同部位血管出血的止血需求。即一台仪器中同时包含钬激光和Nd：YAG激光两种激光光源并使用同一根光纤通道输出，已经成熟应用于临床泌尿科治疗中。例如，这种激光系统在前列腺激光剜除术中，钬激光用来切割增生前列腺组织，而Nd：YAG激光随时切换用来止血和局部凝固。同理，未来是否能在肿瘤消融治疗中采用多种激光源配合，取长补短地治疗病灶以达到最佳效果或许也可尝试和探索。

再推而广之，热消融的主要三大手段为射频、微波和激光，每一项技术都有其不可替代的优势，但也存在纷繁复杂的临床病例中，并非某单一手段均可作为最优选择的可能，若能将三者有效便捷整合于一体并微型化，或是不错的技术革新。

此外，相信随着激光仪器技术的不断提高，光纤工艺的不断改良和升级，激光消融的技术革新必将不断持续而在肿瘤微创介入治疗中发挥越来越重要的作用。

第二节　激光消融穿刺经路拓展

常规肿瘤介入热消融基本都是采用超声、CT或MRI引导，经皮肤经路穿刺到达目标，然后进行消融治疗；其次则是开放手术，对病变脏器直视下进行消融。而腹腔镜指导下的射频或微波消融，仅是在腹腔镜和腹腔镜超声的引导协助下，经皮或经膈肌穿刺进入病灶，亦属于上述经皮路径。这是由于常规的射频和微波设备属于短而硬质材料制成，经皮治疗属于其最优选择。

激光光纤属于纤细且有一定弯曲特性的石英丝，光纤仅仅是引导传递激光，而非像射频、微波那样需要电流循环和水冷循环。这就为激光消融经路的多样性提供最佳的物理特性。在此特性下，激光消融不仅可以采用常规的经皮消融，而且可以借助于任何现有医疗手段，只要提供一个细小的腔道供光纤进入即可。

如超声内镜下（EUS）导入总长3m的长光纤就是一项极有前途的前沿应用。意大利学者已经利用EUS下长光纤进行活体猪胰腺的激光消融研究，获得很好的消融效果且无并发症；我国浙江大学附属第一医院蒋天安团队已在国际上率先进行了近十例的EUS下激光消融临床探索研究，解决了原先射频、微波因风险过高、经腹超声显示不清而难以消融的极困难病灶的消融困境，显示出新的消融经路产生出新的独特临床价值。

再如超声支气管镜下的激光消融，也将是一项很有前景的创新领域。我们已经查阅到20世纪80年代不少文献，国内外已有学者在纤维支气管镜下，运用激光进行气道梗阻的治疗，包括支气管癌肿、结核性肉芽肿等疾病均获得满意的疗效。不过后来随着气道电刀等新技术的出现和替代，这种镜下对表面病变进行切割的激光治疗则越来越少。但随着气管镜的技术发展，纤维支气管镜已经整合了超声功能，这就大大拓展了其视野，可以发现支气管深面肺组织以及纵隔内的病变组织，因此在超声支气管镜的引导下，将光纤经支气管壁穿刺进入病灶进行激光消融已具备条件且是独特唯一的优势应用。

顺此思路，我们也都可以推及临床中所有的腔镜技术，如腹腔镜、胸腔镜、宫腔镜、膀胱镜、肾镜、肠镜、ERCP等微创手术器械，只要这些器械能够留出0.3mm的腔隙通道，就可以通过光纤进入目标区域进行激光治疗的可能。因此激光消融是最有可能突破单一依靠经皮经路进行消融的技术手段，具有广阔的创新前景。

第三节　激光消融联合治疗

随着各项治疗技术的不断推进，其各自的优势逐渐凸显，但也不可避免地显现出不足，如何运用多项技术联合治疗取长补短也已逐渐成为研究热点。

如今激光消融联合射频、微波消融等技术和研究时有报道，其目的就是取射频、微波能够大范围消融病灶的优势，同时对于极其危险的部位，采用激光精准可控的特点进行协调作用，这样既可以大范围消融肿瘤，又尽可能避免损伤重要脏器引发严重并发症等不良后果。此外，激光消融联合无水酒精注射治疗也可在更加高危的病灶中使用。

在激光消融联合治疗的展望中，光敏剂联合作用的光动力治疗、纳米材料颗粒与激光治疗、液气相变的激光诱导激发等领域或许是研究热点之一。

一、光动力疗法

光动力疗法是一种新型医疗技术。它利用光敏剂的光敏化反应，产生单态氧和其他活性氧物质，损伤或破坏组织细胞。激光具有最精准可控的光学特性，因此也是最理想的 PDT 光源。激光光动力效应目前已被用来治疗肿瘤等疾病，其疗效已被许多实验研究及临床治疗所证实，具有微创、高度选择性作用、可反复实施等优点。

高峰等运用激光联合光敏剂治疗门静脉癌栓的实验研究，将 20 只新西兰大白兔造出门静脉癌栓模型，随机分成 A、B 两组各 10 只：A 组经皮穿刺激光联合光敏剂治疗，B 组仅经皮穿刺激光治疗。术后 7 天 A、B 两组所有动物门静脉内均出现血流信号，肝功能均得到不同程度改善，但血流信号分级 A 组明显好于 B 组（$P < 0.05$）。提示超声引导下光敏剂 + 激光联合治疗癌栓具有疗效更显著，特异性高和更微创等优点。

徐国良等报道了经内镜激光消融联合激光光动力学治疗气管支气管肿瘤的临床疗效。对 56 例气管支气管肿瘤患者先用 YAG 激光经内镜进行消融治疗，然后按 2mg/kg 静脉注射光敏剂，48 小时及 72 小时后用 630nm 激光照射肿瘤部位。结果完全效应 32 例（57.1%）；明显效应 21 例（37.5%）；微效应 3 例（5.4%）。故认为经气管镜激光消融联合光动力治疗气管支气管肿瘤起效快，能迅速改善症状，也能取得较为满意的远期疗效。

二、纳米材料与激光治疗

近年来，一些功能性纳米材料在疾病诊断、预警、药物递送等方面展示出巨大的应用前景。尤其在肿瘤治疗领域，通过对纳米材料进行表面修饰，赋予其肿瘤靶向的智能响应性药物控释，有效地递送化疗药物到达肿瘤病灶组织，在提高肿瘤治疗效果的同时，减轻了化疗药物对正常细胞 / 组织的不良反应。有研究者利用纳米颗粒的材料独特性质，通过外界刺激进行靶向肿瘤治疗，而其中激光作为一种较为可靠的刺激光源表现出极大的潜力。

王静等研究制备了一种温敏高分子修饰的金纳米棒介孔二氧化硅纳米复合物，包载了大量药物，注射入小鼠模型后利用近红外激光照射小鼠肿瘤部位，实现了药物载体在肿瘤组织的显著富集。金纳米棒的光热转换性质与高分子材料的温敏性质完美有机地结合在一起并实现了纳米药物光诱导的肿瘤主动靶向。富集于肿瘤部位的纳米复合物在激光照射下表现出热疗和化疗的协同效应，几乎完全抑制了肿瘤的生长与转移。王静等认为该纳米复合物提供了一种向肿瘤部位同时给药和传热进行治疗的理想载体，代表了一种新型的抗肿瘤策略。

黄乃艳等观察纳米碳管溶液经激光照射后温度升高情况以及纳米碳管激光热疗治疗小鼠肿瘤的效果，结果发现治疗组疗效确切，与对照组之间比较肿瘤体积差异有显著意义，提示这种热效应可以消除小鼠鳞状细胞癌。

刘云等博士课题研究近红外激光响应性中空介孔硅纳米药物控释系统在光热疗联合化疗治疗肝癌中的应用，课题设计并构建了一种基于中空介孔硅负载相变材料十四烷醇（PCM）并由近红外激光触发的光热疗联合化疗的药物控释系统。将多柔比星（阿霉素）、吲哚菁绿和十四烷醇组成的共混物加载到中空介孔硅中，利用十四烷醇对多柔比星和吲哚菁绿的固化作用，实现递送过程中的零释放；并利用近红外激光对吲哚菁绿的光热效应，实现药物的有效控释和对肿瘤的联合治疗。

因此，纳米材料与激光的联合应用，对肿瘤的治疗或将显示出独特优势而值得我们不断关注。

三、液气相变与激光治疗

近年来，一种新型包裹液态氟碳的纳米级超声造影剂在疾病诊断以及肿瘤靶向治疗方面受到越来越多学者的关注。纳米级粒径范围的超声造影剂进入机体后更容易逃脱机体单核—巨噬细胞系统的清除作用，在体内循环时间更长，更容易穿透肿瘤血管屏障并通过渗透和滞留增强效应在肿瘤组织间隙内蓄积。同时，包裹液态氟碳的超声造影剂具有液—气相变潜能，在外界条件作用下（如超声波、温度、激光、磁场等）可发生相变，伴随着纳米粒体积增大、二维回声增强等表现。

苏蕾等用利用脉冲激光触发一种包裹金纳米棒的 PLGA 液态氟碳纳米粒，观察到其在体外试验中的光声成像效果，以及产生液气相变的条件和相变过程中光声信号的变化情况，发现 PLGA 液态氟碳纳米粒在激光的触发下能发生液气相变，且产生较强的光声信号，认为其能成为良好的成像对比剂，或为今后光声成像的体内研究及光热治疗打下实验基础。

夏琼等运用载金纳米棒（Au）和液态氟碳全氟己烷（PFH）的纳米制剂，并对其在激光辐照前后二维超声、造影强度和光声信号显影，并统计激光辐照前后二维超声灰度值、造影值及光声信号值。结果制备出的包裹金纳米棒—液态氟碳双模态纳米级造影剂，体外光声和造影效果好，结论认为该纳米级造影剂，在激光诱导激发下，成功实现了液—气相变，从而可增强显影，为体内靶向显影提供实验基础。

当然，液气相变技术不仅可用于造影等诊断技术，也可用于肿瘤治疗等领域。靶向包裹液态氟碳脂质纳米粒能特异性聚集到肿瘤细胞周围并被肿瘤细胞吞噬。经辐照后，靶向药物可以由少到多，由小到大，达到一定程度时由液态瞬间爆破为气态，从而破坏肿瘤细胞。

Jian 等报道了运用包裹 India ink 的多功能的纳米液滴在激光辖射下液气相变，在活体动物肿瘤模型中应用的研究。文章运用人乳腺癌细胞种植于 10 只裸鼠中，随机分为两组，一组裸鼠注射液气相变药物后，运用 Nd：YAG 激光进行辐照；另一组注射同剂量生理盐水后进行激光辐照作为对照组。结果表明，注射液气相变的纳米液滴组体内的癌细胞得到了明显的破坏，文章认为这可能是由于激光辐射纳米液滴造成液气相变产生冲击波从而破坏癌细胞所致，结果表明多功能相变纳米液滴具有巨大的开发潜力，利用激光辐照所致的液气相变效应或可运用于局部癌症治疗。

第四节　激光消融结合新技术应用

进入 21 世纪以来，各项医疗新技术层出不穷，只有更好地互相交叉结合发展，才可进一步激发出肿瘤消融的新火花，为临床事业贡献更大的价值。

一、联合影像导航技术

传统微创消融技术主要依靠术中医生经验，通过术前图像比对、术中发现的主要解剖结构，进行大致的空间关系来定位，这种方式定位精度低且风险较大，主观性较强且和医生的水平密切相关。

目前临床中常用的是以电磁定位跟踪和光学定位跟踪导航技术为主。

（一）电磁定位跟踪技术

电磁定位跟踪技术是通过电磁发生器在三维空间形成高分辨率梯度电磁场，再将磁场传感器绑定在医疗器械上，从而器械移动的空间信息和方向变化即可实时地被系统感知，再以适当的软件支持呈现出来。如今的导航技术已可以匹配超声 /CT/MR1/PET-CT 等进行实时联动，大大提高诊断准确率和治疗精准性。

此外导航系统还可通过准确计算出肿瘤的大小，制订手术计划。即在横断、冠状和矢状切面中勾画肿瘤的边界，进而自动计算出肿瘤的体积。然后按照激光消融范围的数据，进行手术（治疗）的计划。对大体积病灶进行精准定位和多次消融治疗的术前计划和术中监控，从而使消融区彻底覆盖病灶和安全边界，可有效降低术后局部复发率。

电磁定位跟踪技术应用于医学导航主要有两点优势：一是不受视线遮挡，人体、铺巾等多数医疗过程的物品不影响信号的传输；二是传感器非常小，极易固定于器械之上，甚至置入针尖部位。不过电磁跟踪定位技术的也存在一些缺点，如电磁场有一定的有效范围，且容易被磁性物体干扰等。

（二）光学定位跟踪导航技术

光学定位跟踪导航技术如同双眼，由已知相互关系的两个 CCD 传感器（相机）可同时采集两个图像，当一个点同时被这两个 CCD 传感器观测到时，这个点的空间坐标就可以通过图像识别和处理被重建出来，也可称为系统中的标记点。跟踪一个医疗器械至少需要三个标记球以某种特定的方式排列并固定在示踪器上才行。目前光学跟踪技术主要有两种标记探测方式，一种是基于红外光，另一种基于环境光的方式。其中红外光探测也可分主动式和被动式两种。被动式是在传感器相机附近发射近红外光，靠器械上的标记球涂层反光进行定位；主动式是在器械上的标记球发出红外光，由传感器相机感应并定位。通常被动式较为方便，在临床上广泛使用，但被动式容易受到背景或其他反光体的影响。

与电磁跟踪技术相比，光学跟踪技术会受到光线遮挡问题，医生需要尽量避免身体和其他物品遮挡干扰导航设备的光线传送，而且传感器必须要安置在刚性器械上。因此对于介入穿刺用针等并非特别合适。当然光学导航的优点也在于不依赖常规波段电磁信号，因此对于 MRI 导航，这项技术是目前主要使用的方法。

二、联合无创测温系统技术

（一）磁共振无创测温技术

磁共振无创测温技术是一种新兴的温度测量技术，已有研究和应用到介入治疗中的报道。目前磁共振无创测温技术主要有三种基本方法：测分子扩散系数 D，测质子共振频率的漂移以及测纵向弛豫时间 $T1$。其中测 D 的方法已经不常用；测 PRF 虽然在高场 MRI 中能够达到较高的测量精度（＜1℃），但是这种方法的温度敏感度与场强成正比，在低场 MRI 中应用有很多困难；测 T1 的方法，温度敏感度在低场中比高场中更高，并且在脂肪中测 $T1$ 的方法温度准确性要好于测 PRF，因此，有学者认为后者无创测温在 MRI 中将具有更加广阔的应用前景。

三种测温方法都需要利用数字减影技术，在间质热消融治疗之前，采用温度敏感序列进行扫描，以获取的图像作为蒙片，与治疗过程中获取的图像进行减影处理，通过计算机工作站处理温度变化引起的参数改变，逐个像素进行计算，换算成温度变化值，以等温线或伪彩的形式显示，并叠加在原图像上，做到了既反映温度变化，又能清晰显示解剖结构。

磁共振以无电离辐射、优良的组织分辨率、任意方位成像、接近实时的成像速度等优点，特别是无创伤性测温的能力，或将成为引导激光热消融治疗的有效手段。

激光消融采用石英制成的化纤，穿刺引导针既可选用消磁针具，也可先引导到位后改用硬塑管作为激光光纤通道，这也是目前采用材质以金属制品为主的射频消融和微波消融难以做到的，因此运用 MRI 引导兼测温系统的激光消融技术，或将是未来激光的一个重大优势之一。

（二）超声测温

超声测温是通过测量超声波的不同特性参数在物体内部加热前后的变化，根据超声波的特性参数（声速、声波衰减系数、非线性参数、回波频移和时移等声学参数）和温度的关系来得到物体内部的温度信息。

超声回波时移测温方法肿瘤热疗会引起组织内超声声速变化和组织热膨胀，进而导致超声回波信号在时间轴上发生一定程度移动，即时移。提取时移参数，建立时移和温度的相关性函数，即可通过时移反推组织内的温度情况。Daniels 在射频加热体模实验中，利用时移与温度变化的关系，得到加热区与非加热区的温度分布图，误差在 0.5℃以内。Anand 突破了传统的二维超声成像，提出三维超声测温法。通过互相关法，寻找加热前和加热中射频线的最佳匹配点，利用此点计算时移，得到三维“渡越时间”分布图。体模实验证明，该技术可用于温度上升不超过 10℃的情况，测温结果与嵌入的热电偶相比，误差不超过 0.24%，具有较强的热区评估能力。

回波能量测温热疗过程中，超声回波幅值会随着组织温度的变化而变化，建立回波能量和温度的相关关系，就可通过计算回波能量得到组织的温度信息。

Tmbaugh Jason 在超声实验和离体动物组织的二维图像实验中发现超声背向散射能量和温度间存在一定单调关系。

宋平对离体猪肌肉组织在高强度聚焦超声（HIFU）作用后温度变化的研究表明：当温度从 37℃上升到 60℃时，超声回波能量随着温度的上升而增大，60~80℃超声回波能量则与温度没有对应关系。其结果对于用超声监控 HIFU 热疗有一定参考价值。

超声无创测温原理除上述时移法、回波能量法外，尚有其他方法如回波频移法、声衰减法、弹性成像测温法等。作为从事超声专业者而言，当然期待无创实时的超声能再添测温功能的巨大飞跃。不过超声测温也存在不少缺点：①基于声速变化的方法受心搏呼吸等组织运动影响较大，需运动补偿；②不同组织间的回波形变与温度的相关性存在较大差异；③在高温状态（40℃以上）大部分组织的回波形变与温度的相关性为非线性；④大部分组织热凝固后的声学参数随温度变化不大，准确检测组织温度变化困难；⑤超声成像中的伪影、热消融过程中，治疗区高回声等会干扰测温准确性。

此外，非侵入式温度测量尚还有电阻抗测温、微波测温和磁纳米测温。电阻抗测温主要通过测量目标的导电参数的变化，利用图像重建技术生成反应物体内部结构的断层扫描图像。由于物体的导电参数变化与物体内部的温度变化有关，测得导电参数后经过计算并得出温度变化，从而实现温度测量。微波测温是通过在外部测量物体内部辐射出来的热功率来推知内部的温度。磁纳米粒子远程测温是通过磁纳米粒子的特性（磁化率、浓度）和温度的关系来获取温度信息。

不过这些无创测温方法均存有一定的不足，如电阻抗测温法容易受外界环境的影响，其空间分辨率、实时性和抗干扰性都比较差；微波测温法只适用于浅表层，渗透深度有限，考虑到体表测定的热噪声微波涉及测定范围内的温度分布、组织结构及电性能，此法的缺陷在于必须先推定温度的分布和测定生物体的结构参数及电性参数；MRI 测温法的缺陷在于价格昂贵，不利于普及应用，其空间分辨率及温度分辨率有限，更重要的是其无法获得组织的绝对温度，只能得到温度的变化值；磁纳米粒子在体内的浓度分布情况确实难以测量，其在体内的浓度分布与空间分布的不确定性将会导致活体内温度测量的极大误差。因此无创测温技术虽然前景诱人，但依然需要较为漫长的科研实践。

三、人工智能机器人 / 机械臂

大量的研究表明，超声引导经皮热消融治疗肝肿瘤是一项微创、安全、有效的治疗方法，该治疗中的两个关键环节是将消融针准确地置入到肿瘤预定位置和保持消融针与肿瘤的相对位置不发生偏移。由于消融过程中消融针可能会受自身重力以及患者呼吸运动、脏器变形等影响而可能发生位置移动，目前需要经验丰富的医生作为专门的扶针助手来保证消融针的稳定，因而对经验依赖性较大，甚至直接影响临床治疗效果。

为此，已经有学者研发出“扶针机器人”来解决消融针的稳定扶持，以保证消融针植入到肿瘤预订位置后能够保持与肿瘤相对位置的稳定，使该项治疗更加客观、可控。

梁萍团队就已经对超声引导经皮微波消融治疗肝肿瘤扶针机器人进行研究报道：在分析手术室的空间布局，分解扶针助手扶针的具体步骤后，设计超声引导微波消融治疗机器人系统，主要由三维超声导航、穿刺机器人和空间定位装置组成。利用磁定位的方式跟踪消融针，获取消融治疗过程中针柄的运动空间，设计并实现了超声引导经皮消融治疗肝肿瘤的六自由度扶针机器人。通过活体动物实验对机器人进行了系统的评价和验证，结果所有实验均命中穿刺目标，误差在 0.5cm 以内。证明利用该机器人系统可以实现三维空间的准确定位，并摆脱穿刺引导架的角度限制，实现灵活准确的穿刺操作。随后将扶针机器人在 20 例肝癌患者的超声引导经皮热消融治疗中进行了初步临床应用，观察了机器人的总体扶持效果。同样证明了该扶针机器人在超声引导经皮热消融中是安全、可行、有效的。

郭峰等发明了“穿刺针推进机械臂及使用该穿刺针推进机械臂的消融系统”和“控制式机械臂微创介入消融系统”并获得国家专利，系统包括了中央控制装置、定位成像装置以及消融执行装置。中央控制装置包括定位成像控制单元和消融控制单元；定位成像控制单元控制定位成像装置形成病变部位图像，病变部位图像的尺寸经消融控制单元按照预设的程序转化成位移量；消融执行装置包括主机、设置于主机上的机械手臂以及位于机械手臂末端的消融针，消融执行装置的机械手臂在消融控制单元的控制下按照所述位移量定位到病变部位，对病变部位图像进行热消融，据称发明具有精确定位病变部位、消融切除彻底的优点，同时保护医生不受辐射的危害。

除了这种相对简单的机械臂外，随着深度学习的人工智能出现和发展，我们完全有希望畅想将来产生具有高度智能化的介入机器人，具有全方位整合能力，包括整合超声、CT、MRI、PET-CT等所有影像资料和临床资料，以最优治疗方案、最少创伤获得最安全有效的治疗结果。

相信随着人工智能和医疗机械的进一步改进和优化，介入消融机器人将会发挥更大的作用，使包括激光消融、微波、射频等热消融治疗技术更加科学、规范和可控，从而促进该技术的普及应用。

第四章　生物反应调节剂与肿瘤免疫治疗

第一节　Toll样受体信号与激动剂

一、Toll 样受体

Toll 样受体（TLR）是一类 I 型跨膜蛋白，由于其结构与果蝇 Toll 蛋白类似，故名 Toll 样受体。自 1994 年首次发现人 Toll 样受体以来，已经发现十种 Toll 样受体，分别命名为 TLR1 至 TLR10，而在小鼠体内发现了除 TLR10 以外 TLR1 到 TLR13 十二种具有功能的 Toll 样受体。每种 Toll 样受体可分别识别相应的病原体相关分子模式（PAMP）分子，PAMP 是一类来源于微生物进化保守的分子，能够诱导机体产生针对入侵病原微生物的免疫应答。Toll 样受体包括三个部分：胞外域、跨膜区和 Toll–IL–1 受体（TIR）结构域。富含亮氨酸重复序列的胞外域是识别 PAMP 的主要部分，受配体结合后引起胞质部分的 TIR 结构域触发下游信号传导，通过招募接头分子的 MyD88 和 TRIF，最终引起转录因子入核和炎性细胞因子表达。Toll 样受体高表达于巨噬细胞和树突状细胞等抗原提呈细胞（APC），活化巨噬细胞 Toll 样受体可促进其向 ML 型极化及 IFN 激活基因的转录表达。此类效应可诱导机体产生抗肿瘤免疫应答，故许多临床试验正致力于将 Toll 样受体激动剂用于肿瘤的免疫治疗。

二、Toll 样受体激动剂及下游信号

各 Toll 样受体识别相应的病毒、细菌、真菌、支原体和寄生虫等来源的 PAMP。Toll 样受体位于细胞膜或细胞内的膜结构，所以可以广泛地被细胞外或细胞内的 PAMP 所激活，例如，TLR1/2 可被细胞外细菌的脂蛋白激活，而 TLR9 则可被胞内病毒来源的核酸激活。通常，Toll 样受体激动剂包括脂蛋白（TLR1、TLR2 和 TLR6），双链 RNA（TLR3），脂多糖（TLR4），鞭毛蛋白（TLR5），单链 RNA（TLR7 和 TLR8），DNA（TLR9）。

Toll 样受体以同源二聚体或异源二聚体的形式发挥功能，此外还依赖于其他共受体，如 TLR4 识别脂多糖需要 MD–2、CD14 和 LBP 等共受体的参与。在 PAMP 的识别过程中，Toll 样受体的胞外结构域在识别相应受体后的构象变化可引起胞内 TIR 域的二聚化，

并以此作为下游接头分子的结合位点。这些下游接头蛋白同样具有 TIR 结构域，并可通过 TIR–TIR 相互作用的形式被招募至 Toll 样受体二聚体区域。被招募至 Toll 样受体处的接头蛋白主要为髓样分化初级应答蛋白 88 或含 TIR 结构域的接头蛋白诱导干扰素。因此 Toll 样受体信号传导通路可分为两个不同的途径，即 MyD88 依赖途径和 TRIF 依赖途径。

（一）MyD88 依赖途径

除 TLR3 外，几乎所有 Toll 样受体皆可激活 MyD88 依赖途径，进而可引起丝裂原活化蛋白激酶和 NF–κB 通路活化。Toll 样受体与其相应的激动剂结合，导致 Toll 样受体的构象变化并招募接头分子 MyD88 至受体胞内侧结合位点，而触发 Toll 样受体下游信号转导。

MyD88 进一步募集 IRAKI、IRAK2、IRAK4 等其他蛋白。而后，IRAK 分子通过磷酸化修饰 TRAF6 导致其泛素化酶活性激活。TRAF6 泛素化修饰 TAK1 引起其活化。然后，IKK–α 可通过 TAK1 导致 IkB 的磷酸化，引起 IkB 降解并促进 NF–κB 入核，由此激活 NF–κB 的转录功能，导致炎性细胞因子和趋化因子表达。

（二）TRIF 依赖途径

目前，仅发现 TLR3 和 TLR4 激动剂可激活 TRIF 依赖性途径。以 TLR3 信号传导途径为例，病毒来源的 dsRNA 可激活 TLR3 并导致受体的构象变化。然后衔接分子 TRIF 被募集至受体位点，进一步招募并活化 TBK1、RIPK1 等激酶，并以此引发下游信号分支。一方面，TRIF/TBK1 复合物引起 IRF3 磷酸化并促进其转位入核，从而促进 I 型干扰素的表达。另一方面，活化 RIPK1 可引起类似于 MyD88 依赖性途径的 TAK1 泛素化及 NF–κB 转位入核。

免疫反应的精确性有赖于 Toll 样受体信号通路调控的众多基因的表达。在癌症中，引起 Toll 样受体信号通路激活的因素及所产生的效应尚不明了，但对免疫细胞而言，Toll 样受体激动剂可诱导产生抗肿瘤效应，从而通过 Toll 样受体激动剂打破肿瘤免疫耐受诱导抗肿瘤免疫应答。

三、Toll 样受体激动剂在肿瘤中的作用

TLR 激动剂在肿瘤中的作用具有两面性。一方面，Toll 样受体激动剂可以促进宿主免疫系统的抗肿瘤免疫应答或者产生直接的肿瘤细胞毒性，从而有效抑制肿瘤的生长和迁移。另一方面，Toll 样受体激动剂也可以通过多种机制促进肿瘤的发生发展。

（一）Toll 样受体激动剂的抗肿瘤效应

免疫细胞和肿瘤细胞都可被 Toll 样受体激动剂激活，所产生的效应取决于靶细胞本身和 Toll 样受体激动剂的特性。越来越多的证据表明，激活不同 Toll 样受体可诱导不同的免疫应答。Toll 样受体激动剂在抗原提呈细胞所诱导的效应包括促进 APC 的成熟并进一步诱导抗肿瘤效应细胞的扩增，使得 Toll 样受体激动剂可作为理想的免疫佐剂而被用于抗

肿瘤免疫疗法，尤其是树突状细胞相关的免疫治疗。

（二）Toll 样受体激动剂的促肿瘤效应

Toll 样受体激动剂诱导肿瘤细胞产生多种细胞因子和趋化因子，通过直接或间接的作用促进肿瘤细胞的侵袭、生长和转移。在肿瘤免疫微环境中，Toll 样受体激动剂通过上调 NF-κB 信号通路，促进促炎细胞因子、趋化因子和抗凋亡蛋白产生，进而直接辅助肿瘤细胞的生长和增殖。同时，Toll 样受体激动剂招募大量免疫细胞进入肿瘤局部以上调机体的抗肿瘤免疫应答，但这一效应刺激肿瘤细胞释放多种促血管生成因子和生长因子用于抵抗淋巴细胞攻击，从而实现免疫逃逸。

在过去的几十年中，Toll 样受体激动剂促肿瘤效应已被广泛报道。瘤内注射单核细胞增多性李斯特菌（TLR2 激动剂）促肝肿瘤细胞生长。同时，TLR3 激动剂刺激并不会引起肝肿瘤细胞凋亡，而会诱导乳腺癌细胞的生长和迁移。TLR4 激动剂 LPS 可直接上调 NF-κB 介导的 β_1 整联蛋白依赖的肿瘤血管内皮细胞黏附、肿瘤细胞外基质黏附和侵袭。结果肿瘤转移发生率在小鼠荷瘤模型中显著增加。TLR4 激动剂活化肿瘤细胞表面 TLR4 分子有效促进卵巢癌、前列腺癌和结肠癌、直肠癌的生长、抗凋亡和化疗抵抗。

除了肿瘤细胞和宿主细胞，Toll 样受体还表达于免疫细胞中，既包括固有免疫细胞，又包括适应性免疫细胞。近年来，多个课题组报道，TLR2 激动剂促进调节性 T 细胞增殖和抑制功能，因此有效阻碍了抗肿瘤免疫效应的发挥。此外，Toll 样受体激动剂刺激还可诱导脾脏中的 DCs 细胞产生吲哚胺 -2，3- 双加氧酶以降解效应性 T 细胞所必需的色氨酸，从而下调抗肿瘤免疫应答，甚至促进肿瘤生长。

四、Toll 样受体激动剂增强免疫治疗

（一）Toll 样受体激动剂联合疫苗增强脑胶质瘤免疫治疗

以神经胶质瘤为例。胶质瘤是源自中枢神经系统（CNS）常见的肿瘤，并且被认为是人类肿瘤中恶性程度最高的肿瘤之一。胶质母细胞瘤（GBM）为 WHO 分类的Ⅳ级胶质瘤，是胶质瘤中恶性程度最高的类型，在进行治疗干预情况下，GBM 患者的中位生存期仅为 12 个月。Toll 样受体激动剂可通过促炎因子的分泌以促进适应性免疫应答，以及 Toll 样受体在参与中枢神经系统免疫监视的髓系细胞大量表达，故 Toll 样受体激动剂有望用于胶质瘤免疫治疗。

中枢神经系统曾经被认为是免疫豁免区域，免疫细胞进入中枢神经系统的方式途径在过去几十年里一直不甚明了，此外还由于存在血脑屏障。更重要的是，中枢神经系统组织中 MHC 分子呈低表达水平，以及免疫抑制性微环境和组织中缺乏捕获抗原后能够迁移回血液循环的抗原提呈细胞，所有这些特点导致先前对 CNS 免疫的误解。目前的研究已揭示 CNS 免疫具有独特机制，例如，在炎症和肿瘤进展的情况下，血脑屏障功能是受到破

坏的。最近的报道已证实，CNS 存在淋巴引流系统，在炎症等病理状态下，CNS 组织中的小胶质细胞可以通过 Toll 样受体配体激活，成为有效的抗原提呈细胞。此外，虽然巨噬细胞很少存在于脑实质中，但其在蛛网膜下腔、脉络丛上皮和血管周围的腔隙中广泛分布，可作为有效的抗原提呈细胞监测并捕获脑脊液中的异常抗原。上述提及的 CNS 免疫的生物学特征，为 Toll 样受体激动剂用于胶质瘤免疫治疗提供了可能。

胶质瘤抗原被抗原提呈细胞捕获和提呈后，胶质瘤特异性效应 T 细胞能够在外周淋巴器官被诱导。而后肿瘤局部的胶质瘤特异性 T 细胞浸润水平可有所升高。然而，肿瘤局部免疫抑制微环境阻碍了浸润 T 细胞发挥抗肿瘤功能。胶质瘤之所以能够摆脱免疫监视，部分是因为肿瘤细胞能够分泌免疫抑制细胞因子，如 TGF-β_2。因此，包括利用 Toll 样受体激动剂在内的各种治疗策略，都是将改善免疫抑制微环境并诱导抗肿瘤免疫应答作为目标。在鼠神经胶质瘤模型中，已观察到 Toll 样受体激动剂可引起免疫细胞亚群的分布或各种细胞因子 / 趋化因子水平的变化，这些改变能够引起肿瘤消退或抑制肿瘤的进展。参与抗胶质瘤免疫反应的主要细胞亚群是 $CD8^+$T 细胞。然而，在某些条件下效应细胞并不局限于 $CD8^+$T 细胞，NK 细胞也参与消灭肿瘤，这取决于激动剂的类型和使用方式。在一定条件下，Toll 样受体激动剂的使用也可引起免疫抑制相关细胞因子 / 趋化因子的分泌，因此有必要对其产生的效应进行全面评价。

Toll 样受体激动剂引起的关键效应包括促进 $CD8^+$T 细胞生成和下调 T 细胞在肿瘤局部或全身性的数量。在鼠 GI261 胶质瘤模型中，结合 TLR1/2 激动剂细菌脂蛋白和肿瘤特异性 T 细胞过继转输的治疗策略可使荷瘤小鼠获得长期生存，并能够诱导有效的免疫记忆。激动剂通过促进肿瘤浸润 $CD8^+$T 细胞的生存和增殖提高肿瘤局部 $CD8^+$T 细胞的数量。此外，由于胶质瘤局部免疫抑制微环境获得改善，故能够有效促进浸润 T 细胞的抗肿瘤功能。一种神经胶质瘤特异性抗原疫苗与 TLR3 激动剂 poly-ICLC 联合治疗策略，能有效促进肿瘤疫苗的治疗效果。这种组合策略促进全身性诱导胶质瘤特异性杀伤性 T 淋巴细胞（CTL），并上调其与归巢至 CNS 相关的晚期活化抗原的表达水平，促进胶质瘤特异性 CTLs 迁移至肿瘤局部。此外，该组合策略可增强肿瘤浸润的 CTLs 的 IFN-γ 表达，并最终延长胶质瘤小鼠的存活时间。在鼠脑胶质瘤模型中，于肿瘤局部使用 TLR7/8 激动剂咪喹莫特，能够有效清除颅内肿瘤。在咪喹莫特处理的小鼠中，外周血液循环的 $CD4^+$ 和 $CD8^+$T 细胞的数量有所下降，然而，这些细胞的频率在颈部引流淋巴结和脑中是升高的。更重要的是，咪喹莫特的使用显著降低了调节性 T 细胞在肿瘤部位的水平。所有这些效应促进抗胶质瘤免疫反应从而抑制颅内肿瘤生长。值得注意的是，咪喹莫特处理的小鼠同样可以获得抗胶质瘤免疫记忆，有研究表明，其他 TLR7/8 激动剂也具有一定的抗胶质瘤的免疫活性。研究发现，稳定合成的 RNA 寡核苷酸和受保护的 mRNA 可通过 TLR7/8 依赖性的方式发挥免疫刺激作用。瘤内注射鱼精蛋白稳定的 mRNA 可能促进肿瘤消退并建立长期的抗胶质瘤免疫记忆。此外，RNA 注射可引起肿瘤内 $CD8^+$T 细胞的浸润水平升高。已有研究证实，

TLR9 激动剂 CpG 联合肿瘤裂解物疫苗和效应 T 细胞转输疗法能够有效抑制胶质瘤生长。CpG 处理组肿瘤部位 $CD8^+$ 效应 T 细胞与调节性 T 细胞比率有所升高，CpG 处理后能够在颈部引流淋巴结等外周免疫器官中观察到肿瘤抗原诱导的 $CD4^+$ 和 $CD8^+$T 细胞活化现象。胶质瘤浸润的能够分泌 IFN-γ 的 $CD4^+$ 和 $CD8^+$T 细胞数量增加是评价 Toll 样受体激动剂治疗有效性的另一个关键标志。在 TLR1/2、TLR7/8 和 TLR9 激动剂的临床前研究已观察到胶质瘤浸润 $CD8^+$T 细胞具有增强的肿瘤反应性，主要表现为肿瘤依赖性的脱颗粒和 IFN-γ 分泌。

TLR1/2 激动剂细菌脂蛋白可以降低髓系来源免疫抑制性细胞（MD-SC）在肿瘤局部的浸润水平，从而改善胶质瘤微环境，促进效应的免疫细胞发挥抗肿瘤作用。此外，在以胶质瘤细胞为主导的免疫抑制性环境的情况下，Toll 样受体激动剂作用于 DCs 可诱导产生抗肿瘤免疫应答。胶质瘤细胞来源的 TLR2 激动剂 HMGB1 能够活化 DCs 和增强综合治疗的效果。通过使用这种治疗策略，大约一半的脑胶质瘤模型小鼠可获得长期存活并建立免疫记忆。研究表明，TLR2 激动剂可以通过诱导 T 细胞的共刺激信号促进 T 细胞的克隆增殖。胶质瘤模型小鼠中，细菌脂蛋白和 HMGB1 能够诱导神经胶质瘤抗原特异性 T 细胞的扩增，并且产生的 T 细胞能够对肿瘤抗原产生反应。在临床试验中，GBM 患者每 2 周注射一次肿瘤裂解物致敏的 DCs，结合咪喹莫特或 poly-ICLC 作为佐剂进行三次注射。该组合策略可以促进 DCs 提呈肿瘤抗原从而促进抗肿瘤免疫反应。

目前，Toll 样受体激动剂相关的神经胶质瘤的临床试验致力于通过 Toll 样受体激动剂改善免疫抑制性肿瘤微环境，并诱导抗肿瘤免疫应答来抑制肿瘤进展。因此众多试验利用 Toll 样受体激动剂并与经典的化疗和放疗相结合，或将 Toll 样受体激动剂与其他免疫疗法如基于 DC 疫苗及肿瘤抗原疫苗等治疗策略相结合。TLR3、TLR7 和 TLR9 相关 Toll 样受体激动剂是最常见的用于胶质瘤临床试验的制剂，在临床应用中，对这些 Toll 样受体激动剂研究不仅是开发此类激动剂在胶质瘤治疗的潜在价值，同时需要尽可能地降低其产生的不良反应。

（二）Toll 样受体激动剂单独增强免疫治疗

Toll 样受体激动剂作用于多种 T 淋巴细胞，进而上调 T 细胞介导的抗肿瘤免疫效应，因此，Toll 样受体激动剂的应用被认为是一种有效的优化抗肿瘤免疫治疗效应的策略。初始 T 细胞表达较低水平的 Toll 样受体，但是 Toll 样受体激动剂可有效上调 Toll 样受体的 mRNA 和蛋白水平。因为 Toll 样受体激动剂在初始 T 细胞上效应较弱，故 T 细胞上 Toll 样受体的共刺激效应主要依赖于 TCR 的作用。几乎所有的 Toll 样受体激动剂都被发现可以刺激 T 细胞活化，促进抗肿瘤免疫治疗。

第二节 非编码RNA与肿瘤免疫治疗

一、肿瘤中的非编码 RNA 表达失调

关于 RNA 的研究之前一直聚焦在编码蛋白质的 RNA 上，然而，非编码 RNA 领域的进展不断改变着我们根深蒂固的生物学理论和想象。越来越多的证据表明，非编码 RNA 是生物体内重要的调控分子。日益增多的研究发现，非编码 RNA 参与细胞的生长发育及分化等多个生物学过程。虽然非编码 RNA 调控生物学过程的具体机制还不是十分清楚，但是新的研究表明，非编码 RNA 的失调与多种癌症有关。非编码 RNA 的异常表达是某些肿瘤发生的潜在机制。因此，这也预示着癌症治疗新时代的到来。

（一）非编码 RNA 的肿瘤抑制作用与促进作用

根据非编码 RNA 在肿瘤发生发展中的作用，他们可以被分为促肿瘤非编码 RNA 和抑肿瘤非编码 RNA。非编码 RNA 在肿瘤中的作用主要取决于其所调控的靶基因及相关信号。根据已有研究报道，我们发现，非编码 RNA 几乎参与肿瘤进程的各个方面，比如肿瘤血管生成、侵袭 / 转移，以及不良预后等。非编码 RNA 的序列分析也揭示了其促肿瘤及抑肿瘤作用。

当某个非编码 RNA 的缺失导致了正常细胞的癌变，那么该非编码 RNA 则被认为是肿瘤抑制分子。最早证实 microRNA 参与癌症的报道来自于对淋巴细胞白血病患者的研究，发现大多数患者表现出 miR-15a/16 的表达下调。MiR-15a/16 主要通过抑制其靶基因 BCL-2 的表达发挥抑癌作用。随着研究的深入，越来越多的 microRNA 被证实具有抑癌作用，比如 let-7 家族在肺癌与乳腺癌中下调；miR-34a 在非小细胞肺癌中下调等。大量的 microRNA 表达谱分析也证实了这一点。在食管癌患者中，miR-126 表达显著下调，miR-126 通过 ADAM-EGFR-AKT 信号通路调控食管癌细胞增长分化。长非编码 RNA 也是重要的抑癌基因。BM742401 的缺失或下调会提高胃癌的发病率。linRNA-p21 通过调控 p53 信号通路发挥抑癌的作用。此外，MEG3、GAS5 等其他众多长链非编码 RNA 被认为发挥抑制肿瘤的作用。

相比于发挥抑癌作用的非编码 RNA，发挥促癌作用的非编码 RNA 数量相对较少，但它们作为促癌基因的证据非常确凿。MiR-17-92 是最早发现的促癌 microRNA，其位于人体 13q31.3 染色体上，过表达 c-myc 的转基因小鼠中 miR-17-92 过表达可引起 B 细胞淋巴瘤。研究证实，miR-17-92 在多种肿瘤中高表达。MiR-17-92 在这些癌症中上调有两种机制。MiR-155 也是早期被发现的促癌 microRNA，miR-155 位于染色体 21q23 上，主要嵌合在 B 细胞融合簇非编码 RNA 中。在 B 细胞恶性肿瘤中，miR-155 高表达；MiR-

21 由 IL–6 信号通路活化，其几乎在所有癌症中都上调表达。长非编码 RNA–PCGEM1 被认为与前列腺癌有关。近期有研究报道，长非编码 RNA–HOTAIR 在结肠癌患者中高表达并与结肠癌的预后相关。

然而，非编码 RNA 发挥促癌还是抑癌作用并不是绝对的，有些非编码 RNA 既发挥抑癌作用又发挥促癌作用。以 miR–15a/16 为例子，其在淋巴细胞白血病中，发挥抑癌作用，但在严重肢体缺血患者中其发挥促癌作用。非编码 RNA 发挥促癌还是抑癌作用与其调控的靶基因关系十分密切，在不同肿瘤中可能发挥的作用也有所不同。

（二）非编码 RNA 作为肿瘤标志物

非编码 RNA 可以用作诊断或者预后的工具，非编码 RNA 的表达谱能反映肿瘤的起源、肿瘤进展及其他病理学特征。由于非编码 RNA 表达相对稳定并且不易被 RNA 酶降解，所以非编码 RNA 适合作为肿瘤标志物。有研究表明，在福尔马林固定的石蜡标本中能够检测 miR 的表达。许多基因表达谱的研究证实，在结肠癌组织中，miR 表达有显著变化。而且 miR 表达量的变化与患者的临床诊断结果相符，从而证明了 miR 具有预后价值。在结肠癌早期，miR–21 表达上调，let–7、miR–143 表达下调；在结肠癌晚期 miR–34a–c 表达下调。MiR–192 能够抑制细胞增殖，在结肠癌患者中 miR–192 表达下调，被认为可以作为结肠癌的诊断标志。MiR–15a/16 基因簇被报道调控胰腺癌的发生发展。De’sire’e Bonci 等报道在有些胰腺癌病例中，miR–15a/16 缺失表达，即使在早期也有缺失表达的情况。随着长非编码 RNA 在肿瘤中作用的研究越来越多，将长非编码 RNA 作为新型的肿瘤标志物研究也越来越多。不同的长非编码 RNA 肿瘤发生发展不同的阶段有不同的表达。长非编码 RNASRA、KRASP1 是细胞增殖信号的肿瘤标志；lincRNA–21、ANRIL 是肿瘤细胞逃脱抑制机制的标志；HOTAIR，HULC、ncR–upAR 等是肿瘤转移侵袭的标志；tie–1 AS，ncR–uPAR 是血管生成的标志；PINC、PANDA 是肿瘤细胞永生化的标志。关于非编码 RNA 作为肿瘤标志的研究越来越多，找到合适特异性的非编码 RNA 作为肿瘤标志对于肿瘤的诊断与预后有重要意义。

二、非编码 RNA 与免疫调节

非编码 RNA 除了在肿瘤中具有广泛作用外，大量研究报道还显示，miRNA 和 lncRNA 等内源性非编码 RNA 可调控固有及适应性免疫应答的相关基因表达，进而调节肿瘤局部免疫微环境，这种作用可能用于提高肿瘤治疗。miR 不仅被证实可调节肿瘤相关巨噬细胞、骨髓来源的抑制性细胞和效应 T 细胞的分化、发育和活化，还被认为是调控肿瘤相关炎症应答、慢性炎症诱导的肿瘤形成的重要分子。此外，一些 miR 可以作为肿瘤生物治疗中 DC 疫苗的新型调控分子，调控其抗肿瘤效应，而一些 lncRNA 也已经被证实可调控免疫细胞应答。由于免疫细胞可从机体中分离得到，给予体外处理后可再回输到患者体内，因此被认为是未来用于发展非编码 RNA 依赖的肿瘤生物治疗较有前景的靶细胞。

（一）microRNA 调控肿瘤相关巨噬细胞的极化及激活

肿瘤相关巨噬细胞在瘤变组织中大量聚集，被认为是肿瘤炎症微环境中的主要组分，影响肿瘤的各个方面，诸如血管生成、浸润及转移，因此 TAMs 可能有助于发展新型肿瘤诊断及治疗策略。TAMs 可被分成两个亚类，包括经典活化的 M1 型和选择性活化的 M2 型巨噬细胞。基于小鼠模型的大量研究结果表明，肿瘤中的 M1 型和 M2 型巨噬细胞分别发挥抗肿瘤和促肿瘤的作用。除了一些信号分子、转录因子外，miR 也已被证实是调控巨噬细胞活化及其两型极化的重要分子。近期研究报道了单核及巨噬细胞中的 miR 表达谱，其中巨噬细胞在不同的激动剂刺激下会特异性呈现出不同 miR 表达谱。同时，miR 也可调控巨噬细胞对环境信号的应答及调控巨噬细胞极化相关基因的表达，其中众多 miR 在激活的巨噬细胞中的表达改变迅速，包括 miR-155、miR-125a/b、miR-146a、miR-21 和 let-7e。一些 miR 可靶向 M1 型巨噬细胞活化的关键调控分子，而另一些 miR，如 miR-187、miR378-3p 和 miR-511-3p 在 M2 型巨噬细胞激活中被诱导表达。

miR-155 可维持巨噬细胞的 M1 表型，而 miR-511-3p 可影响 M2 表型。我们的前期研究发现，在 LPS 激活的巨噬细胞中，miR-155 可以被 NF-κB 上调表达，过表达 miR-155 可通过下调炎症应答抑制分子而促进巨噬细胞炎症因子的产生，如下调炎症信号抑制分子 S0CS1。除此之外，近期结果显示，给予过量的 miR-155 处理可对活化的 M2 型巨噬细胞重编程为促炎的 M1 表型，表现为 TNF-α 分泌增加，选择性激活基因 Arg-1 的降低。一致的是，来自 Huffaker TB 关于 miR 调控抗肿瘤免疫应答的研究显示，miR-155 可通过靶向抑制 Shipl 而促进 IFN-γ 分泌，进而降低体内实体肿瘤的生长。在 miR-155 的小鼠中，肿瘤的生长得到促进，因此，miR-155 主要是促使巨噬细胞朝向 M1 表型发展，不利于肿瘤的生长。不同于 miR-155，定位于宿主基因 MRC1 并与 MRC1 共表达的 miR-511-3p，在小鼠和人的巨噬细胞选择性活化时均上调表达。而上调表达的 miR-511-3p 可抑制 TAMs 中选择性活化相关基因的表达，进而抑制肿瘤生长。进一步，外源性给予的 miR-511-3p 也可直接靶向促进巨噬细胞选择性激活的转录因子 IRF4 的表达，削弱选择性激活的 TAMs 的促肿瘤功能。其他 miR，如 miR-223、miR-146a、miR-21 和 miR-378-3p 也可参与调控 TAM 活化。MiR-378-3p 在选择型激活剂 IL4 刺激后的巨噬细胞中上调表达，其上调后可抑制通过负向调控 AKT1 信号而抑制 IL4 诱导的 Argl 的表达，从而限制巨噬细胞的选择性活化。在激活的巨噬细胞中，miR-21 上调表达并可抑制 PDCD4 的表达，从而促使 IL-10 的产生，以及维持 IL4 诱导的选择性活化。MiR-125b 在骨髓来源的巨噬细胞（BMDMs）中过表达，可通过靶向 M2 型活化相关分子，IRF4 而促进 M1 表型。MiR-223 缺陷的 BMDMs 表达高水平的 LPS 诱导的炎性细胞因子，如 IL-ip、IL-6 和 TNF-α，而 NF-κB 活化诱导的 miR-146 可反向抑制 IRAKI 和 TRAF6 的表达，进而下调 Toll 样受体信号，削弱促炎因子的释放。

除了调控 TAMs 的激活及极化外，最近的证据显示，miR 可作为 TAMs 和癌细胞之间信息传递分子，这主要依赖于miR-包含型微泡（MVs）或者外泌体。当TAMs产生的MVs从TAM传递到受体癌细胞，并与癌细胞膜相融合时，其中包含的miRNA可被释放进入癌细胞内，调控肿瘤相关基因的表达。一项体外研究表明，活化的巨噬细胞可通过分泌MVs，介导TAM中的miR-223传递到乳腺癌细胞，下调其中MEF2C的表达，促进β-catenin的核定位，进而增加癌细胞的浸润。然而，也有研究表明，TAM的促转移功能也可以被肿瘤来源的MVs中的miRNA所修饰。由癌细胞产生的miR-21、miR-29b包含型MVs到达TAMs后，可结合细胞内Tolls样受体，进而激活TAMs促炎及促转移的功能。

目前，通过miR干预可调节两型巨噬细胞功能相关基因表达，而对细胞的活化状态进行重编程。值得一提的例子是，LV-based miR-511-3p已经被用于修饰TAMs。

（二）microRNA调节T细胞介导的肿瘤免疫监视

CTLs具有强大的抗肿瘤作用，因此在肿瘤免疫治疗中备受关注。CTLs在免疫治疗中的应用往往由于体外扩增的CTLs在免疫抑制性微环境中易失去功能而受到限制。报道显示，通过miRNA修饰可能有助于增强CTLs的杀伤力及免疫抑制活性。例如，miR-23a在肺癌患者癌组织中浸润的CTLs中上调表达，并与患者CTLs抗肿瘤能力的受损成正相关。功能性缺失CTLs中miR-23a增强颗粒酶素B表达，并且在荷瘤小鼠中，仅使用少量肿瘤特异性，但是miR-23a低表达的CTLs进行免疫治疗就可大幅度限制肿瘤进展，转录因子BLMP-1作为miR-23a的一个靶基因参与其中。不同于miR-23a，miR-15b可通过抑制IL-2和IFN-γ的分泌及CD69的表达，抑制$CD8^{+}$T细胞的活性，尽管其在Lewis肺癌小鼠的脾脏$CD8^{+}$T细胞中较健康组高表达。

快速的肿瘤生长总是和低效的肿瘤免疫监视相关，肿瘤细胞往往显示较低的免疫原性或诱导免疫细胞凋亡以减少细胞毒性对其生长的抑制。在此过程中，miR也发挥重要作用。例如，miR-222和miR-339在肿瘤细胞中下调细胞间黏附分子（ICAM-1）表达，进而调控肿瘤细胞对CTLs的敏感度，证实了miRNA在肿瘤免疫监视中具有调控作用。MiR-29a被发现可直接靶向在肿瘤组织中偏向表达的表面免疫调节糖蛋白——B7-H3，进而抑制T细胞。MiR-29对B7-H3的表达调控有望改善T细胞介导的免疫治疗及B7-H34特异性抗体8H9依赖的靶向治疗方案。除此之外，肿瘤表面过表达Fas L可通过激活Fas/FasL信号，诱导肿瘤特异性CTLs凋亡。在人的乳腺癌细胞中，FasL被证实是miR-21的一个直接靶基因。上调乳腺癌细胞MCF-7细胞中miR-21的表达后，Fas/FasL介导的Jurkat T淋巴细胞的凋亡减少，这可能是提高抗肿瘤免疫的一种新方法。

（三）microRNA链接炎症与肿瘤

早在19世纪，研究者就意识到恶性肿瘤与炎症是密切相关的。当下，基于体内外大量的研究，越来越多的报道聚焦并强调了炎症与肿瘤的联系。在慢性炎症过程中，多种炎症细胞和介质创造了一个对肿瘤生长有利的微环境，其中也包括miRNA的调节。

在肝细胞癌形成过程中，HNF4α-miRNA 炎症反馈环可调控肿瘤形成。HNF4α 是肝上皮生长所必不可少的分子，也是与炎症相关的分子，HNF4α 基因被认证为是溃疡性结肠炎的易感基因。来自 Hatziapostolou M 的报道显示，抑制 HNF4α 可起肝细胞转化，其主要通过由 miR-124、IL6R、STAT3、miR-24 和 miR-629 组成的 miRNA- 炎症的反馈环路实现。miR-21，miR-125 和 miR-155 通常在机体感染情况下被诱导表达，因此在感染相关试剂诱导的肿瘤发生中具有潜在作用。已报道，miR-21 和 miR-182 与 HPV 相关肿瘤的发生相关。

慢性炎症也是诱导胃肠道肿瘤的重要因素，其机制涉及组织损伤和微生物菌群的改变。STAT3 由 IL-6 激活，可直接激活 miR-181b-1 和 miR-21，miR-181b-1 和 miR-21 可分别抑制 CYLD 和 PTEN，导致 NF-κB 的活化。STAT3 介导的调控环对肿瘤的恶性转化及移植瘤的生长至关重要，在肠腺癌中已被证实。另外的证据表明，miR-124 在 UC 患者的肠组织中特异性下调，并可直接靶向 STAT3 的 mRNA。而且，miR-124 在活动期 UC 或者肠炎相关肿瘤患者肠组织中的表达均比其他疾病患者或正常对照组较高，且与疾病的进展相关。MiR-214 的化学抑制剂可降低小鼠葡聚糖硫酸钠诱导的肠炎的严重程度，以及削弱氧化偶氮甲烷及 DSS 诱导的小鼠肿瘤的大小和数目。抑制 miR-214 可通过上调 PDLIM2 和 PTEN 水平，缓解肠道炎症，IL-6 可诱导 STAT3 介导的肠组织中 miR-214 的转录，进而诱导 PDLIM2 和 PTEN 的表达，这一调控环的活化与溃疡性结肠炎患者的疾病活动性相关。

三、靶向非编码 RNA 的肿瘤疗法

（一）体内释放 siRNA、microRNA 与 anti-microRNA 的方法及案例研究

鉴于 miR 在多种疾病中起关键作用，探索如何调节 miR 的体内水平，以改良传统方法疗效的研究受到关注。通过使用 miR 的类似物或阻遏物可初步实现这一目的。如果相关信号通路已知，也可以采用特意靶向某分子 mRNA 的 siRNA。当 miR 在体内过度表达时，可以通过阻遏 miR 而消除其抑制作用；当 miR 在某疾病表达过低，可以人为提高 miR 的水平。根据核酸给药的途径不同，可以分为肿瘤注射给药或静脉注射给药。前者需要相对简单的药物包装体系，而且由于非特异扩散至其他器官引起的副作用也较轻；后者需要较复杂的包装系统，以避免激活免疫系统，降低毒性，降低在其他器官的累积等。由于 RNA 在血液中半衰期短（主要因为血清中 RNase 含量丰富），它们需要经过化学修饰以抵抗降解。由于裸 RNA 带负电荷，分子质量大，它们很难通过细胞膜。为了提高转染效率及对 RNase 的抗性，也为了避免引发免疫反应，给药还需要特别的载体。目前许多给药系统已被研发，其特性各异。

何种寡核苷酸片段被用于体内治疗依赖于该治疗需要是抑制疗法还是补偿疗法。anti-miRNA oligonucleotides（AMO）、miR sponge 与 miR mask 用于抑制疗法。AMO 利用体

内 RNAi 机制，阻止 miR 与 RISC 或 RISC 与靶 mRNA 的结合。miR sponge 是一种质粒，可转录出含有大量 miR 靶序列的转录物，从而消耗 RISC，保护靶 mRNA。miRNA mask 是可以结合靶序列并保护靶 mRNA 的核酸。与前两种方法相比，miRNA mask 特异性地保护一条信号通路，其他通路不受影响。在 miR 补偿疗法中最常用的是类似成熟 miR 但经过化学修饰以提高稳定性的核酸。与单链 RNA 相比，转染双链 RNA 效果更佳。

为提高转染效率，已研发出多种核酸释放材料，主要包括脂质体与基于多聚物的释放材料。虽然在体外试验时，脂质体被广泛采用，它们可能不适用于体内治疗，因其有毒性，吸收的组织特异性差，还可能引起免疫反应。有研究者试图修饰脂质体使其效果更好，并在小鼠实验取得一些成功。例如，带有特异靶向肿瘤的单链抗体片段（scFv）的 liposome–polycation–hyaluronic acid（LPH）被静脉注射进 B16F10 黑色素瘤肺部转移的小鼠体内，释放的 miR–34a 与靶向多种癌基因的 siRNA，导致肿瘤明显减少，伴有癌细胞出现凋亡，一些癌基因被下调，此处 miR–34a 与 siRNA 发挥了协同作用。因为脂质体的毒性归因于其带有正电荷，研究者尝试使用中性脂质体。Trang P 等用中性脂质乳剂作为载体，通过尾静脉注射向 Kras–activated autochthonous 非小细胞肺癌小鼠模型释放 miR–34a 与 let–7 的类似物。治疗上调了 miR–34a 与 let–7 在肺的水平，显著缩小了肿瘤。在去除了脏器的外周血后，人们发现 NLE 释放的 miR 特异性在肺脏累积。此特点有利于 NLE 在肺癌方面的应用，但不利于其用在其他疾病上。

（二）临床试验：anti–miR–122 LNA 与 miR–34a

Miravirsen 是一种 15nt 的锁核酸。在 2010 年 9 月，Mirvirsen 进入Ⅱ期临床试验，测试其抗 HCV 的抗病毒功效。HCV 已被证明可以利用肝脏中丰富的 miR–155 来保护自身。miR–155 可以结合到 HCV 基因组的 5′UTR 保护其免受核酸酶的攻击与固有免疫系统的清除。患者皮下注射 Miravirsen，一周 1 次，总共 5 周。5 周过后，患者情况会被跟踪了解，直至第 18 周。结果显示，Miravirsen 可以降低患者体内 HCV 的 RNA 水平，而且呈剂量依赖性，效果持久。HCV RNA 水平下降的平均值在 3mg/kg 组是 1.2，在 5mg/kg 组是 2.9，在 7mg/kg 组是 3.0，而安慰剂组只有 0.4。接受 Miravirsen 治疗的患者到第 18 周仍保持低 HCV RNA 水平。与安慰剂组相比，Miravirsen 治疗组未见更高的不良反应发生率。此外，HCV 基因组的 5′UTR 显示出高度保守型，在 Miravirsen 治疗的灵长类动物或人均未见逃逸突变。不像当前使用的蛋白酶抑制剂类药物，Miravirsen 并非细胞色素 450 的底物，所以药物间的相互作用可能不显著。以上结果显示，Miravirsen 可以在治疗过程中保持效力，并可以与其他抗病毒药物联用，以获得更佳效果。一个疗程延长至 12 周的Ⅱ期临床试验正在进行，以期将病毒水平保持在一个极低状态，防止复发。

（三）非编码 RNA 在肿瘤免疫疗法中的应用：调节 DC 疫苗

自 Steinman 和 Cohn 等在 1973 年发现 DCs，DCs 已经显示在抗感染和抗肿瘤的免疫反应中发挥了重要作用。DCs已在许多临床试验中被用作抗肿瘤疫苗。这些DCs免疫疗法通常包括从患者中提取外周血单核细胞或CD34$^+$前体细胞；在体外用细胞因子促进其分化与成熟；对DCs负载癌抗原（来自肿瘤裂解物或已知的癌抗原）；转输回患者体内。但是，DC疫苗的效能受多种因素影响，例如癌抗原的特异性，DCs在体内的活化情况，而miR对后一种因素发挥重要影响。

在Francesco de Rosa等的综述里，miR可以影响DCs的可塑性，并通常发挥负向调节作用。比如miR-155靶向抗原处理的机制，对DCs成熟后抗原提呈有重要作用。MiR-148靶向HLA-C，调节抗原提呈。MiR-146a与miR-29a分别下调共刺激分子CD40L与B7-H3，降低它们激活免疫反应的能力。MiR也可以调节DCs对激活信号的反应。TLR4可上调miR-155，miR-223，miR-146与miR-21，它们减少促炎细胞因子的分泌，促进抗炎细胞因子如IL-10的分泌。

miR也可通过肿瘤与DCs的相互作用被调节。Siping Min等报道在与癌细胞系共孵育或在带瘤小鼠淋巴结中的DCs，miR-16-1，21，22，142，146，155，503均上调，伴随的是DCs凋亡增多。进一步研究证实这些miR可以影响DCs寿命，其抑制物可以逆转肿瘤细胞对DCs的促凋亡作用。至少在CT26结肠癌细胞系与1D8卵巢癌细胞系中已证实，这些上调的miR是通过靶向YWHAZ与BCL-2促进凋亡的。前者对生长因子下游通路的激活有重要作用，后者则是一个线粒体相关凋亡途径的抑制物。

第三节　细胞因子与肿瘤免疫治疗

一、细胞因子简介

最早有关于细胞因子的描述可以追溯到20世纪70年代，在古希腊语中，“cyto”是细胞的意思而“kinos”意味着运动。细胞因子以多肽、蛋白质、糖蛋白的形式存在，包括白介素、干扰素、间叶细胞生长因子、趋化因子家族、肿瘤坏死因子家族和脂肪因子等众多小分子蛋白。细胞因子作用的发挥取决于细胞因子的浓度、细胞因子受体的表达及靶细胞中信号通路的传导等因素。细胞因子参与细胞间信号的传导并可刺激免疫细胞向机体炎症、创伤、感染及肿瘤部位迁移。在肿瘤微环境中，细胞因子在肿瘤的发生、发展及预后过程中发挥着多效性的作用。细胞因子既可以直接激活免疫效应细胞并加强效应细胞杀伤肿瘤的能力，也可促进肿瘤细胞的生长、侵袭和转移。大量的研究也表明，细胞因子在抗肿瘤的免疫反应中扮演着重要的角色。一些细胞因子比如IL-2和IFN-α已被美国FDA批准用于临床肿瘤的治疗，其他一些细胞因子如IL-7、IL-12、IL-15、IL-18及IL-21也已进入了临床试验。此外，前期临床研究还证实，针对一些具有免疫抑制作用的细胞因子如

IL-10 和 TGF-β 的中和治疗可加强机体的抗肿瘤免疫反应。深入了解细胞因子与肿瘤之间的相互关系将为改善癌症免疫治疗提供新的方法。

二、细胞因子与肿瘤发生

（一）细胞因子与免疫微环境

肿瘤微环境包括除肿瘤细胞外其他所有细胞分泌的细胞因子，这些细胞因子可促进肿瘤细胞增殖和分化。最近的研究表明，白介素联合趋化因子在肿瘤发生中发挥着重要的作用。肿瘤组织周围存在大量 Th17 细胞分泌的细胞因子，Qian 等人发现，肿瘤组织中有大量维持 Th17 细胞分化的 IL-23，另外肿瘤分泌的前列腺素 E_2（PGE_2）诱导肿瘤细胞分泌的 IL-23 可以促进 Th17 细胞增殖。另一项研究表明，Th17 浸润肿瘤组织，促进肿瘤组织培养基中 CD154、粒细胞 - 集落刺激因子（G-CSG）、CXCL1、IL-6，IL-8 和巨噬细胞抑制因子（MIF）高表达，并且，肿瘤组织微环境中 Th1 和 Th2 分泌的细胞因子也与肿瘤发生相关。IL-12 联合乙型肝炎病毒 x 蛋白（HBx）可通过诱导肝癌细胞的凋亡，促进肿瘤组织中 $CD8^+$T 细胞、巨噬细胞和树突状细胞的增殖，降低血管生成，从而防止肝癌病情恶化。此外，Th2 细胞因子 IL4 和 IL-13 也发挥着调控功能，它们通过与受体 ILWRce 和 IL-13Rctl 结合调控免疫微环境。细胞因子和其受体介导肿瘤增殖、细胞生存、细胞黏附和转移。因此，临床研究也开始针对受体作为靶标进行治疗，另外，滤泡 T 细胞相关的 IL-21 在巨细胞血症中促进恶性细胞的增值，而在骨髓微环境中，B 细胞表达的 IL-21 与其受体可通过 JAK-STAT3 信号通路促进 IgM 分泌。

（二）细胞因子与 microRNA

microRNA 调控包括肿瘤相关细胞因子等多种编码蛋白的 mRNA。例如，IL-ip 上调 miR425，miR425 的表达可靶向磷酸酶张力蛋白 3'UTR 负性调控其表达，从而促进胃癌细胞增殖；MicroRNA-127-5p 抑制了 IL-1β 诱导的 MMP-13 形成及激活了含有人类 MMP-13 信使 RNA 3'UTR 端的报告结构。此外，miR-127-5p 结合在 MMP-13 信使 RNA 3'UTR 端位点的突变摧毁了 miR-127-5p 介导的报告结构的激活。相反，外源性给予抗 miR-127-5p 则增强了报告结构的激活，并且 MMP-13 在人软骨中的表达与关节炎的形成有关。同样地，miR-205 作用在 IL-24 启动子上直接抑制了 KB 口腔癌细胞和前列腺癌细胞的增殖。miR-204、miR-211 和 miR-379 等 microRNA 结合在一些负调性细胞因子，比如 IL-ip 和 IL-11 的 3'UTR 端，发挥了调节作用。

（三）细胞因子与上皮间质转化

上皮 - 间质转化是一种上皮细胞失去细胞极性和细胞 - 细胞间接触获得间质特性的过程，比如细胞迁移和侵袭，细胞因子影响 EMT 环境。在肺癌中，自分泌的 IL-8 和

VEGF 通过 P38/JNK-ATF-2 轴介导上皮－间质转化，这些变化都伴随肿瘤细胞侵袭增加。IL-6 也被认为是 EMT 的诱导因子，Miao 表明，子宫鳞癌组织中高表达 IL-6 受体和 STAT3，这可以明显促进细胞生长并改变细胞形态。另外，Th2/Th17 极化的炎症诱导支气管 EMT，IL4 和 IL-17A 协同 TGF-β_1 通过调控 ERK1/2 活性诱导上皮细胞重新进入细胞周期。

（四）细胞因子与自噬

自噬是一种降解失能细胞器的天然机制，它可以通过调节过程降解和再循环利用这些细胞器。细胞因子通过抑制或促进自噬在肿瘤发生中发挥双重作用。IL-2 本身在肿瘤不同的发展过程中可诱导自噬或抑制自噬。在大部分肿瘤微环境中，肿瘤细胞通过增加 IL-2 维持同一水平的自噬。相反，黑色素瘤和肾癌患者注射 IL-2 抑制自噬。另外，用 IL-1β 处理胰细胞 AR42J 可通过细胞内钙流变化诱导胰蛋白酶活化。

三、细胞因子在肿瘤免疫治疗中的应用

（一）干扰素

干扰素是由 NK 细胞和 T 细胞在遇到细菌、病毒及肿瘤细胞等抗原时合成并分泌的一组信号分子。根据他们结合的受体不同，干扰素可分为Ⅰ型、Ⅱ型和Ⅲ型。

目前在临床肿瘤免疫治疗中被寄予厚望的是Ⅰ型干扰素。包括干扰素-α 和干扰素-β。Ⅰ型干扰素可诱导肿瘤细胞表达 MHC-Ⅰ类分子，并促进树突状细胞的成熟。同时Ⅰ型干扰素还能活化 NK 细胞、CTLs 和抗原提呈细胞。除了具有刺激免疫系统的作用外，Ⅰ型干扰素还能减缓肿瘤细胞的生长、促进肿瘤细胞凋亡及抑制肿瘤血管生成。

干扰素-α 目前已经被 FDA 批准用于治疗黑色素瘤、艾滋病引起的卡波西肉瘤及一些血液病。在晚期肾癌患者的治疗中，干扰素-α 和贝伐珠单抗被联合用于抗肿瘤血管生成。同时，干扰素-α 还被认为是治疗慢性粒细胞白血病和毛细胞白血病的有效药物。按体表面积计算，使用 200 万单位每平方米的剂量对毛细胞白血病的患者进行治疗，皮下注射，每周 3 次给药，患者总体应答率达到了 77%。但治疗后的复发也比较常见。

干扰素-α 的不良反应与使用的剂量具有相关性，通常包括疲劳、发热、头痛、肌肉酸痛及一些肠胃不适。这些不良反应比较常见，通常 80% 的患者接受治疗后都会出现。此外有部分患者还会出现比较严重的精神疾病，如抑郁和躁狂。

干扰素-β 经临床前的实验证明，它对自身免疫性疾病具有缓解作用。临床前的动物实验证明，在抑制细胞生长的作用上，干扰素-β 比干扰素-α 的作用更强。但其较低的生物学活性及发热等不良反应限制了其在临床的应用。

干扰素-γ 是Ⅱ型干扰素中唯一的成员，它能促进抗原提呈细胞表面 MHC 分子及其刺激分子的表达，在抗肿瘤血管生成方面发挥重要作用。同时对白介素-12 和白介素-2

的抗肿瘤作用具有协同效应。然而其目前在临床上的应用有限，因而除抗肿瘤效应外，干扰素 –7 能够诱导产生色氨酸代谢酶，环境中的色氨酸代谢以后将使 T 细胞等失去抗肿瘤效应。同时色氨酸的耗竭还会增加髓系来源的抑制性细胞的抑制功能。

（二）白介素 –2

白介素 –2 的发现开启了免疫学研究的新篇章。它主要由 $CD4^{+}$T 细胞分泌，以自分泌和旁分泌的方式发挥作用，并被当作 T 细胞生长因子。白介素 –2 主要通过转录因子 STAT5 发挥作用，最主要的功能就是调节 T 细胞和 NK 细胞的存活、增殖和分化。19 世纪 80 年代重组 IL–2 的出现使免疫学家在体外长时间培养 T 细胞和 NK 细胞成为可能。

美国 FDA 批准白介素 –2 作为治疗黑色素瘤和转移性肾癌的细胞因子。使用高剂量的白介素 –2（10000~72000U/kg）联合 LAK 或者干扰素对晚期黑色素瘤患者进行治疗，应答率为 5%~27%。而单独使用白介素 –2 的只有 5%~7%。转移性肾癌患者接受高剂量白介素 –2 治疗后应答率与黑色素瘤患者相似。

因为白介素 –2 在激活 NK 和 T 细胞的作用上效果十分显著，它被用于 LAK 细胞的联合治疗。美国国立癌症研究院有多项临床研究将肿瘤浸润的淋巴细胞与白介素 –2 一起用于联合治疗肿瘤患者，在转移性黑色素瘤患者上取得了良好的效果。该种联合治疗方式的有效率可达 50%。甚至有的患者在治疗后长达 8 年的时间里体内均没复发。

尽管白介素 –2 与肿瘤浸润的淋巴细胞联合治疗取得了令人鼓舞的治疗效果，白介素 –2 在体外培养的过程中对肿瘤浸润的淋巴细胞的表型影响也不容忽视，它可以诱导调节性 T 细胞的产生并且维持它的活性，这些不足可能会影响它在临床上的使用。

白介素 –2 的不良反应主要与毛细血管渗漏综合征相关。血浆迅速从血管渗透到组织间隙，引起全身性水肿，也可能引起瘙痒、呕吐、腹泻、电解质失衡及高热、畏寒等症状，还可能引起心律失常、心肌炎、肝肾功能失调、肺水肿、血小板减少及贫血等。罕见的不良反应如意识模糊、产生幻觉等也可能会发生。目前针对白介素 2 的改进方式有很多种，包括改变剂量及给药途径、修饰白介素 –2 的结构或者将其与一些抗炎或抗血管生成的药物相连。但目前均没有收到很好的效果，需要进一步进行尝试。

四、肿瘤免疫综合治疗

虽然肿瘤的免疫治疗在过去的几十年中取得了积极的疗效，但由于肿瘤的异质性及肿瘤免疫反应的差异性，肿瘤免疫治疗的功效非常受限。由于这些原因，联合的肿瘤免疫治疗可能是提高肿瘤免疫治疗效果的理想方案。在肿瘤的联合免疫治疗方案中，细胞因子不仅对于体外抗肿瘤疫苗及转输细胞的培养十分重要，同时也能提高肿瘤免疫治疗在体内的持续时间和效用。树突状细胞疫苗是临床肿瘤免疫治疗的一个有效方案，ILW 和 GM–CSF 可促进外周血中树突状细胞的生长及增殖，IL–1 可触及树突状细胞在体外的分化成熟。在临床治疗中，树突状细胞疫苗联合 IL–2 可有效降低肾癌和乳腺癌患者体内 TGF–P

和 $CD4^+CD25^+T$ 细胞的水平并上调 IL–12 的表达，从而加强肿瘤抗原特异性的免疫反应。此外，IL–2、IL–7、IL–21 及 IL–15 是体外扩增 T 细胞的重要细胞因子，并且体内转输 T 细胞联合使用剂量的 IL–2 可有效维持体内转输 T 细胞的活性。IL–5 联合 mTOR 抑制剂依维莫司的治疗可有效增加 $CD4^+T$ 细胞和 NK 细胞的比例，并抑制乳腺癌的转移。IL–12 联合酪氨酸 DNA 疫苗及环磷酰胺的联合方案对于 B16–F10 小鼠的黑色素瘤的治疗效果显著。这些临床及实验室的研究揭示了细胞因子在肿瘤免疫的综合治疗的运用前景。

然而，细胞因子在肿瘤综合治疗中也可能产生一些反作用及不良反应。比如 IL–2 是效应性 T 细胞重要的活化因子，同时高剂量的 IL–2 也可激活调节性 T 细胞从而抑制肿瘤的免疫反应并促进肿瘤的免疫逃逸。此外，在与化疗药物的联合治疗过程中，细胞因子也可能增加化疗药物的毒性。由于大多数化疗药物都在肝脏中代谢，高浓度的促炎因子可降低细胞色素氧化酶 P450 及其辅酶在肝脏中的活性从而影响化疗药物在肝脏中的代谢。而另外一些化疗药物相关的器官毒性也和细胞因子的表达水平密切相关。比如，顺铂导致的肾脏损伤与 TNF–α 的表达水平密切相关，而博来霉素所致的肺脏毒性与 TGFpi、IL–1、IL–6 及 TNF–α 的增加相关。所以，在选择细胞因子相关的免疫综合治疗方案时，各种联合因素的生物学特性及毒性效应是应该慎重考虑的。

作为肿瘤微环境中的重要组成部分，细胞因子由包括肿瘤细胞在内的多种细胞分泌，并且与肿瘤干细胞、肿瘤细胞中 miRNA 的表达、上皮间质转化、细胞的自噬及 DNA 甲基化密切相关。所以，细胞因子在肿瘤的免疫治疗中扮演着重要角色，并且细胞因子相关的免疫治疗不管是在试验研究中还是在临床运用中都取得了可喜的效果。肿瘤免疫的复杂性决定了细胞因子相关的肿瘤免疫治疗的综合方案。未来细胞因子相关的肿瘤免疫治疗将在提升抗肿瘤免疫反应抑制负性免疫调节的作用以外降低相关的治疗毒性。当然，对于不同细胞因子与肿瘤细胞间相互作用的分子通路及机制的深入了解，是细胞因子相关的免疫治疗发展的关键。毫无疑问，细胞因子仍将继续在不断发展的肿瘤免疫治疗中扮演着重要角色。

第五章　治疗性肿瘤疫苗的研究进展

第一节　治疗性肿瘤疫苗的靶点

肿瘤疫苗的疗效主要取决于疫苗的免疫原性、肿瘤抗原的表达特异性、机体对肿瘤疫苗的耐受性及肿瘤疫苗的传输方式等多种因素。选择肿瘤疫苗靶点是肿瘤疫苗研究中关键性的第一步。常见的肿瘤疫苗靶点包括过表达肿瘤抗原、癌胚抗原、突变抗原、癌睾丸抗原、病毒型抗原、肿瘤微环境相关因子等。

一、过表达抗原

与正常组织细胞相比，肿瘤细胞在发生发展过程中累积了大量 DNA、RNA 或蛋白的异常表达。当此类基因产物仅在肿瘤细胞中表达时则称为肿瘤特异性抗原，而在正常细胞中也同时有较低表达则称为肿瘤相关抗原。自首次报道了黑色素瘤相关抗原 –1 以来，多种肿瘤相关抗原已经被发现，研究较多的有直肠癌相关的癌胚抗原、前列腺癌特异性抗原、乳腺癌的上皮生长因子受体 2、黑色素瘤相关的糖蛋白 100 和 MUC–1 等抗原。尽管发现了这些肿瘤抗原，但肿瘤细胞在发生发展过程中，通过自身可塑性和产生抑制免疫的物质而逃逸机体的免疫监视和杀灭。因此，在肿瘤疫苗的设计过程中需考虑以下两点：一是如何保持肿瘤疫苗引起的肿瘤免疫，避免引起免疫耐受；二是肿瘤疫苗引起的肿瘤免疫强度，过强可能对低表达相关抗原的正常细胞造成伤害，太弱可能对肿瘤细胞作用不明显。因此，结合多个肿瘤相关抗原一起来有效地调节免疫过程已成为改善肿瘤疫苗疗效的研究热点。

二、基因突变和基因融合蛋白抗原

在肿瘤细胞和正常细胞间差异性表达的蛋白是潜在的和理想的肿瘤疫苗靶点。与肿瘤相关抗原相比，肿瘤特异性抗原是肿瘤治疗的首选。此类抗原主要来自肿瘤细胞的基因突变和特异性基因融合。比如，在大多数肿瘤组织中，基因都存在点突变和表达异常情况，基因突变在多种肿瘤中也普遍存在。因此，研究人员一直在尝试开发靶向上述基因表达产物的肿瘤特异性抗原疫苗。但由于肿瘤的异质性，尤其不同细胞间存在同一个基因的不同点突变和融合形式给疫苗的设计带来困难。除此之外，突变点的检测除了具有一定技术上的难度外，还给肿瘤疫苗的研究增加成本。但毫无疑问，肿瘤细胞特异错义突变抗原为肿瘤疫苗的靶点选择提供了新的思路。

三、肿瘤微环境中的相关因子

肿瘤微环境由免疫细胞、间质细胞和各种细胞或组织因子等组成，在肿瘤细胞的各种病理过程中都起着重要的作用，如肿瘤细胞的免疫逃逸。肿瘤疫苗的主要作用就是通过增强机体的免疫反应对肿瘤细胞进行杀灭。在这个过程中，$CD8^+T$ 细胞和（或）$CD4^+T$ 细胞数量或活性增强，这进一步改变了肿瘤微环境。随着研究的深入，研究人员逐渐认识到肿瘤微环境中的巨噬细胞、纤维细胞甚至粒细胞都在肿瘤免疫中起着一定的作用。因此，靶向内皮细胞相关因子 VEGFR、巨噬细胞相关因子 legumain、纤维细胞相关因子 FAP 和 CTGF 的肿瘤疫苗也被研究开发，并展现出显著的临床应用价值。此外，靶向肿瘤干细胞和 EMT 相关因子的肿瘤疫苗除了能有效增强机体肿瘤免疫外，还可能进一步防止肿瘤细胞的转移复发，有助于彻底消除体内肿瘤细胞。有研究表明，肿瘤细胞在一定的微环境下处于静息状态或自发去分化形成肿瘤干细胞，该现象给肿瘤疫苗的应用带来一定的困难。此外，肿瘤微环境中免疫抑制性细胞的作用也是肿瘤疫苗等免疫治疗的另一主要障碍。研究发现，采用 anti–CD11b 抗体去除肿瘤微环境中的免疫抑制性巨噬细胞和髓源性抑制细胞能有效提高肿瘤疫苗 MIS416 对 MOSEC–IE9 细胞小鼠移植瘤的疗效。此外，靶向去除肿瘤微环境中 MDSCs 的小分子抑制剂 Sunitinib 也能提高肿瘤疫苗 SFVeE6，7 对 TC–1 肿瘤细胞小鼠移植瘤的治疗效果。因此，去除肿瘤微环境中 TAM 细胞和 MDSC 细胞等免疫抑制性细胞的靶向治疗能提高肿瘤疫苗的疗效。

四、佐剂

William Coley 医生尝试瘤内注射灭活的病菌来增强患者的免疫反应。当时由于伦理问题，该方法广受质疑甚至被禁止。随着对肿瘤免疫的深入理解，我们开始赞赏 William Coley 医生当初的大胆和远见，现在肿瘤疫苗的作用机制与当初的想法是多么相似。当今广泛应用的 BCG 佐剂就是采用上述原理进行免疫刺激的。另外，细胞因子 GM–CSF、TLR 激活剂 IMO 等也广泛用于肿瘤疫苗。除了免疫抗原刺激之外，免疫佐剂对肿瘤疫苗的传输和保护也起着重要作用。近年来，纳米材料在肿瘤疫苗中的应用成了研究热点。研究发现，纳米材料具有以下显著特点：①材料本身的免疫原性。可以进一步刺激机体的免疫反应。②表面物理性质可控性。抗原的表面电荷和亲疏水性质均能影响抗原提呈细胞（antigen presenting cell，APC）对抗原的提呈。③外形可控。纳米材料能有效地模拟病原体各种特性，包括大小、形态等。④运载能力。纳米材料能同时实现抗原和增强剂的运输。因此，纳米材料在肿瘤疫苗的应用中具有很好的开发应用前景。

第二节　治疗性肿瘤疫苗类型

影响肿瘤疫苗疗效的因素除了合适的靶点外，肿瘤疫苗的作用形式也很重要。常见的肿瘤疫苗有多肽/蛋白疫苗、细胞疫苗（包括肿瘤细胞疫苗和免疫细胞疫苗）和基因疫苗（包括 DNA 和 RNA）等。

一、多肽/蛋白疫苗

多肽/蛋白疫苗是肿瘤疫苗的最常见形式。在佐剂的辅助下，蛋白疫苗能有效地被 APC 细胞识别、捕获并提呈，进一步激活特异 $CD8^{+}T$ 细胞对表达抗原蛋白的肿瘤细胞进行清除。在制备肿瘤疫苗过程中，通过电脑预测并扫描出 MHC-I 可识别的有效肽段，可加快多肽/蛋白疫苗的制备。与蛋白疫苗相比，多肽疫苗具有序列清晰、制备相对经济简便的优势。不足之处，往往由于序列长度不够，仅包含部分肿瘤相关抗原的表达序列而无法获得理想的 $CD8^{+}T$ 细胞诱导反应。而蛋白疫苗往往含有能诱导 $CD8^{+}T$ 细胞和 $CD4^{+}T$ 细胞反应的序列，在适当佐剂的辅助下，能更有效地增强 $CD8^{+}T$ 细胞应答。但由于个体之间的 HLA 差异和肿瘤异质性等因素，多肽/蛋白疫苗的疗效受到很大影响。

二、肿瘤细胞疫苗

早期研究发现，灭活的肿瘤细胞能有效地激活小鼠的免疫应答，这正是肿瘤细胞疫苗发展的起因。肿瘤细胞疫苗可分为自体肿瘤细胞疫苗和异体肿瘤细胞疫苗。同种异体肿瘤细胞疫苗一般由几种细胞组成，与自体肿瘤细胞疫苗相比，具有细胞制备简便和临床数据分析可靠等优点。典型的同种异体肿瘤细胞疫苗如 G-Vax 在临床前研究和Ⅱ期临床研究中都展示出较好的应用前景，但在后期研究中未能产生良好的结果。因此，研究人员也在尝试将 G-Vax 疫苗和其他免疫疗法进行联合应用开发。异体肿瘤细胞疫苗的应用还受个体性差异的影响。目前，研究人员正在尝试用自体肿瘤细胞制备疫苗，以便有效地克服个体性差异对疗效的干扰。自体肿瘤细胞疫苗来源于自体肿瘤组织，肿瘤细胞数量是制备的关键。解决这个问题可以通过使 DC 细胞表达自体肿瘤细胞相关抗原，从而制备成 DC 细胞疫苗。

肿瘤干细胞被认为是肿瘤复发转移和治疗失败的重要因素，因此靶向肿瘤干细胞的肿瘤疫苗近来备受关注。张叔人等研究了类肿瘤干细胞的耐药性、慢周期肿瘤细胞成为疫苗的可能性。他们首先用 DiI 染料从结肠癌细胞株 CT-26 中分选出小部分耐药的慢周期肿瘤细胞，发现这类细胞肿瘤源性强，对化疗药物 5-氟尿嘧啶更具耐药性，并具有肿瘤干细胞的特性。用丝裂霉素 C（MMC）对化疗药物处理过和没处理过的 CT-26 细胞进行灭活，并制成肿瘤细胞疫苗用于动物实验。结果显示，与未进行化疗药物处理过的普通 CT-26 细胞相比，耐药处理后的慢周期 CT-26 细胞能更好地诱导脾脏细胞 IFN-γ 细胞因子的释放，延长小鼠生存期。

三、DC 细胞疫苗

DC 细胞是人体中最强大的抗原提呈细胞。DC 细胞疫苗主要通过电转染或病毒转染将相应的肿瘤抗原表达在 DC 细胞表面，使之激活淋巴细胞。Provenge 疫苗于 2010 年获得美国 FDA 批准用于前列腺癌的治疗，它是通过将 DC 细胞与前列腺癌抗原 PAP 和 GM-CSF 融合蛋白共培养 24 小时制备而成。Provenge 疫苗的成功引发了 DC 细胞疫苗的研究热潮。研究人员采用单抗原或多种抗原联合其他治疗方式探索新型 DC 细胞疫苗，如靶向细胞周期蛋白、靶向肿瘤干细胞及联合化疗药物或其他抑制剂等的尝试。同时，研究人员对 DC 细胞疫苗的作用机制也进行了深入探索，发现靶向肿瘤细胞错义突变的 DC 细胞疫苗能有效引起机体对肿瘤细胞 AAS 和其他新型抗原的免疫应答，抑制 GSK3β 信号通路、去除肿瘤微环境中 MDSCs 细胞和释放细胞因子 CCL3 等均能提高 DC 细胞疫苗的作用。从而说明，DC 细胞疫苗能够从广度和强度上提高肿瘤新型抗原特异性的免疫反应。值得注意的是，DC 细胞疫苗的不足之处是制备过程比较烦琐，要通过白细胞分离法获得足够量的 DC 细胞。

前不久，Lin Lu 等也报道了靶向肿瘤干细胞的 DC 细胞疫苗的研究成果。作者首先在黑色素瘤 D5 细胞群和鳞状细胞癌 SCC7 细胞群中分离出占 5%~10% 的 ALDHhlgh 的 CSCs，将这些 CSCs 细胞裂解并负载 DC 细胞制备成 CSC-DC 细胞疫苗。对照疫苗用未分选的、D5 细胞和 SCC7 细胞裂解物负载的 DC 细胞制成。在对小鼠局部放疗后再进行疫苗治疗发现，与对照组相比，CSC-DC 细胞疫苗能有效地抑制肿瘤生长和肺转移，提示 CSC-DC 细胞疫苗能诱发较强的免疫反应。因此，靶向肿瘤干细胞的 DC 细胞疫苗治疗有望用于防止肿瘤的复发。此研究为靶向肿瘤干细胞的肿瘤疫苗研究提供了新的思路。对靶向肿瘤干细胞的肿瘤疫苗来说，不足之处是缺乏对肿瘤干细胞进行分离并扩增培养的有效方法。

四、DNA 疫苗

DNA 疫苗是通过向细胞注射经遗传工程技术制备的 DNA，使细胞直接产生抗原而引起免疫保护作用。从疫苗的发展来看，第一代疫苗是用整个病原体，以活的、变弱的或死的形式来引起免疫反应，但存在引发疾病的危险。第二代是利用病原体的蛋白抗原。第三代疫苗也就是 DNA 与 RNA 疫苗。用重组的方法构建抗原 DNA 表达载体，通过注射或基因枪打入体内，产生分泌型或膜结合型抗原。DNA 疫苗的靶向肿瘤抗原免疫原性一般较弱，单独使用存在疗效不佳现象。随着基因工程技术的进步，可以在载体抗原序列上加上其他一些辅助因子而促进序列有效表达。张叔人等研发了一种新型的 DNA 肿瘤疫苗，称为趋化性抗原 DNA 疫苗，通过将肿瘤相关抗原表达序列与 SLC 和 IgG 的 Fc 片段融合表达，SLC 可吸引 DC、T 和 B 淋巴细胞，并且 DC 细胞通过 Fc 受体可高效捕获融合抗原，促进抗原提呈的作用。该研究小组利用这一技术已经成功制备靶向 HPV-16 E7、PSA-PSM-PAP、Her2/neu、p53 和 hTERT 抗原的 DNA 疫苗并在动物模型上取得较好的疗效。

近年来，纳米颗粒由于自身的诸多优点在免疫治疗中受到越来越多的关注和应用。前不久，来自中国浙江大学的研究小组报道，用阳离子纳米颗粒包被弱活性的沙门菌，制成口服的 VEGFR2-DNA 疫苗。其原理是利用阳离子纳米颗粒使沙门菌成功逃脱机体的吞噬作用，并有效地抑制肿瘤组织血管生成、提高 $CD4^{+}T$ 和 $CD8^{+}T$ 细胞数量和 IFN-γ、IL-12 等细胞因子的分泌（Huetal，2015）。

五、RNA 疫苗

Wolff 等提出 RNA 可用于肿瘤疫苗。与 DNA 疫苗不同的是，RNA 疫苗由于本身容易降解而不易引起严重的自身免疫疾病等不良反应。正因为如此，RNA 疫苗常需要和稳定剂一起使用，比如脂质体、精蛋白。也和其他佐剂一起来增强其免疫原性，比如磷硫酰。另外，有研究人员在制备 RNA 疫苗的时候，将来源于 SemLiki forest 病毒的 RNA 复制酶基因插入到含 RNA 抗原的载体中制备能自我复制的 RNA 疫苗。这种 RNA 疫苗在一定程度上能有效地促进抗原特异性抗体的产生和 $CD8^{+}T$ 细胞反应。黑色素瘤、肾细胞癌治疗性 RNA 肿瘤疫苗现处于临床前治疗研究阶段。

六、其他

除了上述五种肿瘤疫苗外，还存在其他类型的肿瘤疫苗。研究表明，病毒本身不仅可以发挥载体的作用，而且能通过病毒本身的免疫原性诱导机体的免疫反应。比如，Prostvac 疫苗采用的就是一种重组痘病毒型疫苗，因其具有以下优点而被广泛用于肿瘤疫苗领域：能够容纳较大外源片段；病毒复制在细胞质中进行；表达的外源基因能同时通过 MHC-Ⅰ和 MHC-Ⅱ途径加工；较少造成宿主基因组插入突变。

除重组痘病毒外，溶瘤疱疹病毒和腺病毒也被用于肿瘤疫苗。然而，病毒型疫苗也存在不足之处，比如机体很难清除病毒和病毒本身带来的副作用，病毒载体无法渗入肿瘤组织等。这些因素限制了病毒型疫苗的应用。理论上来讲，传统的放疗、化疗、消融甚至是手术等肿瘤治疗方法，在一定程度上均能起到肿瘤疫苗的作用，因为在这些治疗发挥作用的时候，死亡的肿瘤细胞会溶解并释放出激活机体免疫反应的肿瘤抗原等物质，从而以级联放大的方式充当肿瘤疫苗。

第三节　治疗性肿瘤疫苗的辅助性技术

为了提高肿瘤疫苗的疗效，研究人员采用各种技术对肿瘤疫苗进行加工改造。

一、多肽修饰

多肽疫苗是肿瘤疫苗中常见的疫苗形式。鉴于肿瘤细胞相关抗原免疫原性一般较弱的问题，研究人员一直尝试各种方法来提高多肽疫苗的免疫原性。提高免疫原性的主要方法：①特定氨基酸的置换并增强受体激活剂表达，即将选定的 TAA（tumor associated antigen）序列进行改造，使其与 MHC-Ⅰ复合物或者 T 细胞受体的结合能力提高，从而提高其免疫原性，如 PANVAC 和 PROSTVAC 多肽疫苗经修饰后分别含有 CEA/MUC-1 和 PSA 激活剂表位。②多肽疫苗的多靶性修饰，即通过同时靶向多个肿瘤相关抗原，来提高疫苗的免疫原性和疗效。如 PANVAC 疫苗同时靶向 CEA 和 MUC-1 并含有同时针对两个靶点的增强受体激活剂序列。③免疫细胞分子的共同表达，即将靶点 TAA 抗原序列和免疫刺激细胞因子共同表达，以增强疫苗的免疫原性。肿瘤疫苗的多肽修饰制备简单，肽段序列分明，并使免疫原性和靶向性增强。因此，多肽修饰对肿瘤疫苗的疗效非常重要。

二、自体肿瘤细胞的永生化

自体肿瘤细胞是患者最佳的肿瘤细胞疫苗来源。原代肿瘤细胞包含准确的生物学信息，也是个性化治疗的直接信息来源。但由于不易获取足够细胞数量而限制了自体肿瘤细胞相关疫苗的使用。因此，自体肿瘤细胞永生化，无限扩增培养是解决自体肿瘤细胞数量不足的较好途径。细胞永生化主要是通过基因转染技术将外源性永生化基因转染入目的细胞使其永生化。永生化基因主要包括端粒酶基因、病毒基因和原癌基因。研究发现，端粒酶的活性和细胞永生化有密切关系。病毒基因包括 EB、HPV 和 SV40 及原癌基因包括 Myc 等。这些基因直接或者间接通过端粒酶的作用使细胞永生化。原代肿瘤细胞稳定表达人端粒酶催化亚基基因能稳定和维持端粒的长度，从而使细胞永生化。因此，通过转染技术使原代肿瘤细胞表达 hTERT 基因可能成为患者肿瘤细胞永生化的有效方法之一。

三、DC 细胞的培养扩增和抗原负载

DC 细胞是人体免疫系统中最有效的抗原提呈细胞。随着第一个 DC 细胞肿瘤疫苗 Provenge 在 2010 年获得 FDA 的批准，DC 细胞疫苗逐渐成为肿瘤免疫治疗的研究热点。DC 细胞扩增和抗原负载对于 DC 细胞疫苗的制备至关重要。DC 细胞在外周血单核细胞中约占 1%，数量极少，加上肿瘤患者体内的 DC 细胞功能较弱，因此，体外扩增成熟的功

能性 DC 细胞是该技术的关键。传统的 DC 细胞体外诱导扩增主要是在含 GM-CSF 和肿瘤坏死因子 α 在内的多种细胞因子刺激下生长和增殖完成的。研究人员在上述基础上又进行了改善，先用 IL-3、IL-6、F1t3L 等细胞因子诱导 DC 祖细胞增殖后，再添加了新型细胞因子 IL-4、IL-13，并与 GM-CSF 和 TNF-α 一起，分步对 DC 细胞诱导扩增。由于对 DC 细胞进行诱导扩增和抗原负载是体外完成的，DC 细胞的生物学性质或多或少会发生变化，而且需要较高的费用和技术含量及较长的时间，并存在污染概率增高等不利影响。因此，研究人员尝试在体内对 DC 细胞进行诱导负载，即用靶向 DC 细胞表面特异性抗原的抗体对肿瘤抗原疫苗进行标记，通过抗体与 DC 细胞表面抗原的相互作用对 DC 细胞进行负载。

四、载体改造

载体是负载抗原到免疫细胞的主要工具，对于肿瘤疫苗的疗效非常重要，并且存有很大的改善空间。载体的类型包括无毒病毒、脂质体和纳米材料。对载体进行改造的基本原则是：

第一，在细胞内表达活性要高。

第二，通过相应的激活剂表位提高载体中抗原的表达。

第三，抗原与多个免疫因子进行共表达。

第四，载体可塑性要好。例如，纳米材料由于其形态和物理性质可塑性高，又能有效刺激机体免疫等优势在肿瘤疫苗中的应用备受关注。最新的基因工程技术 CRISPR-Cas9 系统及新一代 CRISPR-Cp 量系统在载体改造方面也具有重要的应用价值。

第四节　治疗性肿瘤疫苗：临床试验

肿瘤疫苗主要通过增强患者自身免疫反应来消除肿瘤细胞。除 Provenge 疫苗外，还有很多肿瘤疫苗正处于临床试验阶段。

一、临床前试验

临床前研究和试验数据对于肿瘤疫苗的开发至关重要，决定着其是否进入临床试验。

2014 年，马里兰州的研究小组报道了 PD-1（Programmed Death 1）抗体联合 TEGVAX 肿瘤疫苗治疗 B16 黑色素瘤小鼠模型的临床前结果。研究人员制备了既表达 GM-CSF 细胞因子，又表达 TLR4 和 TLR7/8 的激活剂 GLA 和 R848 的肿瘤细胞疫苗 TEGVAX。在单独用于治疗 B16 黑色素瘤小鼠模型中，发现 TEGVAX 疫苗能有效增强 DC 细胞、CTL 细胞的功能和细胞因子 IFN-γ 的分泌并抑制肿瘤的生长，但同时也引起了肿瘤细胞 PD-L1 的表达，以至于无法将肿瘤细胞完全消除。接着，研究人员联合 PD-1 抗体和 TEGVAX 疫苗对 B16 黑色素瘤小鼠模型进行治疗，发现联合治疗组的小鼠肿瘤彻底消退，并在消退后的一个月内无复发，即使在小鼠其他部位再接种 B16 黑色素瘤细胞也无法形成肿瘤组织。因此，PD-1 联合 TEGVAX 疫苗的临床疗效有望进一步开展临床验证。

二、临床试验

肿瘤疫苗治疗已经被证实对多种肿瘤具有显著的疗效。有一系列的针对多种类型肿瘤的疫苗也已进入临床试验阶段。

（一）黑色素瘤

黑色素瘤是肿瘤免疫治疗常用的研究和治疗对象，与其他类型肿瘤相比，对黑色素瘤的相关抗原靶点已有较深入的研究，包括 gp100、MAGE-A3、MART-1、BIRC5、NY-ESO-1 等。Montanide/IL-2 是靶向 gp100 抗原的肿瘤疫苗，它结合了细胞因子 IL-2 对免疫系统的刺激作用。其Ⅳ期临床试验在 185 名三级和四级黑色素瘤患者中进行。结果显示，与 IL-2 单独治疗相比，Montanide/IL-2 疫苗的反应率从 6% 上升到 16%，无进展生存期从 1.6 个月显著延长至 2.2 个月，中位生存期从 11.1 个月延长至 17.8 个月，展现了良好的治疗效果。但不幸的是，继 Canavaxin、Melacine 疫苗的失败后，靶向 MAGE-A3 抗原的 DERMA 疫苗在 1351 例患者临床试验中，并没有显著延长患者的生存期。值得一提的是，黑色素瘤疫苗 T-VEC，全球第一个溶瘤病毒疫苗，是Ⅰ型单纯疱疹病毒经改造后的抗肿瘤疫苗 Talimogenelaherparepvec（简称 T-VEC），能选择性地在肿瘤细胞中复制并使肿瘤细胞表达 GM-CSF 因子。Ⅲ期临床试验中，436 例三期和四期黑色素瘤患者被随机分组，T-VEC 治疗组与对照 GM-CSF 治疗组相比，持续反应率显著提高、总体生存期也有所提高。因此备受关注和期待。

（二）前列腺癌

前列腺癌也是肿瘤疫苗研究中比较热门的治疗目标。肿瘤疫苗 PSA-TRICOM 是由两种重组病毒载体构成，一种表达 PSA 蛋白，另一种表达三个共刺激分子，包括 T 淋巴细胞激活分子 CD80（B7）、胞内黏附分子 -1 及淋巴细胞功能因子 -3。在Ⅱ期临床试验结果中，治疗组耐药性前列腺癌（castration resistant prostate cancer，CRPC）患者较空白载体对照组患者的生存期延长了 8.5 个月。Ⅲ期临床试验正在进行中。另一种前列腺癌疫苗 G-VAX 由两种灭活的同种异源前列腺癌细胞株组成。尽管其前期的安全性和疗效试验都展现出积极的一面，但Ⅲ期临床试验中未获得理想的疗效，因此被暂时叫停。

第五节　肿瘤疫苗联合治疗

肿瘤疫苗联合治疗是指肿瘤疫苗与其他肿瘤治疗方法联合使用的技术。其他治疗方法包括放疗、化疗和小分子抑制剂等。

一、肿瘤疫苗与化疗联合

化学药物治疗简称化疗，是肿瘤治疗的四大方式之一。早在2001年，Johns Hopkins大学的研究小组就发现，在治疗HER–2/neu抗原耐受的小鼠中，用表达细胞因子GM–CSF的肿瘤细胞疫苗与常用化疗药物环磷酰胺、阿霉素或紫杉醇联合应用，虽然化疗药物自身的抑制作用并未增强，但却能有效地提高肿瘤疫苗对肿瘤生长的抑制作用。在2004年，发现化疗药物阿霉素和紫杉醇在乳腺癌小鼠模型中能够增强靶向Her2/Neu肿瘤疫苗诱导的$CD8^{+}$T细胞免疫反应。Garne等揭示了多西他奇（Docetaxel）能够通过增强$CD8^{+}$T细胞反应，而不是抑制Treg细胞功能或者增强$CD4^{+}$T细胞反应来促进重组痘病毒疫苗的疗效，多西他奇联合疫苗治疗的疗效优于多西他奇或者肿瘤疫苗单独治疗。近年来，有研究人员尝试用周期性的混合化疗药物（紫杉烷类和烷基化药物）联合HCV肽段和端粒逆转录酶肽段的肿瘤疫苗对肝癌小鼠模型进行治疗，发现化疗药物能通过减少Treg细胞的数量，并促进肿瘤疫苗的疗效。由此可见，肿瘤疫苗与化疗联合治疗比单独治疗效果更好。

二、肿瘤疫苗与放疗联合

放疗即利用电离辐射对肿瘤进行治疗的技术，是肿瘤治疗的四大方式之一。由于放疗对免疫系统和局部损伤所造成的副作用，近年来提出与免疫治疗联合的建议，来改善放疗的副作用。Mala Chakraborty等用rV–CEA/TRICOM疫苗联合局部放疗对CEA小鼠模型进行治疗观察，发现单独的放疗或者肿瘤疫苗治疗均无法对肿瘤起到理想的治疗效果，联合治疗能显著介导肿瘤缩小。同时发现，Fas阴性的细胞对此联合治疗不敏感。此外，该联合方式可增强血管细胞的ICAM表达和周细胞的覆盖。所以，放疗在一定程度能有效促进肿瘤疫苗对肿瘤的治疗效果。

三、肿瘤疫苗与小分子靶向药物联合

小分子靶向药物通常指能够特异性地阻断肿瘤生长、增殖所依赖的信号传导通路的抑制剂。例如，用于治疗慢性粒细胞白血病和肠胃基质瘤的格列卫，以EGFR为靶点用于治疗非小细胞肺癌的易瑞沙，以多靶点酪氨酸激酶抑制剂舒尼替尼和特罗凯均属此类。Oana Draghiciu等研究发现，Sunitinib能有效消除肿瘤微环境中的MDSC细胞，将Sunitinib和

HPV 病毒的 E6、E7 蛋白制成的肿瘤疫苗（SFVeE6，7）联合对小鼠模型进行治疗观察，发现 Sunitinib 能有效提高 SFVeE6，7 肿瘤疫苗诱导的 E7 特异性 T 细胞反应及降低 MDSC 细胞的数量。除了与肿瘤疫苗（SFVeE6，7）联合外，Sunitinib 与 CEA-TRICOM 疫苗联合治疗 CEA 转基因小鼠，能有效减少 Treg、MDSC 等负调控免疫细胞的数量，并提高肿瘤特异性 T 淋巴细胞的浸润。另外，BCL-2 抑制剂与肿瘤疫苗联合能显著提高 $CD8^+T$ 与 Treg 细胞之间的比例。上述研究提示小分子抑制剂与肿瘤疫苗联合使用的巨大应用前景。

第六节　展望：个性化治疗

尽管肿瘤疫苗研究取得了明显的进展，但绝大部分随机的临床试验，包括多肽疫苗、重组 DNA 或蛋白疫苗和细胞疫苗，与目前存在的治疗相比，都未能显示出对患者更加明显的疗效。如何提高肿瘤疫苗疗效是目前研究的重点。同时还应该注意，早期应用肿瘤临床疫苗也可能带来负面影响。因此，在开展治疗性肿瘤疫苗时，我们需要认真思考下列问题。

鉴定和靶向肿瘤特异性抗原较难。许多鉴定出的 TAA 多有较弱的免疫原性，从而限制肿瘤疫苗的效果。因此，新型抗原的鉴定和靶向多抗原有可能提高肿瘤疫苗的疗效。

无法有效地打破肿瘤相关抗原的免疫耐受。肿瘤微环境是个较大的免疫耐受环境。结合免疫刺激剂（细胞因子或疫苗）与检验点抑制剂（CTLA-4/PD-1 抑制抗体）的治疗有可能是抑制免疫耐受必不可少的。

肿瘤患者人群筛选。大部分新的免疫治疗，如肿瘤疫苗，在临床试验是对晚期有肿块的、不能手术的患者进行的。换句话说，手术切除之后再进行疫苗治疗可能会更适合和有效。应该指出的是，联合化疗和放疗的肿瘤疫苗治疗在多模式靶向肿瘤中的重要性。

与正常细胞相比，肿瘤细胞的基因组存在高度不稳定性，含有了成千上万的基因突变，加上个体间的差异，从而形成同种类型的肿瘤在不同个体间具有不同的临床表型，也造成同一类型肿瘤患者对同样的治疗具有不同的临床疗效。

因此，个性化肿瘤疫苗治疗是今后临床治疗的发展方向，属于个性化精准医疗的一个方面。主要是指通过检测患者肿瘤细胞的基因突变，筛选出相对特异的细胞表面标志物的突变基因，将突变基因插入靶向载体，转入 DC 来制备肿瘤疫苗。或通过表达差异基因，获得多肽蛋白进行免疫刺激。

总之，个性化肿瘤免疫治疗基本过程包括基因检测、靶点筛选、疫苗制备和临床应用四部分。首先将肿瘤细胞中存在的基因突变通过测序技术检测出来；将检测出来的基因突变再通过进行非同义突变和免疫原性突变筛选；筛选出最佳的突变靶点后，与适当的佐剂共同制备成肿瘤疫苗；制备好的疫苗单独或者与其他治疗方式联合使用。尽管临床成功的肿瘤疫苗还不多见，但个性化肿瘤疫苗的研究已经展现美好的应用前景，已成为当今肿瘤免疫研究的一大热点。

测序技术揭示突变情况，再进一步确认能引起免疫反应的突变，据此制备相应的治疗性肿瘤疫苗，并进行疗效评估个性化肿瘤疫苗虽然能靶向具有免疫原性的突变，但是依然存在免疫耐受的问题，尤其是在负调控免疫环境中。有人尝试为个性化肿瘤疫苗治疗“创造”一个“无”负调控的环境。首先利用 PD–1、CTLA–4 抑制剂治疗肉瘤小鼠模型，通过测序和生物信息学方法对治疗过程中能引起 T 细胞反应的肿瘤特异性突变新型抗原进行检测，再制备靶向该突变型抗原的肿瘤疫苗，结果发现，该疫苗的疗效几乎可以与检验点抑制剂媲美。因此，检验点抑制剂不但能直接靶向肿瘤微环境中的负调控因子，还能协助筛选肿瘤疫苗的靶点，并为肿瘤疫苗的制备提供了新思路。

第六章　头颈部肿瘤

第一节　喉癌

一、流行病学特点

喉癌是头颈部常见的恶性肿瘤。发病年龄多在50~70岁，男性多见，男女比例为4∶1~6∶1。病因尚未明确，但嗜好烟酒以及癌前病变如喉黏膜角化症、黏膜白斑、乳头状瘤、喉黏膜重度不典型增生等与喉癌的发生密切相关。

二、应用解剖

喉上方与口咽相延续，下方与气管相通，两侧及后方与下咽相邻。成人相当于第4~6颈椎椎体水平。生长在不同部位的喉癌有着不同的生物学特性、临床表现和治疗原则，因此解剖学上将喉分为三个解剖区域：声门上区、声门区和声门下区，其中声门上区和声门区又包括若干亚区。

声门上区：是指声带以上的喉部，包括会厌喉面和舌面、杓会厌皱襞、披裂、假声带（室带）及喉室。

声门区：包括声带，前、后联合及前联合下0.5cm范围内的区域。

声门下区：是指声门区以下至环状软骨下缘水平。

声门上区和声门下区淋巴引流丰富，因此声门上区、声门下区癌容易出现颈部淋巴结转移。声门上区淋巴液引流至上、中颈深组淋巴结，最常见的是二腹肌下淋巴结，而颌下、副脊链淋巴结转移少见，肿瘤侵犯梨状窝或舌根可明显增加淋巴结转移率；声门下区淋巴管较细，主要引流至喉前、气管前、气管旁淋巴结，然后引流至下颈深组、锁骨上和上纵隔淋巴结；声带的淋巴管细小且少，故早期声门癌很少出现淋巴道转移，只有晚期肿瘤侵犯声门上区或声门下区才容易出现转移。

三、临床表现

由于肿瘤部位的不同而有不同的临床表现。

（一）声音嘶哑

是喉癌最常见的症状。如发生于声带则为早期表现，如为声门上或声门下病变而出现声音嘶哑，多表明声带受侵，非早期症状。

（二）喉部不适、异物感

多为声门上癌的早期表现。随着病变进展，可出现咽喉疼痛，吞咽时加重，并可放射至耳部。

（三）咳嗽、痰中带血

如肿瘤侵犯血管，则患者可出现血痰。另外，声门下区病变早期多无症状，病变进展时则可出现咳嗽、痰中带血等症状。

（四）呼吸困难

多为晚期症状。

（五）颈部肿物

部分患者是因为发现颈部包块就诊而发现喉癌。声门上癌在确诊时 30%~50% 的患者已有颈淋巴结转移，而声门下型颈部淋巴结转移率为 10%~20%。

四、病理

喉癌大体分型包括菜花型、结节型、糜烂型、溃疡型及肿块型，组织学分型有原位癌、微小浸润癌、浸润癌。浸润癌临床最常见，其中以鳞癌最多，占 90% 以上，且分化程度较高；声门癌分化程度最好，声门上区癌分化较差，声门下区癌介于两者之间。其他病理类型包括未分化癌、小涎腺来源的恶性肿瘤、肉瘤及淋巴瘤、浆细胞瘤等，但均少见。

五、诊断

凡有以上症状者，间接喉镜检查应列为常规检查。如间接喉镜检查不满意，必须行纤维喉镜检查，发现病变活检证实。多数患者在间接喉镜下即可完成活检，对黏膜下肿物则需直接喉镜下活检。个别患者经多次活检仍不能明确诊断者可直接手术，术中冰冻切片并结合术中所见决定切除范围。

体格检查时应注意观察喉外形有无异常，即甲状软骨有无膨大、移位；颈前皮肤有无癌肿侵犯；双侧颈部及气管前有无肿大淋巴结；喉摩擦音是否存在，若喉摩擦音消失，常提示癌肿向喉外发展。

明确诊断后，还需进行相应的辅助检查，包括以下几项。

（1）喉部 X 线片：常用的有喉侧位 X 线片、喉正位体层片和喉造影检查。近年来，由于 CT 和 MRI 影像技术的发展，喉部 X 线片的临床应用已明显减少。

（2）CT/MRI 检查，可有效显示肿瘤大小、位置、侵犯范围及淋巴结转移情况，对临床分期、制订治疗方案、评价预后都很有帮助。

（3）食管造影及胸部 X 线片：喉癌合并上消化道、呼吸道第二原发肿瘤比较常见，因此食管造影及胸部 X 线片是常规检查项目。

六、治疗原则

早期喉癌可采用单纯放疗、手术治疗、激光治疗等，其生存率基本相似，但发音功能以放疗者最为理想，因此可首选放疗，手术留待放疗失败或复发挽救时用。对于晚期喉癌，任何单一的治疗手段均不理想，可采用放疗与手术相结合的综合治疗，根据具体情况采用术前放疗或术后放疗。对患者无明显呼吸困难或肿瘤广泛坏死、严重感染、喉组织水肿等放疗禁忌证时，均可采用术前放疗。DT45Gy 时评价疗效，如肿瘤消退满意，可改为根治性放疗或接受较为保守的手术治疗，如肿瘤消退不满意，则行全喉切除术。

对晚期喉癌放疗过程中主张同步化疗以提高局部控制率。诱导化疗因对晚期喉癌总的预后无明显改善，因此临床上不常规推荐使用，对于需行全喉切除术的患者，如采用诱导化疗 + 根治性放疗，约 1/3 的患者可保留喉功能，因此部分患者可酌情使用。

七、放疗

（一）适应证

1. 根治性放射治疗

早期病例，可按根治性放射治疗计划进行。

2. 姑息性放射治疗

局部病变广泛，或手术后复发者，为减轻症状可考虑行姑息性放射治疗。

3. 术前、术后放射治疗

中、晚期喉癌无气道梗阻时行术前放射治疗；部分喉切除或全喉切除术，切缘不净者可行术后放射治疗。

（二）禁忌证

（1）局部肿瘤严重水肿、坏死和感染。

（2）邻近气管、软组织或软骨广泛受侵。

（3）颈部淋巴结大而固定，且有破溃者。

（4）有明显的喉喘鸣、呼吸困难等呼吸道梗阻症状者。

（三）操作方法及程序

1. 放射源

以 60Co–γ 射线或高能 X 射线为宜，可用相应能量的电子线补充。

2. 照射范围

照射野范围应包括原发病变、转移淋巴结及亚临床病灶，喉癌不同部位照射治疗范围有别。

声门癌：T1、T2 期无颈转移者，仅照射局部。中、晚期声门癌治疗范围要相应扩大。

声门上癌：无淋巴结肿大者，照射范围为原发灶及中上颈淋巴结。

3. 剂量

每日 2Gy 左右，5 次 / 周，根治性治疗量建议 60~70Gy/6~7 周。

4. 术前放射治疗

常规照射剂量至 45~50Gy，休息 2~4 周后手术。

5. 术后放射治疗

照射剂量 60~70Gy。必要时小野推量。

（四）注意事项

注意放射反应、并发症和后遗症。

1. 放射性咽喉炎

下咽困难、咽喉疼痛等症状。

2. 喉水肿

由于放射导致淋巴管阻塞或软骨周围炎，在放射治疗过程中和放射治疗后可出现喉水肿。其发生率和程度与剂量、照射野大小和肿瘤的范围有关。

3. 喉软骨坏死

软骨受侵犯的患者放射后发生坏死的机会较多。

八、放疗并发症及处理

喉癌放疗最常见的晚期并发症是喉水肿、喉软骨炎和喉软骨坏死，占全部患者的

5%~10%，其发生与肿瘤范围、照射野的大小、剂量的高低有关。肿瘤范围大、照射野大、分次剂量大、总剂量偏高者易发生。喉水肿可给予超声雾化、抗炎和激素对症治疗。另外，喉软骨坏死的发生与喉软骨是否受侵密切相关。喉软骨受侵者采用放疗，不仅软骨坏死的发生率高，而且放疗的局部控制率低。因此，这类患者一般首选手术，根据情况决定是否术后放疗。喉软骨坏死只能采取手术治疗。

九、疗效及预后

声门癌单纯放疗的 5 年生存率在 T1 为 90%，T2 为 70%，T3、T4 可达 50%~60%。声门上区癌的放疗效果不如声门癌，T1N0 接近 80%，T2N0 接近 60%，T3、T1 病变有或无淋巴结转移的单纯放疗的局部控制率分别为 37% 和 23% 左右。而于手术和放疗的综合治疗有着较高的有效率，达到 50%~60%。

影响预后的因素主要有以下几个方面。

（1）患者一般状态：KS 评分＞ 80 分放疗效果好，预后相对好。放疗前血红蛋白＞130g/L 的早期声门癌放疗后 2 年的局控率为 92%，明显高于放疗前血红蛋白≤ 130g/L 组。

（2）肿瘤因素：患者的预后与肿瘤生长位置、大小、淋巴结转移情况、周围侵犯范围、肿瘤分期及病理类型均有关。

（3）治疗因素：①射线选择：采用过高能量的高能 X 线，如 6MV 以上的高能 X 线。可造成局部区域控制率一定程度的下降，其原因与过高能照的高能 X 线的剂量建成区较深，容易造成浅表瘤床部位剂量不足。②分割方式：分次剂量低或分段放疗引起的治疗总时间延长，可显著降低放疗的局部控制率。

第二节　口腔癌

一、流行病学特点

口腔癌是一种常见的头颈部恶性肿瘤，其发病率仅次于鼻咽癌而居第 2 位。80% 为男性患者，发病年龄高峰在西方为 50~70 岁，而在国内以 40~60 岁为高峰。其发病与各种化学致癌物质与口腔的接触有密切关系，如嗜好烟酒、口腔卫生不良、咀嚼烟草及槟榔等。近年来口腔癌的发生率有升高且年轻化的趋势。

口腔癌的好发部位，我国与西方国家也明显不同。西方国家中以唇癌最常见，其次为舌癌，再次为口底癌；而我国唇癌少见，舌癌最常见，其次为牙龈、颊黏膜癌，再次为口底癌和磨牙后三角区发生的肿瘤。

二、应用解剖

（一）局部解剖

口腔为消化道的起始部位。前界由上下唇内侧黏膜构成；后界借软腭、咽前柱、舌轮廓乳头与口咽分开；上界为硬腭；下界为口底，两外侧壁由颊部构成并与齿龈相延续。

按照 UICC 标准，口腔被细分为以下几个解剖部位：①颊黏膜，包括上下唇内侧黏膜、颊黏膜、磨牙后区域、上下颊龈沟。②上牙槽牙龈。③下牙槽牙龈。④硬腭。⑤舌，包括舌尖、舌背面、舌腹面和舌两侧缘。⑥口底。

（二）淋巴引流

口腔淋巴引流主要至颏下、下颌下、上颈深淋巴结，但淋巴引流途径由于不同的解剖部位、病变大小、是否毗邻中线而略有不同。

舌的淋巴引流主要至二腹肌淋巴结和下颌下淋巴结，然后引流至上颈深淋巴结，也可直接引流至上颈深淋巴结。

颊黏膜的淋巴引流主要至下颌下和二腹肌下淋巴结，首次治疗的患者 10%~30% 的已有颈部淋巴结转移，即使临床检查颈部阴性的患者，也有 15% 的患者已有颈部淋巴结的微小转移。

牙龈淋巴引流主要至二腹肌下淋巴结和下颌下淋巴结，其中发生于舌侧与颊黏膜侧的牙龈淋巴引流又有所不同。10%~20% 的初诊患者已有颈部淋巴结转移，其中下牙龈癌发生颈部淋巴结转移的概率明显较上牙龈癌为高，最高可达 50% 左右。对临床检查阴性的患者，20% 的患者其实已有颈部淋巴结的微小转移，但对侧淋巴结转移的概率较低。

口底淋巴引流主要至下颌下和二腹肌下淋巴结，而颏下淋巴结受侵的概率则较低，一般不超过 5%。由于口底癌多接近中线或容易越过中线，因此口底癌发生双侧颈部淋巴结转移的概率较高。

一般而言，发生于舌体、口底、牙龈、颊黏膜的鳞癌在确诊时约 1/3 的患者已有颈部淋巴结转移，而唇癌、硬腭癌的颈部淋巴结转移相对比较少见。

三、临床表现

溃疡、糜烂、白斑及浅表肿物等局部异常改变，伴有或不伴有局部疼痛是口腔癌的常见症状及体征，也有部分患者首先是以颈部肿大淋巴结而就医的，随着肿瘤的发展，如舌深部肌肉的受侵，则可出现吞咽困难和发音困难，部分患者则以耳牵扯痛为唯一症状。由于口腔张口可见，因此通过仔细观察发现肿瘤并不困难。对发现的肿物应强调手指触诊的重要性，既可明确病变范围、质地，又可了解肿瘤的局部浸润范围。

四、病理

口腔癌肿瘤的大体类型分为浸润型、外生型与溃疡型。90% 以上的口腔肿瘤为鳞癌，且绝大多数的肿瘤细胞分化程度较高。其他少见的口腔肿瘤主要为小涎腺来源的癌，包括腺样囊性癌、黏液表皮样癌等。

五、诊断

对口腔内的任何异常改变，如溃疡、糜烂，持续 2 周而不愈合者，或表现为结节肿物缓慢生长者，均要考虑到口腔癌的可能。确诊有待于咬取活检病理证实。

六、治疗原则

口腔癌的治疗手段主要为手术治疗和放疗，但具体治疗方案的决定取决于原发肿瘤部位、肿瘤大小、病理类型与分级、有无颈淋巴结转移、所在医疗机构外科医生和放疗科医生的经验及患者的愿望等。一般而言，对早期病变如 T1、T2 小病变，无论是采用放疗还是手术治疗都可获得较为满意的治疗效果，但由于放疗能保证患者口腔正常解剖结构和功能的完整性，因此对 T1、T2 小病变可考虑首选放疗，手术可于放疗无效或复发时用。对晚期 T3、T1 病变。任何单一的治疗其结果均不理想，而采用手术和放疗的综合治疗（主要为术前放疗 + 手术，或手术 + 术后放疗）则可进一步改善晚期口腔癌的预后，因此晚期口腔癌主张手术和放疗的综合治疗；但如果病理类型为分化差的癌或低分化癌，则不论分期如何，应以放疗为首选，只有放疗后残存或复发时考虑手术治疗。

对有颈部淋巴结转移的患者而言，尤其是淋巴结直径大于 2cm 者，因口腔癌细胞分化程度较高，单纯放疗一般不能有效地控制颈部肿瘤，此类患者多需行颈淋巴结清扫术，因此对口腔癌的颈部转移淋巴结应以手术治疗为主。

对晚期口腔癌，目前临床研究表明放疗的同时应用化疗，即同步放、化疗有提高晚期头颈部鳞癌生存率、改善远期生存的趋势，因此临床上主张应用。所用药物以 DDP、5-FU、Taxol 等为主。

七、放疗

（一）放射治疗技术

1. 体外常规放射治疗技术

体外放射治疗多采用两侧野共轴对穿照射，若为一侧早期颊黏膜癌或牙龈癌，则可选用病侧前野与侧野两相交野，加用楔形板照射。治疗中采用张口含塞，目的是充分暴露病变部位，并对不必要照射的口腔部分给予充分保护。下颌下淋巴结和颈内静脉下腹肌淋巴结、颏下淋巴结均应包括在放射野内。对颈淋巴结转移的患者，应根据淋巴结受侵状况适当放宽颈部照射区域，并注意脊髓受量，如颈淋巴结区域放射涉及下颈区时，可采用前切线照射野完成照射。术后放射治疗剂量一般根据术后是否有肿瘤残存而定；根治性放射治疗剂量则根据肿瘤大小决定。放射治疗剂量分割方式除常规分割外，超分割、加速超分割放射治疗也可应用于临床，但其疗效有待进一步研究，此时的放射治疗剂量可根据分割方式的不同适当加减。

2. 组织间插植及敷贴放射治疗

近距离后装组织间插植或敷贴法放射治疗常配合口腔癌原发病灶外照射后的治疗，其治疗范围、深度及剂量依影像学检查确定的肿瘤范围及深度而不同。

3. 三维适形（3DCRT）或调强适形（IMRT）放射治疗

随着计算机技术的发展，采用 CT、MRI 或 PET 确定病灶，治疗计划系统设计多野放射，使剂量分布更合理。

4. 放、化疗综合治疗

对中晚期患者可能提高疗效。

（二）不同部位口腔癌的放射治疗

1. 舌癌

适应证：①根治性放射治疗：舌前部无口底受侵的 T1、T2 病变。②术前或术后放射治疗：T2 晚、T3 和部分 T4 患者，可行术前或术后放射治疗。③姑息性放射治疗：晚期病变、无手术指征、有手术禁忌证或拒绝手术的晚期患者可考虑姑息性放射治疗或联合化疗等治疗方法。

禁忌证：全身情况差或伴有其他脏器的功能障碍者；局部有严重坏死、感染及出血者；局部肿瘤广泛外侵并伴有气道梗阻者。

操作方法及程序：①放射源选择：舌原发灶放射治疗，选用射线、高能 X 射线或相应能量电子线。②照射范围：在 CT 模拟或 X 线模拟下定位，照射野包括舌体病变，颏下、下颌下和上颈淋巴结；中、下颈区及锁骨上区淋巴结可考虑做预防性照射。③剂量：术前肿瘤剂量（DT）为 45~55Gy，休息 2~4 周后手术；术后放射治疗，肿瘤剂量为 50~60Gy，于手术后 2~4 周进行，若肿瘤残存，可酌情加量；单纯体外放射治疗，计划靶区大野照射肿瘤剂量（DT）50Gy 左右以后，视肿瘤退缩情况追加剂量 15~30Gy；早期舌活动部癌可以采用体外放射或外放射加组织间插植近距离治疗，插植一般在体外放射治疗 DT40~50Gy，4~5 周，组织间剂量 20~35Gy，分次照射；颈淋巴结阳性者可考虑颈清扫术，或者放射治疗加手术治疗。

2. 口底癌

适应证：早期口底癌放射治疗和手术治疗均可取得较好效果，中、晚期口底癌则用放射治疗加手术、放射治疗联合化疗的综合治疗。

禁忌证：全身情况差或伴有其他脏器的功能障碍者；局部有严重坏死、感染及出血者；局部肿瘤广泛外侵并伴有气道梗阻者。

操作方法及程序：①放射线选择：原发灶放射治疗常选用高能 X 射线、60Co-7 射线。②照射范围：包括口底病变区及引流区淋巴结。

剂量：①体外放射治疗加组织间插植治疗：适用于肿瘤病灶局限于口底未累及舌腹面者，先体外照射 DT40~50Gy/4~5 周，休息 2 周后行组织间插植治疗。②术前放射治疗：对口底癌伴颈淋巴结转移者，可行术前照射原发灶及颈淋巴结转移灶，肿瘤量 DT45~55Gy，然后行外科手术。也可以先手术，术后放射治疗。③单纯体外放射治疗：适用于原发病灶范围广泛或伴颈淋巴结转移及因内科疾患不宜手术者，可行单纯体外放射治疗，剂量 65~80Gy/7~8 周。

3. 颊黏膜癌

适应证：局限、早期、未侵犯磨牙后三角、牙龈及口角且未侵犯肌层者，以放射治疗为首选治疗方式，或以放射加手术的综合治疗或放射治疗联合化疗。

禁忌证：全身情况差或伴有其他脏器的功能障碍者；局部有严重坏死、感染及出血者；局部肿瘤广泛外侵并伴有气道梗阻者。

操作方法及程序：①放射源选择：原发灶放射治疗选用 60Co-7 射线或高能 X 射线治疗。②照射范围：包括肿瘤及肿瘤边缘亚临床病灶。张口困难者应包括肿瘤侵犯肌肉的起止点，下界则根据病变范围或颈部淋巴结有无转移确定。

剂量：①体外照射：适用于病变局限于颊黏膜前中部而无邻近结构侵犯、颈部无淋巴结肿大者。先给予体外照射 45~50Gy/4.5~5 周，缩野推量照射至根治剂量或休息 1~2 周后行腔内治疗至根治剂量。②体外照射加手术治疗：适用于病变侵犯颊龈沟、牙龈或磨牙后三角和（或）颈淋巴结转移者，DT45~55Gy，休息 2~4 周后行手术治疗。③姑息性体外放射治疗：病变范围广泛或因内科疾患不宜手术者采用此法治疗。仅能起姑息治疗作用，DT50Gy/5~5.5 周后缩小野追加剂量达 65~70Gy。

（三）舌活动部癌高剂量率组织间插植近距离放射治疗

1. 适应证

早期病变外照射后可行高剂量率组织间插植近距离放射治疗。

晚期舌癌姑息治疗以外照射为主，组织间插植近距离治疗作为补充治疗手段之一。

2. 禁忌证

对局麻药物过敏者。

恶病质。

有严重心肺疾病或伴脑血管病史者。

青光眼患者禁用（因治疗前须用阿托品）。

有精神疾病史者。

凝血功能障碍者。

高血压患者慎用。

糖尿病患者慎用。

3. 操作方法及程序

治疗室的准备：手术应按无菌操作进行，并应准备急救药品、氧气和吸引器等，以备需要时用；检查放射源的强度及设备运行状态。

患者的准备：①须患者或其家属签字认可，签署“组织间插植近距离放射治疗知情同意书”。②治疗当天早晨应禁食、禁水，以免在组织间插植操作时呕吐物污染手术野或吸入气管，术中静脉输液维持。③手术前须行面颈部备皮，剃除毛发（眼裂以下至锁骨上区）。④在治疗前给患者使用相应药物，令患者镇静和减少口腔分泌物。

手术操作方法及程序：①根据病变范围、大小，治疗计划系统优化后，决定与此相配的各种治疗参数。②患者仰卧，头取过伸位，常规消毒铺巾。③充分麻醉手术区。④徒手插植技术：导引针从下颌下或颏下进针至舌背，将软管施源器导入，在施源器两端分别穿入锁片使之固定。⑤模板插植技术：将适合患者的模板放置于下颌下，用金属施源器通过模板上的孔，由下颌下向舌背插植。⑥如果肿瘤较小而浅表，且部位在舌的前 1/3 处，也可经口腔插植。⑦在模拟机下采用等中心技术摄正、侧位（正交法）定位片（采用模板技术时除外）。⑧在定位片上根据肿瘤情况设置源驻留位置、参考剂量并做几何优化。⑨根据治疗计划的设计，按施源器的编号分别连接相应的施源器通道并锁定，工作人员离开治疗室，开始治疗。有条件时，整个治疗过程应在电视的监控下进行。⑩治疗结束后，首先将施源器与治疗机脱离。用乙醇消毒下颌下和颏下施源器周围的皮肤，除去固定用锁片（经下颌下插植适用）。⑪施源器经口腔内拔出，即用纱布压迫伤口，在无活动性出血时包扎伤口。⑫送患者返回病房或门诊留观 1d，并同时使用抗生素。

4. 注意事项

治疗前应检查出、凝血时间，如有凝血功能障碍则不宜行组织间插植治疗。

在局部麻醉时应注意药物不能过量。

在手术中，应注意防止小型异物（如固定用销片）脱落，以免引起消化道或气管异物。

插植的施源器较多时，应使用不透 X 线的标记并标明序号，以便在摄定位片和做治疗计划时能区分每一根施源器的位置。

可能出现的并发症：①麻醉意外。②出血。③伤口感染。④插植区域软组织坏死。⑤插植区域软组织纤维化。⑥窒息。

八、疗效及预后

口腔癌治疗后总的5年生存率为50%左右，但具体预后与原发肿瘤的大小、侵犯范围、有无颈部淋巴结转移显著相关，Ⅰ期的5年生存率目前国内外文献报道为65%~96%，Ⅱ期则为40%~70%，Ⅲ期为20%~50%，Ⅳ期10%~20%。

第三节　鼻咽癌

鼻咽癌是我国常见的恶性肿瘤之一，又被称为“广东瘤”。据世界卫生组织的粗略估计，世界上80%左右的鼻咽癌发生在我国，其中尤以华南地区发病率最高。而我国北方地区较少见。目前，我国鼻咽癌的发病率相对稳定而死亡率有下降的趋势。

一、流行病学特点

鼻咽癌在我国南方和东南亚地区高发，据美国国立癌症研究院统计全世界每年新增病例64798例，其中80%分布在中国南方和南亚地区。鼻咽癌具有家族聚集性，据在广东省调查发现，10%的鼻咽癌患者有癌家族史，其中56%是鼻咽癌家族史。鼻咽癌的发病率有明显的地区及种族差异，在世界三大人种中，部分蒙古人种为鼻咽癌高发人群，黑种人次之，白种人十分罕见。同属蒙古人种但已世代居住于北极地区的因纽特人鼻咽癌的发病率仍高。鼻咽癌还具有发病的稳定性，不论在高发区或低发区，发病率一直保持在稳定的水平。鼻咽癌的发病年龄多为30~59岁，其男女性别之比为2∶1~4∶1。

二、发病机制

鼻咽癌的病因尚未完全明了，目前流行病学研究认为病毒、环境、遗传是致病的三大因素。

（一）病毒感染

EB病毒感染作为鼻咽癌的病因已取得重要进展，已经证明的有以下几种。

（1）鼻咽癌活检中检出EB病毒定居的DNA和病毒抗原。

（2）鼻咽癌患者的血清中大多有EB病毒抗体效价升高。

（3）临床普查中，EB病毒阳性者检出鼻咽癌患者比阴性者发病高82倍。

（4）EB 病毒血清抗体滴度及其改变与病期、预后有关。

（二）环境因素

鼻咽癌高发人群中，相似的生活环境及饮食习惯提示某些化学因素致癌的可能性。高发人群嗜食咸鱼、腌肉、腌菜等亚硝酸盐含量高的食物，其中二亚硝基哌嗪（DNP）已被证实可以诱发小鼠鼻咽黏膜上皮增生、原位癌、浸润癌，诱发率高达 40%，证明化学因素和鼻咽癌的发病关系密切。

（三）遗传因素

中山大学肿瘤防治中心科研小组研究，把鼻咽癌易感基因定位在 4p15.1–q12 的 14CM 区域内，标志着鼻咽癌与遗传的关系的研究已迈进了重要一步。

三、临床表现

鼻出血、颈部肿物、鼻塞、耳鸣、听力下降、面麻及复视是最常见的症状。鼻咽肿物、颈部肿块和脑神经麻痹是最常检查到的体征。临床上，往往因肿瘤局部侵犯和（或）颈部淋巴结转移情况的不同，而表现出不同组合的复杂多变的耳、鼻、颈部和脑神经麻痹症状和体征，病情晚期者还可能因远处转移的发生而表现出相应的症状和体征。鼻咽癌常见的症状和体征有以下几种。

（一）鼻出血

约 70% 的患者有此症状，用力回吸鼻腔或鼻咽分泌物时，由于软腭背面与肿瘤表面相摩擦，肿瘤表面血管破裂所致。

（二）头痛

初发症状为头痛患者约占 20%，以单侧颞顶部或枕部的持续性疼痛为特点，往往是由于肿瘤压迫、浸润脑神经或颅底骨质，也可以是局部感染或血管受刺激引起的反射性头痛。

（三）耳鸣与听力减退

位于鼻咽侧壁和咽隐窝的肿瘤常浸润、压迫咽鼓管，使鼓室形成负压，引起分泌性中耳炎所致。

（四）鼻塞

常为单侧性和逐渐性加重。由于肿瘤堵塞后鼻孔所致。

（五）面部麻木

约 20% 的患者出现面部麻木，是鼻咽癌前组脑神经受损发病率最高的症状，主要由肿瘤受压或侵犯三叉神经引起，临床表现与受累的三叉神经分支有关，眶下区麻木主要由三叉神经上颌支（V_2）麻痹引起，下颌部下齿槽麻木由三叉神经下颌支（V_3）麻痹引起。

（六）复视及眼部表现

主要由肿瘤侵犯眶内或侵及颅底、海绵窦、眶尖引起眼球压迫或相应神经受损引起。肿瘤侵犯视神经会引起复视、视力下降、头痛等；肿瘤侵犯海绵窦、蝶骨大翼内侧压迫展神经引起展神经麻痹而致复视。

（七）脑神经麻痹综合征

鼻咽癌晚期容易侵犯颅底结构，易造成颅底或颅内相邻结构受损，出现一组或多组脑神经损伤而导致如下综合征。

1. 眶上裂综合征

由第Ⅲ、Ⅳ、Ⅴ（第 1、2 支）和Ⅵ脑神经部分或全部麻痹导致，表现为复视、上睑下垂、瞳孔缩小、对光反射消失、眼肌麻痹（包括单纯展神经麻痹）、三叉神经麻木或痛觉减退等。

2. 眶尖综合征

表现为视力下降→复视→失明，主要由第Ⅱ、Ⅲ、Ⅳ、V_1、Ⅵ见脑神经麻痹引起。

3. 垂体蝶窦综合征

第Ⅲ、Ⅳ、Ⅵ脑神经先受累，继而第 V_1 和Ⅱ损伤至失明。

4. 岩蝶综合征

肿瘤侵犯破裂孔、岩骨尖后继续向外卵圆孔和海绵窦发展，首先出现展神经麻痹，继而顺次出现第 V_3、V_2、V_1、Ⅲ、Ⅳ、Ⅱ脑神经麻痹。

5. 颈静脉孔综合征

肿瘤从破裂孔岩骨尖往后发展，侵犯颅后窝颈静脉孔，出现第Ⅸ、Ⅹ、Ⅺ脑神经麻痹，引起软腭活动障碍，咽反射减弱或消失、吞咽困难、声嘶等症状。

6. 舌下神经孔症状

肿瘤侵犯枕骨大孔、舌下神经孔一带，出现舌肌麻痹、伸舌偏斜等舌活动障碍，影响说话、咀嚼、吞咽活动。

（八）颈淋巴结肿大

约 40% 患者以颈淋巴结肿大为首发症状就诊，确诊时约有 70% 的患者已有颈淋巴结转移。其典型的转移部位是颈深上组的淋巴结，但由于这组淋巴结有胸锁乳突肌覆盖，一般是无痛性肿块。

（九）远处转移的症状

由于鼻咽癌血行转移发生率高，初治时约 10% 病例已有远处转移，放疗后死亡的病例中远处转移率高达 45.5%。转移部位以骨、肺、肝最为常见。骨转移以骨盆、脊柱、肋骨和四肢最多。骨转移常表现为局部持续、部位固定不变的疼痛和压痛，呈渐进性加剧。肝、肺的转移可以非常隐蔽，有时只在常规随访的 X 线胸片、肝 CT 扫描或 B 超检查中才发现。

四、鼻咽癌的诊断及筛查

（一）诊断

1. 病史

有鼻塞、鼻出血、耳鸣、听力下降等耳鼻症状或颈部肿块、头痛、脑神经麻痹等症状，偶见无症状而体检发现鼻咽或颈部肿物。此外，因鼻咽癌发病的地区性及其家族聚集现象，应了解患者的地区来源及肿瘤家族史。

2. 专科检查

触诊发现颈部肿物，间接鼻咽镜或鼻咽纤维镜检查见鼻咽肿物；还可伴有脑神经损伤、耳鼻其他部位的阳性体征或晚期肿瘤远处转移导致的其他相应阳性体征。

3. 活组织病理检查

鼻咽纤维镜下行鼻咽肿物活检，是鼻咽癌治疗前的必备检查之一，必要时行多点、重复活检，这是鼻咽癌确诊的依据。一般情况下不主张行颈部肿块活检。

4. 影像学检查

头颅、颈部及鼻咽部 MRI 或薄层 CT 扫描、胸部 X 线片、腹部 B 超，必要时行骨扫描或 PET–CT 检查等。MR 可以横断面、冠状面、矢状面三维显示，能更清楚地显示咽旁肿物范围、淋巴结大小、颅底天然孔道侵犯情况、脑神经受压受侵、颅底骨受侵犯等，对鼻咽癌的诊断及精确定位较 CT 具有更多优势，目前已成为鼻咽癌治疗前的常规检查。

5. 实验室检查

血清免疫学（VCA–IgA、EA–IgA、EB 病毒 DNA 定量检查），血液细胞计数，血液生化等。

（二）筛查

筛查是通过一定的临床或实验室检查从无症状、体征的人群中发现可疑肿瘤患者，进一步进行确诊和治疗。由于鼻咽癌生长部位隐蔽，早期无特异性的症状，因此筛查可以提高早期诊断率。目前，常规应用于鼻咽癌筛查的指标有 IgA/VCA（EB 病毒壳抗原抗体

IgA）、IgA/EA（早期抗原抗体 IgA）。鼻咽癌的检出率与抗体水平及变化有关。凡属于下述情况之一者，可认为是鼻咽癌的高危对象。

IgA/VCA 抗体滴度≥ 1∶80。

在 IgA/VCA 和 IgA/EA 项指标中任何一项为阳性者。

两项指标中，任何一项指标持续高滴度或滴度持续升高者。

凡是符合上述标准的人，都应在鼻咽光导纤维镜下进行细致观察，必要时病理活检，特别要指出的是 EB 病毒的血清学改变，可在鼻咽癌被确诊前 4~46 个月即显示阳性反应。

五、治疗原则

（一）NCCN 指南鼻咽癌治疗原则

NCCN 放疗原则：①根治性放疗，原发灶和受侵淋巴结 60~70Gy（每次 2Gy），颈部未受侵淋巴结区域：44~64Gy（每次 1.6~2.0Gy）。②同期放化疗，原发灶和受侵淋巴结：70Gy（每次 2Gy）；颈部未受侵淋巴结区域：44~64Gy（每次 1.6~2.0Gy）。推荐适形调强放射治疗（intensity modulated radiation therapy，IMRT）或 3D-CRT 用于治疗鼻咽癌，以降低危及器官的照射剂量。

T1N0M0 期：鼻咽部的根治性放疗和颈部的预防性放疗。

T1，N1~N3；T2~T4，任何 N，M0 期：采用顺铂同期放化疗加辅助化疗（Ⅰ类）。同期化疗首选含顺铀或卡柏的方案。辅助化疗采用 PF 方案。也可以新辅助化疗后给予同期放化疗 + 辅助化疗，新辅助化疗可采用 PF 方案，TPF 方案。

任何 T，任何 N，M1 期：以铂类为基础的联合化疗，如果完全临床缓解，再行原发灶和颈部的根治性放疗或同期放化疗。

放疗后复发的患者可手术切除的采用手术治疗，根据术后不良预后因素采用放 / 化疗；不能手术切除的患者采用放 / 化疗，推荐临床试验。

放疗后发生远处转移的患者可推荐临床试验，或根据患者的 PS 评分采用全身化疗或支持治疗。

（二）鼻咽癌的放疗原则

由于鼻咽位于头颅中央，与周围重要组织器官关系密切；且鼻咽癌极易侵犯周围组织结构；同时颈部淋巴结转移率高，致使手术切除困难，因此，放射治疗是其主要的首选治疗手段。在临床上应遵循以下原则。

明确病理诊断及临床分期。治疗前必须取得明确病理诊断，行 MRI 或 CT 等影像检查，以充分了解病变侵犯的范围。MRI 可以更清楚显示病变范围，尤其对软组织及骨髓病变显示较 CT 更有优势。放射治疗前需做口腔处理，如有龋齿要拔除后 7~14 天才能放射治疗。

放射治疗是鼻咽癌的首选治疗手段。应以外照射为主，腔内近距离放射治疗为辅。外照射应选择能量较高、皮肤量较低、骨吸收较小的射线，外照射目前应尽量采用三维适形放射治疗，适形调强放疗（IMRT）较传统的三维放疗具有更多优势，代表放射治疗发展的方向，在有条件的地区应尽量采用。近距离放射治疗只作为补量照射的手段。

照射应完全包括肿瘤及侵犯范围，对未受侵犯的高危部位（如颅底、颈部淋巴结引流区等）应给予预防照射。

放射治疗设计尽量采用缩野或多野照射技术（如颅底野、咽旁野），合理分配各照射野剂量比例。以保证肿瘤获得高剂量照射，尽量保护邻近正常组织免受过量照射。对重要器官如大脑颞叶、脑干、脊髓、垂体和视神经应限制在正常耐受剂量范围之内。

采用CT模拟定位的方法，可更准确地包括应照射的范围，亦有利于周围正常组织器官的保护。三维适形放疗和调强适形放疗技术的运用已被初步证实有利于提高肿瘤局控率和改善生存质量。

鼻咽癌的放射治疗应以个体化分层治疗为原则。Ⅰ/Ⅱ期患者以单纯放射治疗为主，对鼻咽病灶小的早期患者可采用外照射+鼻咽腔后装放射治疗。Ⅲ/Ⅳ期患者应采用放射治疗+化学治疗的综合治疗。对已有远处转移的患者应采用以化学治疗为主，姑息放射治疗为辅的治疗策略。

放射治疗计划应严格掌握照射总剂量的控制，不能盲目追加剂量，以免造成正常组织严重不可逆的损伤。

（三）鼻咽癌的化疗原则

1. 新辅助化疗

新辅助化疗又称诱导化疗，指放疗前使用的化疗，目的是减小肿瘤负荷和消灭微转移灶，以提高随后进行的放射治疗的疗效。其优点如下。

（1）尽早杀灭全身的亚临床转移病灶。

（2）尽早缩小肿瘤和缓解由于肿瘤引起的临床症状。

（3）放疗前患者的营养状况好，对化疗敏感且耐受性好。

（4）肿瘤退缩后使放疗的射野简单，避免危及器官的高剂量照射。

由于新辅助化疗会造成放疗的延迟、身体状况下降从而影响放疗效果。目前的多项Ⅲ期临床随机研究均显示，新辅助化疗提高了无远处转移生存率，对提高局部控制率和无瘤生存率有一定作用，但长期生存率并无提高。2004年发表的一项有关放化疗治疗鼻咽癌的meta分析，包括了1988~2004年的十项Ⅲ期临床试验，其中4项新辅助化疗、3项同期化疗和3项辅助化疗，结果显示：同期化疗提高局部控制率并降低远处转移率，提高总生存率；新辅助化疗提高局部控制率，并降低远处转移率，但未能提高总生存率；辅助化疗在局部控制率，远处转移率和总生存率无明显作用。近期，由于含紫杉醇方案的新辅助化疗可提高头颈鳞癌患者的总生存率和喉保全率，其有望成为鼻咽癌的临床应用方案。多项Ⅰ~Ⅱ期随机临床研究的初步结果显示，入组的鼻咽癌患者能耐受含紫杉醇方案的新辅助化疗，含紫杉醇的新辅助化疗 + 同期放化疗可能会取得较同期放化疗更佳的疗效。但仍需Ⅲ期临床研究的证实。

2. 同期放化疗

同期化疗是指在放射治疗的同时使用化疗。其应用的理论依据如下。

（1）化疗使肿瘤细胞同步化，使肿瘤的放射敏感性得到提高。

（2）化疗干扰肿瘤细胞亚致死损伤的修复。

（3）化疗可直接杀灭肿瘤细胞。

（4）化疗药物与放疗同时使用可发挥协同增效作用。

同期化疗不会延误放疗的时间，尽早杀灭亚临床转移灶，但由于化疗药物的非特异性增敏效应及不良反应，可能中断放疗影响治疗。同期放化疗是目前局部晚期鼻咽癌的首选治疗手段。Al-Sarraf 等报道的随机临床研究，结果显示同期联合放化疗可显著提高鼻咽癌的总生存率。其同步化疗组的方案为 DDP 100mg/m^2 于放疗期间的第 1、22 和 43 天静脉注射，放疗结束后接受 3 疗程 PF 方案的辅助化疗。结果显示，同期放化疗组患者辅助化疗依从性差，仅 55% 患者完成 3 个疗程的辅助化疗。INT-0099 研究结果发表后的多项大样本Ⅲ期临床研究，除一项临床研究的结果为阴性外，均证实同期放疗较单纯放疗能提高中、晚期鼻咽癌的疗效。目前，对局部晚期鼻咽采用含顺铂的化疗方案的同期放化疗加或不加辅助化疗为标准治疗模式。

3. 辅助化疗

辅助化疗是在放射治疗后进行的化疗，其目的是杀灭放疗后残留的肿瘤细胞和全身亚临床转移灶，降低远处转移率。但由于患者放疗后纤维化，造成血运和淋巴循环的破坏，使局部药物浓度下降，全身毒性增加。同时患者放疗后营养状态和心理素质较差，难以坚持完成辅助化疗。因此，目前研究单纯辅助化疗的文献不多。我国台湾的一项多中心临床试验结果显示辅助化疗未能提高生存率，试验过程中，33.8% 随机分到化疗组的患者在放疗后拒绝辅助化疗，即使在同意化疗的患者中 78 例未能完成全疗程的化疗，且有 6 例患者发生治疗相关死亡，最终临床试验提前结束。同期放化疗后是否再进行辅助化疗。近期，由中山大学肿瘤防治中心马骏主持的一项多中心Ⅲ期随机研究，局部晚期鼻咽癌 DDP 每周方案同期放化疗后随机分为随访观察组或 PF 方案辅助化疗组，试验入组了 508 例局部区域晚期鼻咽癌患者。经过 3 年的生存随访，发现两组患者在无瘤生存、总生存、无远处转移生存及无局部区域复发生存上的差异均无统计学意义，而辅助化疗则带来了明显的黏膜炎、胃肠道反应、骨髓抑制等不良反应，其中约有 20% 的患者出现Ⅲ度以上黏膜炎、15% 出现Ⅲ度以上胃肠道反应、20% 出现Ⅲ度以上血液毒性，有近 40% 的患者无法坚持完成全疗程的辅助化疗。

六、放射治疗

（一）鼻咽癌放射治疗的定位技术

1. 采用 X 线透视的模拟机定位技术

该传统技术是目前最为普遍采用的方法，但由于无法满足 ICRU50 号及 62 号报告中对靶体积准确勾画的要求，只能通过影像学检查显示肿瘤的范围在定位片上粗略地勾画出肿瘤及侵犯范围进行射野设计，因此，其精确度不足，对正常组织器官的保护欠佳。

2. 采用 CT 模拟机的定位技术

与常规模拟机定位比较，它可按照 ICRU50 号及 62 号报告要求准确地勾画靶体积，并通过靶体积及正常组织器官的重建，可从各个方向上观察肿瘤的大小和侵犯范围，使照射野的设置更为直观、合理、准确，更有利于正常组织的保护。CT 模拟机定位是为适形放疗和调强放射治疗等先进技术作准备的。

（二）鼻咽癌的照射技术

1. 外照射治疗技术

鼻咽癌放射治疗技术的应用依赖放射治疗的设备。从 20 世纪 60 年代的深部 X 线过渡到 70 年代以后的 ^{60}Co，80 年代的直线加速器，鼻咽癌常规放射治疗的照射技术从侧卧位等距离面颈联合野过渡到侧卧位等距离面颈分野照射，90 年代以后的低熔点铅挡块面颈联合野照射技术。随着计算机技术的不断发展，现代放射治疗技术的日新月异，放疗新技术（3D–CRT/SRT/IMRT）使头颈肿瘤放疗受益匪浅，既能提高疗效，同时又能保护重要组织器官和减少放射性损伤，在鼻咽癌的放疗中充分发挥新技术的优势，

低熔点铅挡块等中心照射技术：通过成模的低熔点铅挡块给患者不规则的面颈联合野和缩野后的不规则面颈分野进行照射，有利于减少正常组织受照射所致的放射性损伤。照射野如下：第一段采用面颈联合野 +/– 下颈前野，予剂量 34~36Gy；第二段采用面颈联合缩野（避开脊髓）+ 颈后电子线野 +/– 下颈前野（或采用双耳前野 + 全颈或半颈前野），予剂量 14~16Gy，使鼻咽中心和颈部剂量达 50~52Gy；第三段双耳前野（或鼻前野）+/– 颈部 L 形电子线野，予剂量 8~20Gy，使鼻咽中心剂量达 60~70Gy，颈部淋巴结转移灶剂量达 60~66Gy。若合并广泛颅底骨质破坏或鼻咽肿瘤残留则针对骨质破坏区或肿瘤残留区加局部野，剂量 8~10Gy。这种照射技术的特点为：①符合全靶区照射的原则。鼻咽原发肿瘤、咽旁浸润、口咽侵犯和颈部淋巴结转移灶实际上是一个“连续靶区”。②按照靶区形状设计照射野，通过低熔点铅挡板保护了相邻的重要组织器官，如脑干、口腔等。③使咽旁间隙及颈部淋巴结得到充分的照射剂量。④由于照射体位不变，使照射野剂量计算较精确，避免了射野间剂量的重叠或遗漏，避免以往面颈分野造成照射剂量的“热

点”落在后组脑神经出颅处。⑤等中心照射时摆位重复性好，挡块设置准确。⑥可根据鼻咽癌侵犯的范围做个体化放疗设计。

三维适形放射治疗技术：三维适形放射治疗是使高剂量区的空间剂量分布与靶区的三维形状一致，同时周围正常组织器官减少照射剂量，从而提高治疗增益。这种照射技术的特点为：①利用 CT 模拟定位和三维重建功能建立靶区和敏感器官的三维图像。②采用先进的剂量计算方法描述照射体积和剂量的关系。③与常规二维放疗技术比较，处方剂量相同时，3D–CRT 可给予病变（靶区）更高适形度的剂量分布和均匀性，从而提高肿瘤靶区剂量，缩小照射范围。④改善肿瘤靶区和周围正常组织和器官之间的剂量关系，减少某些正常组织器官如腮腺、颞颌关节等的照射剂量。⑤有助于提高局控率、生存率以及生存质量，进而提高放射治疗增益比。

许多临床研究实践证实，该技术的运用，能给靶区提供较满意的剂量适合度和均匀性，降低周围敏感器官的受照体积和剂量，提高肿瘤局控率、生存率及生存质量。目前，3D–CRT 可与常规放疗技术联合治疗鼻咽癌患者，包括：①全程 3D–CRT：要满足全部靶区理想剂量分布较困难，尤其对鼻咽肿瘤体积较大、侵犯范围较广泛的患者。但各靶区剂量计算较准确。②常规放疗 + 第二段 3D–CRT：有利于肿瘤靶区的覆盖和亚临床灶的照射。但常规放疗与第二段 3D–CRT 照射剂量叠加计算难以准确，脑干、脊髓和腮腺的照射剂量很难控制在低剂量水平。③常规放疗结束的 3D–CRT 推量照射：随着常规放疗后肿瘤的退缩，肿瘤体积明显减少，其靶体积也明显缩小，对可提高肿瘤的照射剂量，但正常组织器官的照射剂量很难较常规放疗明显降低。

2. 近距离放射治疗

由于 20 世纪 80 年代有了高剂量率近距离治疗机，鼻咽癌的腔内后装治疗又得到了重视。目前国内已有很多单位利用外照射 + 后装治疗早期鼻咽癌以及利用后装追加补充剂量治疗局部残留小病灶，临床应用已取得显著效果。据国内多家医院报道，减少外照射剂量后补充后装治疗虽然没有显著提高肿瘤控制率和生存率，但却显著减低了因外照射所致的后期放射性损伤，使张口困难的发生率从 47.3% 降到 7.3%。目前，国内使用的 ^{192}Ir 放射源的大小一般为宽 1.1mm，长 6mm，对于鼻咽癌患者仍显体积稍大，小于 150° 以下的转弯易造成卡源，临床上需要更小体积的放射源。三维 TPS 的应用会使得剂量分布更加合理，计划的设计更加容易，近距离放疗也是一种适形放疗，更准确的剂量分布会使疗效进一步提高，不良反应也会进一步减少。粒子射线的中子后装机在临床上也开始应用，但疗效有待进一步观察。

（三）鼻咽癌放射治疗的剂量

1. 常规外照射和三维适形放疗的照射剂量

鼻咽部照射剂量与分割方法：根治剂量 66~70Gy/33~35 次 /6.5~7 周。

颈部根治剂量与分割方法：根治剂量 60~70Gy/30~35 次 /6~7 周。

颈部预防剂量与分割方法，预防剂量 50~56Gy/25~28 次 /5~5.5 周。

2. 调强适形放射的剂量

鼻咽原发灶处方剂量：PTV–GTVnx–66~70Gy/30~33 次；PTV–CTV1–60~64Gy/30~33 次；PTV–CTV2–50~54Gy/31~33 次。

颈淋巴结的处方剂量: PTV–GTVnd–60~70Gy/31~33 次; PTV–CTVnd–50~54Gy/31~33 次。

总而言之，对不同期别的患者应根据具体情况进行合理的个体化设计，以达到提高肿瘤控制率，减少各种放射所致的并发症，改善生存质量的目的。

第四节　口咽癌

一、概述

口咽位于软腭及舌骨两个平面之间，上接鼻咽、下连下咽，前方由舌轮廓乳头及舌腭弓与口腔分界。口咽包括软腭、腭扁桃体、舌根、舌会厌谷、咽壁。口咽侧壁及后壁由咽缩肌包裹，此部位肿瘤易发生茎突后间隙、咽后间隙淋巴结转移。

口咽癌的病因目前仍不明确，但与口腔癌的致病因素基本相似，如吸烟、酗酒、口腔卫生差、黏膜白斑等。

口咽癌的病理类型以上皮来源的癌及恶性淋巴瘤最多，其他病理类型如肉瘤等少见。从发病部位上讲，扁桃体区恶性肿瘤最常见，约占口腔恶性肿瘤的 60%，其次为舌根（约 25%）、软腭（约 15%）。根据发生部位的不同，病理类型亦各有异：腭扁桃体多见恶性淋巴瘤、低分化癌，软腭多见分化较好的癌，舌根分化程度较差者稍多见，且亦好发恶性淋巴瘤。

二、扁桃体癌

扁桃体癌是最常见的口咽部恶性肿瘤，约占口咽部肿瘤的 2/3，男性多于女性，发病的高峰年龄在 50~70 岁，长期嗜烟酒与肿瘤的发生有关。淋巴瘤好发于年轻人，以 20~40 岁最多见。扁桃体的肿瘤 95% 以上为鳞癌和恶性淋巴瘤。本节仅讨论扁桃体鳞癌相关内容。

（一）解剖和扩散类型

扁桃体区位于口咽两侧壁，包括扁桃体、扁桃体窝（腭扁桃体）、咽前后柱和舌扁桃体沟。扁桃体癌形态上可表现为表浅生长型、外生型、溃疡浸润型。其中外生型较多见。起源于咽前、后柱的癌以鳞癌为多，同起源于扁桃体窝的癌相比，癌细胞分化较好，较少发生浸润，生长慢，淋巴结转移率低。起源于扁桃体窝的癌除鳞癌外。低分化癌和未分化癌也常见，肿瘤以溃疡型生长为主，容易侵犯舌咽沟和舌根。总体上扁桃体癌多数分化较差，易向邻近结构蔓延。扁桃体区有丰富的黏膜下淋巴网，主要引流至二腹肌下淋巴结、上颈深和咽旁淋巴结，因此扁桃体癌容易发生这些部位的淋巴结转移。淋巴结转移率可随 T 分期增加而增高，不同 T 分期的颈淋巴结转移为 T_1~T_4 分别为 10%、30%、65% 和 75%。

（二）临床表现

咽喉疼痛是扁桃体癌最常见的症状，可放射至耳部，吞咽时疼痛会加重。如肿物侵及硬腭、牙龈时可引起咬合不全。随着瘤体的增大，可导致呼吸困难、言语不清、进食困难，肿瘤累及翼肌可引起张口困难。扁桃体癌经常被误诊为“扁桃体炎”而延误治疗，故如可见扁桃体区肿物（肿物可呈外生型或浸润型生长）。特别是一侧者，应取活检明确性质。治疗前 CT/MRI 为必要的检查项目，以了解病变范围和浸润深度，更好地决定治疗方案。

（三）治疗原则

扁桃体癌因组织分化差，恶性程度高，容易浸润周围组织，较早转移至咽淋巴环及颈淋巴区，但对放疗较为敏感。对 T_1、T_2 病变为首选放疗，放疗后如有肿瘤残留，可实施挽救性手术，此时手术损伤较小。T_3、T_4 病变可考虑综合治疗，目前化疗与放疗的综合治疗应用较多，也可采用手术与放疗的综合治疗。

（四）放射治疗

1. 放射设野

照射范围包括原发灶、周围邻近结构（包括颊黏膜、牙龈、舌根、鼻咽和咽侧、后壁）和上颈部（包括颈后淋巴结）。常规照射时通常用两侧对穿面颈联合野照射，上界一般定于颧弓水平，下界至甲状软骨切迹水平或据病变下界而定，前界应至少超出病变前缘 2cm，后界应包括颈后淋巴引流区。对于早期分化良好背不需做下颈预防性放疗，对分化程度差者、局部病灶较大、上颈淋巴结有转移者下颈应做预防性照射，一般用单前野垂直照射，注意保护脊髓。如局部淋巴结残留可用电子线加量。先大野照射 D_T36~40Gy，后避开脊髓缩小野照射继续加量放疗，总量增至 66~74Gy/6~7 周。颈后区可用适当能量电子线补量。

2. 照射剂量

总剂量为 D_T66~74Gy/6~7 周。根据病理类型、肿瘤大小和肿瘤消退情况，来做适当调整，如对未分化、低分化癌或较小的肿瘤，总剂量可适当降低。中、高分化鳞癌或较大的肿瘤，处方剂量应相对较高。颈预防性剂量为 50Gy 左右。

扁桃体癌多为分化差的癌，对放射治疗较为敏感，很多患者通过单纯放射治疗可以治愈。因此，利用调强放疗的优势，在不降低肿瘤控制的前提下，可以避免和减轻正常组织的损伤，提高患者的生存质量。调强放疗时靶区的确定与常规治疗时不应有区别，常规治疗获得的关于扁桃体癌局部控制的经验或预后因素是指导调强靶区确定的依据，在有条件的单位建议应用调强放疗。

（五）预后

扁桃体癌对放疗敏感，单纯放疗是本病的有效治疗方法，病期的早晚是影响预后的重要因素。放疗后总的 5 年生存率在 32%~83%，其中Ⅰ期为 100%，Ⅱ期为 80%，Ⅲ期为 70%，Ⅳ期为 20%~40%。

预后与下列因素相关：①原发灶的期别：T 分期增加，放疗的局部控制率下降。病变侵及舌根者预后不佳，舌根部受侵则放疗局控率降低 1 倍。②颈部淋巴结转移：对预后的影响并不大，但至 $N_{2\sim3}$ 则单纯放疗的效果明显下降。③肿瘤的生长方式：肿瘤外突型生长者预后较溃疡型和坏死型。④病理类型：一般来说，分化差的癌对放疗比较敏感，原发灶及颈部转移淋巴结容易控制，而分化好的癌放射治疗的效果较差。⑤疗终时原发灶与颈淋巴结消退情况：疗终病变全部消失者预后明显好于残存者。

三、舌根癌

舌根癌是头颈部较少见的恶性肿瘤。好发于 50~70 岁，男性多见。病理类型以鳞癌为主，但分化程度较舌癌差，也有小涎腺来源的癌，未分化癌和恶性淋巴瘤等。

（一）解剖和扩散类型

舌根位于全舌的后 1/3，咽峡的后下方，前方与舌体的分界为舌轮廓乳头，两侧通过舌咽沟与扁桃体区、口咽侧壁相接，下方至舌会厌谷及舌会厌外侧襞。由黏膜和肌肉组成的舌根参与语言、吞咽、味觉功能的形成，同时舌根又有丰富的淋巴组织，与扁桃体、鼻咽部淋巴组织共同组成韦氏环，为人体免疫屏障的一部分。舌根鳞癌多呈溃疡型，向周围浸润性生长，还可向舌根部深层肌肉浸润。来源于小涎腺的癌多以外生性生长为主。舌根部的淋巴组织丰富且属于中线结构，因此舌根癌不仅容易发生颈部淋巴结转移，而且出现双侧颈转移的概率也较高，约 4/5 的患者初诊时即有颈部淋巴结转移，其中 30% 为双侧转移。最常见的转移部位为二腹肌下组及上颈深部组淋巴结，其次为颈后淋巴结、颌下淋巴结和咽后淋巴结。

（二）临床表现和诊断

舌根癌生长部位隐蔽，症状不明显，早期难以发现，当症状明显的大多已属晚期。故舌根癌常累及邻近组织及器官，如舌体、咽壁、扁桃体、会厌舌面等。常见症状为舌咽部疼痛，局部晚期病变可出现言语不清及吞咽困难。有时舌根部病灶较隐匿，患者以颈部无痛性淋巴结肿大起病就诊。不仅要在内镜下仔细检查并行活检明确病理，还要行 MRI 等检查了解肿瘤浸润深度及与周围组织的关系，同时应排除远处转移及第二原发癌可能。

（三）治疗原则

早期小的病灶手术与放疗都可以取得较好的局部控制效果，但由于舌根具有重要的生理功能，外科手术会造成组织缺损而导致功能障碍，出于功能保护的考虑，一般还是首选放疗。晚期病变原则上采取非手术治疗，手术作为非手术治疗失败后的挽救治疗。目前的趋势是同步放化疗与手术的综合治疗，同步放化疗作为一线治疗，放疗 D_T 50Gy 时进行疗效评价，如估计肿瘤在接受根治性放疗剂量后能够消退，则继续放疗，否则可考虑手术治疗。颈部淋巴结的处理原则是对 $N_{0\sim1}$ 病变，可以用单纯放疗控制，但对 $N_{2\sim3}$ 病变，尤其是放疗后残存者，应行颈部淋巴结清扫术，以最大限度地提高颈部的局部控制率。如果患者首先接受了手术治疗。病理提示病期较晚或有不良因素则应行术后放疗或同步放化疗。

（四）放射治疗

照射野包括原发肿瘤、邻近受侵部位及上颈淋巴引流区。常规放疗通常采用两侧相对平行野照射，照射野的上界要求超过舌和舌根表面 1.5~2cm，如果肿瘤侵及口咽咽前后柱或鼻咽，上界相应提高，可达颅底，包全整个受侵的解剖结构。下界位于舌骨下缘水平，可根据颈部转移淋巴结位置适当调整位置。前界包括咽峡及部分舌体，后界包括颈后三角淋巴引流区。先用大野照射 D_T 36~40Gy 时缩野，两侧野的后界前移以避开脊髓，继续照射至 D_T 60Gy 时再次缩野，针对原发灶区加量至 D_T 66~70Gy。颈后野用 8~12MeV 的电子线补量。下颈锁骨上淋巴引流区另设一个单前野垂直照射，注意保护脊髓，预防剂量为 DT 50Gy。可采用调强放射治疗，有利于正常组织的保护。

近距离放射治疗由于其杀伤距离短、对正常组织损伤小的优点，与外照射结合治疗舌根癌，既能提高局部肿瘤剂量，又能有效避免单纯外照射导致的正常组织照射剂量过高而产生的严重放疗毒性，如放射性下颌骨坏死、放射性脊髓炎等。即使现代外照射技术已多采用调强精确放疗，对于非浸润性生长的舌根癌，采用高剂量率的组织间插植照射也是一种非常有效的推量手段。可在外照射至肿瘤剂量达 D_T 50~60Gy，间隔 2 周后行插值，对 T_1~T_2 病灶推量 20~25Gy，T_3~T_4 病灶推量 30~40Gy/2F。

（五）预后

舌根癌放疗后总的 5 年生存率可达 40%~60%。早期 T_1、T_2 病变放疗的局部控制率可高达 80%~100%，晚期 T_3、T_4 病变放疗的局部控制率也能达到 30%~60%。预后与期别、病理类型、疗终有无肿瘤残存等因素有显著的相关性。

（六）失败模式

放疗失败的主要模式依然为局部 / 区域复发及远处转移。远处转移多发生于治疗后 2

年内。最常见的远处转移部位为肺，其次为骨、肝或广泛转移。不同病理类型中，高分化鳞癌以局部 / 区域复发为主，而腺癌、低分化癌和未分化癌则以远处转移多见。

第五节　下咽癌

一、流行病学特点

下咽癌较为少见。其中男性多见，男女之比为 2∶1。好发年龄为 60~70 岁。在下咽癌中，发生于梨状窝者最为常见，占 60%~70%；其次为咽后壁区，占 25%~30%；而发生于环后区者少见，仅占 5% 左右。

下咽癌的病因学因素与喉癌的相似，与烟酒的消费量呈显著的正相关。另外，营养因素也与本病的发生有一定的相关性，如胡萝卜素的缺乏及缺铁性贫血等。缺铁性贫血常与女性环后区癌的发生有关。

二、应用解剖

下咽是口咽的延续部分，位于喉的后方及两侧，上始于舌骨和咽会厌皱襞水平，下终于环状软骨下缘，并与颈段食管相连，相当于第 3 到第 6 颈椎水平。下咽在临床上分为三个区域：梨状窝区、环后区和咽后壁区。

梨状窝区位于喉的侧面，左右各一，呈对称性分布，形同一倒置的长梨状陷窝。其上至会厌咽皱襞，下至食管人口，内邻杓会厌皱襞、杓状软骨和环状软骨，外邻甲状软骨板。梨状窝区有三个壁：前壁、内侧壁和外侧壁。梨状窝内侧壁由杓会厌皱襞和喉侧壁组成，前壁和外侧壁由甲状软骨翼构成，后方开放与下咽相通。

环后区即环状软骨后缘的区域，也即喉后方区域，其上至杓会厌皱襞及杓间区，下至环状软骨下缘、与颈段食管相接，外邻梨状窝。

咽后壁区为会厌谷的底部（相当于舌骨水平）至环状软骨下缘之间的咽后壁。

下咽有着丰富的淋巴网，其淋巴引流主要通过甲状舌骨膜至颈内静脉淋巴链，少数可到颈后淋巴结，甚至锁骨上区。其中，常见的转移部位为颈静脉二腹肌淋巴结和上、中颈颈静脉淋巴链，其次为脊副链淋巴结（即颈后淋巴结）和咽后淋巴结。咽后壁区淋巴引流的一个显著特点是其与咽后间隙的 Rouviere 淋巴结及咽侧间隙的淋巴结相互贯通。因此，下咽癌的颈部淋巴结转移相当多见且易早期出现。

三、临床表现

下咽癌早期症状不典型，主要为咽喉部异物感；以后随病情发展，可出现咽喉部疼痛、吞咽困难、吞咽疼痛，并可放射到同侧耳部。

吞咽困难是环后区癌的常见症状。而梨状窝癌病变范围广泛时，可出现声音嘶哑、喉鸣、血痰等症状。

还有不少患者因颈部肿大淋巴结而就诊，经临床检查而发现下咽肿物的。

四、病理

下咽癌约 95% 为鳞癌，且其分化程度较低。少见的病理类型有小涎腺来源的腺癌以及恶性黑色素瘤、恶性淋巴瘤和软组织肉瘤等，偶可见到转移性肿瘤。

下咽癌具有沿黏膜或黏膜下扩散的特点，因此肿瘤的实际病变范围往往超出肿瘤的临床检查所见。80% 以上的病变呈浸润性生长，易侵犯周围结构如口咽、喉和颈段食管，甚或延及鼻咽、咽旁间隙等。不到 20% 的病变可呈膨胀性生长，肿瘤可表现为外生型肿物，但同时多伴有黏膜下浸润。

五、诊断

由于下咽发生肿瘤的位置比较隐蔽，且早期症状又不典型，待出现明显的症状如吞咽困难、吞咽疼痛、声嘶等时已是晚期。文献统计，确诊时的 T_1、T_2 下咽癌仅占 20% 左右，而颈部淋巴结肿大者占 50%~70%，约有 50% 的患者又是以颈部肿物为首发症状而就医的，因此该病在确诊时多为晚期。为减少误诊，对任何咽喉部位不适的患者除检查口咽外，应常规使用间接喉镜仔细检查下咽和喉，但间接喉镜检查一般仅能发现梨状窝上部和环后区部位的肿瘤，因此对间接喉镜检查不能发现肿瘤而临床又高度怀疑下咽癌时，应行纤维喉镜检查，直接观察整个下咽、喉部情况，发现肿物应活检证实。

六、治疗原则

下咽解剖位置特殊，上通口咽，下接食管入口，前方与喉相毗邻，因此外科的处理必然会造成吞咽功能的紊乱及语音功能的改变。鉴于手术和放疗在早期下咽癌治疗中的效果基本相似，而放疗既能保证下咽、喉等器官的解剖结构的完整性，又可将下咽癌容易发生转移的部位如双侧颈部淋巴结及咽后淋巴结充分包括在照射野内，因此早期下咽癌的治疗还是以放疗占优势，应该首选放疗。

对晚期病变，无论是单纯手术还是单纯放疗，总的效果均不理想（前者的 5 年生存率为 30%~40%，后者的 5 年生存率为 10%~20%），但通过综合治疗，则可降低局部复发率，改善远期生存质量。因此，对晚期肿瘤应采用手术 + 放疗的综合治疗模式。

对晚期下咽癌也可应用化疗，主要是手术前或放疗前的诱导化疗以及同步化疗等。因诱导化疗对总的生存无明显影响，因此诱导化疗临床上不常规推荐使用；而同步化疗则有提高放疗的肿瘤局部控制率、改善远期生存的趋势（具体参见喉癌有关内容），因此临床上主张应用。

七、放疗

（一）适应证

早期病变，尤其是肿物呈外生性生长的可首选放射治疗。

病理类型为低分化癌或未分化癌者，可选用放射治疗。

手术切缘不净、残存，淋巴结直径＞6cm 者，或颈清扫术后提示淋巴结转移、淋巴结包膜外受侵、周围神经受侵者，可行术后放射治疗。

可以手术的中晚期患者做术前放射治疗。

不能手术切除的患者条件许可时可做姑息性放射治疗。

手术后复发的患者，条件许可时行姑息性放射治疗。

（二）禁忌证

局部肿瘤严重水肿、坏死和感染。

邻近气管、软组织或软骨广泛受侵。

颈部淋巴结大而固定，且有破溃者。

有明显的喉喘鸣、呼吸困难等呼吸道梗阻症状者。

（三）操作方法及程序

下咽癌放射治疗主要采用体外照射。

1. 放射源

以 ^{60}Co-γ 射线或高能 X 射线为首选，辅以电子线。

2. 照射野

开始放射治疗时照射野宜大，包括整个鼻咽、口咽、下咽部、喉部、颈段食管入口及上、中颈部和咽后淋巴引流区。对淋巴结阳性的患者，如缩野后不能全部包括转移的淋巴结，颈后可用合适能量的电子线来补量。下颈锁骨上常规做预防性照射。预防性照射的剂量为 50Gy 左右。

3. 照射剂量

一般采用常规分割方式。术前照射剂量为 45~50Gy；术后照射的剂量一般为 50~60Gy，对切缘阳性、淋巴结包膜外受侵患者行高危区加量照射。单纯根治性放射治疗的剂量为 70~75Gy。

（四）注意事项

注意放射反应、并发症和后遗症。

放射性咽喉炎：吞咽困难、咽喉疼痛等症状。

喉水肿：由于放射导致淋巴管阻塞或软骨周围炎，在放射治疗过程中和放射治疗后可出现喉水肿。其发生率和程度与剂量、照射野大小及肿瘤的范围有关。

喉软骨坏死，软骨受侵犯的患者放射后发生坏死的机会较多。

放射性脊髓炎。

八、放疗并发症及处理

由于下咽癌放疗采用较大的照射野，因此本病的治疗过程中不可避免地出现相应的并发症。急性放疗反应主要发生于照射过程中，包括以下几点。

（一）急性黏膜反应

照射野内的正常黏膜受到一定剂量的照射后，可表现为不同程度的充血、水肿、糜烂或溃疡，患者表现为口腔、咽喉肿痛，吞咽困难，声音嘶哑等。

（二）口腔干燥、味觉障碍

由于唾液腺、味蕾在照射过程中受到一定程度的损伤而导致口腔干燥、味觉障碍的发生。随着放疗的结束及一段时间的恢复，口腔干燥、味觉障碍可有一定程度的恢复，但一般不会恢复到正常水平。

（三）喉水肿

一般在放疗后 6 个月消退，超过 6 个月仍持续存在的喉水肿，应警惕有肿瘤残存或复发的危险,应密切随访,必要时活检证实。应考虑到活检有可能导致周围喉软骨坏死的危险。

（四）放射性皮肤反应

晚期损伤包括单纯放疗、手术与放疗综合治疗出现的损伤，主要有：喉软骨、软组织坏死；持续性喉水肿，严重者需要紧急气管切开者；颈部皮肤纤维化；放疗后因吞咽困难。放疗结合手术的主要并发症尚有手术切口坏死、咽瘘、颈动脉破裂出血等。

九、疗效及预后

一般而言，下咽癌的预后较差，主要与以下因素有关：淋巴引流丰富，容易发生淋巴结转移；病变有沿黏膜下浸润侵犯的特点，局部病变范围广泛；早期症状不典型，发现时多为晚期；远处转移及第二原发肿瘤发生的概率较高。

随着目前治疗经验的丰富、放疗技术的发展，下咽癌的预后明显较前改善。以中国医学科学院的资料为例，下咽癌的 5 年总生存率、无瘤生存率分别由 20 世纪 70 年代以前的 14.3%、23.8%，提高到 80 年代的 45.9%、35.0%，90 年代的 62.2%、53.7%。对单纯放疗的患者，放疗剂量＞ 70Gy 者 5 年无瘤生存率和局部控制率分别为 40.9% 和 61.7%。

其他影响预后的因素包括以下几点。

（1）性别与年龄：一般而言，女性患者预后好于男性，年轻患者预后好于年老者。其主要原因与前者的临床症状出现较早，确诊时 T、N 分期较低有关。但应注意，年轻患者以后发生第二原发癌危险性则明显增加。

（2）肿瘤部位：梨状窝癌，尤其是杓会厌皱襞和内侧壁发生的肿瘤，预后明显好于环后区和咽壁区癌，其原因主要与前者的病变相对较局限有关；而发生于梨状窝顶壁的肿瘤，容易向四周浸润发展，其预后较梨状窝其他壁发生的肿瘤明显变差。

（3）临床分期：随着 T 分期的升高，肿瘤的局部控制率和治愈率明显下降。有淋巴结转移者的生存率较无淋巴结转移者可下降 28%；而且随着 N 分期的增加及淋巴结包膜外转移，生存率又将继续下降 12%。

（4）肿瘤细胞的分化程度：肿瘤细胞分化程度的高低对肿瘤治疗的局部控制率有一定的影响，分化程度低的肿瘤局部控制作用要高于分化好的肿瘤，但前者治疗失败的主要原因为远处转移，而后者失败原因主要为局部未控或复发，因此它们对总的预后影响不大。

第七章　胸部肿瘤

第一节　食管癌

我国是食管癌的高发国家，又是食管癌死亡率最高的国家。新中国成立以后，进行了肿瘤流行病学调查，基本查清了全国食管癌的发病、死亡情况及地区分布，并对食管癌高发区进行了多学科的综合考察和研究。1970 年以后已建立了 6 个现场防治点，开展了食管癌的病因流行病学研究和防治工作，尤其对食管癌的癌前期疾病进行中西医结合治疗，对降低发病率起了有益的作用。

一、病因学

（一）烟和酒

长期吸烟和饮酒与食管癌的发病有关。有人研究，大量饮酒者比基本不饮酒者发病率要增加 50 余倍，吸烟量多者比基本不吸烟者高 7 倍，酗酒嗜烟者的发病率是既不饮酒又不吸烟者的 156 倍。一般认为，饮烈性酒者患食管癌的危险性更大，根据日本一项研究，饮用威士忌和当地的 Shochu 土酒危险性最大，而啤酒最小。非洲特兰斯开地区，用烟斗吸自己种的烟叶的人食管癌发病率比吸纸烟者高。

（二）食管的局部损伤

长期喜进烫的饮食也可能是致癌的因素之一。如新加坡华裔居民讲福建方言的人群有喝烫饮料的习惯，其食管癌发病率比无此习惯讲广东方言人群高得多。哈萨克族人爱嚼刺激性很强含有烟叶的“那司”，可能和食管癌高发有一定关系。在日本，喜吃烫粥烫茶的人群发病率亦较高。

各种原因引起的经久不愈的食管炎，可能是食管癌的前期病变，尤其伴有间变细胞形成者癌变危险性更大。有学者报道，食管炎和食管癌关系十分密切，食管炎往往比食管癌早发 10 年左右。食管炎也好发于中胸段食管，在尸检中食管炎往往和癌同时存在。

（三）亚硝胺

亚硝胺类化合物是一种很强的致癌物，中科院肿瘤研究所在人体内、外环境的亚硝胺致癌作用研究中发现，食管癌高发区林县居民食用的酸菜中和居民的胃液、尿液中，除有二甲基亚硝胺（NDMA）、二乙基亚硝胺（NDEA）外，还存在能诱发动物食管癌的甲基苄基亚硝胺（NMBZA）、亚硝基吡咯烷（NPYR）、亚硝基狐啶（NPIP）等，并证明食用的酸菜量与食管癌发病率成正比。最近报道用NMBZA诱导人胎儿食管癌获得成功，为亚硝胺病因提供了证据。汕头大学医学院报告，广东南澳县的生活用水、鱼露、虾酱、咸菜、萝卜干中，亚硝酸盐、硝酸盐、二级胺含量明显升高，这些居民常食用的副食品在腌制过程中常有霉菌污染，霉菌能促使亚硝酸盐和食物中二级胺含量增加。

（四）霉菌作用

河南医科大学从林县的粮食和食品中分离出互隔交链孢霉261株，它能使大肠杆菌产生多种致突变性代谢产物，其产生的毒素能致染色体畸变，主要作用于细胞的S期和G2期。湖北钟祥市的河南移民中食管癌死亡率为本地居民的5倍，移民主食中霉菌污染的检出率明显高于本地居民，移民食用的酸菜中以黄曲霉毒素检出率最高。用黄曲霉毒素、交链孢属和镰刀菌等喂养Wistar大鼠，能使大鼠食管乳头状瘤变和癌变已得到实验证实。

（五）营养和微量元素

世界食管癌高发区，一般都在土地贫瘠、营养较差的贫困地区，膳食中缺乏维生素、蛋白质及必需脂肪酸。这些成分的缺乏，可以使食管黏膜增生、间变，进一步可引起癌变。有些地区如新疆哈萨克族，以肉食为主，很少吃新鲜蔬菜，米面粮食吃得很少，营养供给极不平衡，维生素明显缺乏，尤其是维生素C及维生素B_2缺乏。瑞典在食管癌高发区粮食中补充了维生素B_2后，明显降低了发病率。微量元素铁、钼、锌等的缺少也和食管癌发生有关。钼的缺少可使土壤中硝酸盐增多。调查发现河南林县水土中缺少钼，可能和食管癌的高发有关。有文献报道，高发区人群中血清钼、发钼、尿钼及食管癌组织中的钼都低于正常水平。钼的抑癌作用已被学者们证实。

（六）遗传因素

人群的易感性与遗传和环境条件有关。食管癌具有比较显著的家族聚集现象，高发地区连续3代或3代以上出现食管癌患者的家族屡见不鲜。如伊朗北部高发区某一村庄中有12个家庭共63人，其中患食管癌者14人，而13人是一对夫妻的后代。由高发区移居低发区的移民，即使长达百余年，也仍保持相对高发。

（七）其他因素

进食过快、进食粗硬食物可能引起食管黏膜损伤，反复损伤可以造成黏膜增生间变，最后导致癌变。某些食管先天性疾病，如食管憩室、裂孔疝或经常接触石棉、铅、硅等可能和食管癌的发病有一定联系。癌症经放射治疗数年后，在放射范围内又可诱发另一癌症的报道也不罕见。

二、诊断

（一）临床表现

1. 早期症状

在食管癌的始发期和发展早期，局部病灶处于相对早期阶段，出现症状可能是由于局部病灶刺激食管引起食管蠕动异常或痉挛，或因局部炎症、肿瘤浸润、食管黏膜糜烂、表浅溃疡所致。发生的症状一般比较轻微而且时间较为短暂，其间歇时间长短不一，常反复出现，时轻时重，间歇期间可无症状，可持续 1~2 年甚至更长时间。主要症状为胸骨后不适、烧灼感或疼痛，食物通过时局部有异物感或摩擦感，有时吞咽食物在某一部位有停滞或轻度梗阻感。下段食管癌还可引起剑突下或上腹不适、呃逆、嗳气。上述症状均非特异性，也可发生在食管炎症和其他食管疾病时，唯食管癌的症状常与吞咽食物有关，进食时症状加重，而食管炎患者在吞咽食物时这些症状反而减轻或消失。

2. 中晚期症状

（1）吞咽困难：是食管癌的典型症状。由于食管壁具有良好的弹性及扩张能力，一般出现明显吞咽困难时，肿瘤常已侵犯食管周径 2/3 以上。此时常已伴有食管周围组织的浸润和淋巴结转移。吞咽困难在开始时常是间歇性的，可以由于食物堵塞或局部炎症水肿而加重，也可以因肿瘤坏死脱落或炎症的水肿消退而减轻。但随着病情的发展，总的趋向是进行性加重且呈持续性，其发展一般比较迅速，多数患者如不治疗可在梗阻症状出现后 1 年内死亡。吞咽困难的程度与病理类型有关，缩窄型和髓质型病例较为严重，其他类型较轻。也有约 10% 的患者就诊时并无明显吞咽困难。吞咽困难的严重程度与肿瘤大小、手术切除率和生存率等并无一定的关系。

（2）梗阻：严重者常伴有反流，持续吐黏液，这是由于食管癌的浸润和炎症反射性地引起食管腺和唾液腺分泌增加所致。黏液积存于食管内可以反流，引起呛咳甚至吸入性肺炎。

（3）疼痛：胸骨后或背部肩胛间区持续性钝痛常提示食管癌已有外浸，引起食管周围炎、纵膈炎，但也可以是肿瘤引起食管深层溃疡所致。下胸段或贲门部肿瘤引起的疼痛可以发生在上腹部。疼痛严重不能入睡或伴有发热者，不但手术切除的可能性较小，而且应注意肿瘤穿孔的可能。

（4）出血：食管癌患者有时也会因呕血或黑便而来院诊治。肿瘤可浸润大血管特别是胸主动脉而造成致死性出血。对于有穿透性溃疡的病例特别是 CT 检查显示肿瘤侵犯胸主动脉者，应注意出血的可能。

（5）声音嘶哑：常是肿瘤直接侵犯或转移淋巴结压迫喉返神经所引起，但有时也可以是吸入性炎症引起的喉炎所致，间接喉镜有助于鉴别。

（6）体重减轻和厌食：因梗阻进食减少，营养情况日趋低下，消瘦、脱水常相继出现，但患者一般仍有食欲。患者在短期内体重明显减轻或出现厌食症状常提示肿瘤有广泛转移。

3. 终末期症状和并发症

恶液质、脱水、衰竭：系食管梗塞致滴水难入和全身消耗所致，常同时伴有水、电解质紊乱。

肿瘤浸润：穿透食管侵犯纵膈、气管、支气管、肺门、心包、大血管等，引起纵膈炎、脓肿、肺炎、肺脓肿、气管食管瘤、致死性大出血等。

全身广泛转移引起的相应症状，如黄疸、腹水、气管压迫致呼吸困难、声带麻痹、昏迷等。

（二）病理

1. 早期食管癌的大体病理分型

近 20 多年来对早期食管癌的研究，尤其是对早期食管癌切除标本的形态学研究，可将早期食管癌分成 4 个类型。

隐伏型：在新鲜标本上，病变略显粗糙，色泽变深，无隆起和凹陷。标本固定后，病灶变得不明显，镜下为原位癌，是食管癌最早期阶段。

糜烂型：病变黏膜轻度糜烂或略凹陷，边缘不规则呈地图样，与正常组织分界清楚，糜烂区内呈颗粒状，偶见残余正常黏膜小区。在外科切除的早期食管癌中较为常见。

斑块型：病变黏膜局限性隆起呈灰白色斑块状，边界清楚，斑块最大直径＜ 2cm。切面质地致密，厚度在 3mm 以上，少数斑块表面可见有轻度糜烂，食管黏膜纵行皱襞中断。病理为早期浸润癌，肿瘤侵及黏膜肌层或黏膜下层。

乳头型或隆起型：肿瘤呈外生结节状隆起，乳头状或息肉状突入管腔，基底有一窄蒂或宽蒂，肿瘤直径 1~3cm，与周围正常黏膜分界清楚，表面有糜烂并有炎性渗出，切面灰白色均质状。这一类型在早期食管癌中较少见。

田德发等对林县人民医院手术切除的 100 例早期食管癌标本作大体病理分型研究，早期食管癌除上述 4 个类型外，可增加两个亚型：①表浅糜烂型为糜烂型的一个亚型，特点是糜烂面积小而表浅，一般不超过 2.5cm。病变边缘无下陷，周围正常黏膜无隆起，表浅糜烂常多点出现，一个病灶内可见几个小片状糜烂近于融合。病理为原位癌或原位癌伴浸润或黏膜内癌。②表浅隆起型是从斑块型中分出的一个亚型，特点是病变黏膜轻微增厚或表浅隆起，病变范围较大，周界模糊，隆起的黏膜粗糙，皱襞紊乱、增粗，表面似卵石样或伴小片浅表糜烂。病理为原位癌，少数为微小浸润癌。

2. 中晚期食管癌的大体病理分型

髓质型：肿瘤多累及食管周径的大部或全部，肿瘤累及的食管段明显增厚，向管腔及肌层深部浸润。肿瘤表面常有深浅不一的溃疡，瘤体切面灰白色，均匀致密。

蕈伞型：肿瘤呈蘑菇状或卵圆形突入食管腔内，隆起或外翻，表面有浅溃疡。切面可见肿瘤已浸润食管壁深层。

溃疡型：癌组织已浸润食管深肌层，有深溃疡形成。溃疡边缘稍有隆起，溃疡基部甚至穿透食管壁引起芽孔，溃疡表面有炎性渗出。

缩窄型：病变浸润食管全周，呈环形狭窄或梗阻，肿瘤大小一般不超过 5cm。缩窄上段食管明显扩张。肿瘤切面结构致密，富于增生结缔组织。癌组织多浸润食管肌层，有时穿透食管全层。

腔内型：肿瘤呈圆形或卵圆形向腔内突出，常有较宽的基底与食管壁相连，肿瘤表面有糜烂或不规则小溃疡。腔内型食管癌的切除率较高，但远期疗效并不佳。

3. 分期

1987 年国际抗癌联盟（UICC）对食管癌的 TNM 分期进行了修订，首先对食管的分段进行了修改。以往食管的分段为颈段食管从食管入口（下咽部）到胸骨切迹，上胸段从胸骨切迹到主动脉弓上缘，中胸段从主动脉弓上缘到肺下静脉下缘，下胸段从肺下静脉下缘到贲门入口（包括膈下、腹段食管）。这一分段方法的缺点是 X 线片上不能辨认肺下静脉，主动脉弓随年龄老化曲屈延长而上移，使胸段食管分割不均等。新的分段方法是颈段食管分段如旧，上胸段食管以气管分叉为下缘标志，即从胸骨切迹至气管分叉为上胸段，气管分叉以下至贲门入口再一分为二，分成中胸段和下胸段。如此分段分割均等，易于在 X 线片上确定标志点。临床上，上胸段食管手术以经右胸为好，而中、下段食管癌大多可经左胸手术，因此更有实际意义。

（三）实验室及其他检查

1. 食管功能的检查

食管功能检查分为食管运动功能检查和胃食管反流情况的测定两大类。此类检查在国外已开展 30 多年，近年来国内亦相继开展，简单介绍如下。

（1）食管运动功能试验：①食管压力测定，适用于疑有食管运动失常的患者，即患者有吞咽困难或疼痛症状而 X 线钡餐检查未见器质性病变者，如贲门失弛症、食管痉挛和硬皮病等，还可对抗反流手术的效果做出评价或作为食管裂孔疝的辅助诊断。食管测压器可用腔内微型压力传感器或用连于体外传感器的腔内灌注导管系统。测定时像放置鼻胃管那样将测压器先置于胃内，确定胃的压力曲线后，将导管往回撤，分别测定贲门部（高压带）、食管体部、食管上括约肌和咽部等处的压力曲线，分析这些压力曲线的改变即可了解食管压力的变化，对食管运动功能异常做出诊断。②酸清除试验，用于测定食管体部排除酸的蠕动效率。方法是测试者吞服一定浓度酸 15mL 后，正常情况下经 10~12 次吞咽动作后即能将酸全部排入胃内，需要更多的吞咽动作才能排除或根本没有将酸排除，则视为食管的蠕动无效，也就是说食管运动存在障碍。

（2）胃食管反流测定：胃食管反流的原因很多，如贲门的机械性缺陷、食管体部的推进动作不良、胃无张力、幽门功能失常、胃排空延滞等以及食管癌手术后。胃内容物（特别是胃酸）反流食管使食管黏膜长期与胃内容物接触，引起食管黏膜损伤，患者常有烧心、反呕、胸骨后疼痛等症状。下列试验有助于胃食管反流的测定。①食管的酸灌注试验：测试者取坐位，以每分钟 6mL 的速度交替将生理盐水和 0.1mol/L 盐酸灌入食管中段，以测定食管对酸的敏感性。灌酸时患者出现烧心、胸痛、咳嗽、反呕等症状，而灌生理盐水后症状消失为试验阳性，灌酸 30mL 不发生症状为试验阴性。② 24h 食管 pH 监测：将 pH 电极留置于下段食管高压带上方，连续监测 pH 24h，以观察受试者日常情况下的反流情况。当 pH 降至 4 以下算是一次反流，pH 升至 7 以上为碱性反流。记录患者在各种不同体位、进食时的情况，就能对患者有无反流、反流的频度和食管清除反流物的时间做出诊断。③食管下括约肌测压试验：食管下括约肌在消化道生理活动中起着保证食物单方向输送的作用，即抗胃食管反流作用。食管下括约肌的功能如何，不仅取决于它在静止时的基础压力，也取决于胸、腹压力的影响以及它对诸如胃扩张、吞咽、体位改变等不同生理因素的反应。另一决定食管下括约肌功能的因素是它在腹内的长度，可由鼻孔插入有换能器的导管至该部位进行测定。

2. 影像学诊断

（1）X 线钡餐检查：该法是诊断食管及贲门部肿瘤的重要手段之一，由于其检查方法简便，患者痛苦小，不但可用于大规模普查和食管癌的临床诊断，而且可追踪观察早期食管癌的发展演变过程，为研究早期食管癌提供可靠资料。食管钡餐检查时应注意观察食管的蠕动状况、管壁的舒张度、食管黏膜改变、食管充盈缺损及梗阻程度。食管蠕动停顿或逆蠕动，食管壁局部僵硬不能充分扩张，食管黏膜紊乱、中断和破坏，食管管腔狭窄、不规则充盈缺损、溃疡或瘘管形成以及食管轴向异常均为食管癌重要的 X 线征象。早期食管癌和食管管腔明显梗阻狭窄者，低张双重造影检查优于常规钡餐造影。X 线检查结合细胞学和食管内镜检查，可以提高食管癌诊断的准确性。

1）早期食管癌 X 线改变：可分为扁平型、隆起型和凹陷型。扁平型肿瘤扁平无蒂，沿食管壁浸润，食管壁局限性僵硬，食管黏膜呈小颗粒状改变或紊乱的网状结构。隆起型肿瘤向食管腔内生长隆起，表现为斑块状或乳头状隆起，中央可有溃疡形成。凹陷型肿瘤区有糜烂、溃疡发生，呈现凹陷改变。侧位为锯齿状不规则状，正位为不规则的钡池，内有颗粒状结节，呈地图样改变，边缘清楚。

2）中晚期食管癌的 X 线表现：①髓质型：在食管片上显示为不规则的充盈缺损，上下缘与食管正常边界呈斜坡状，管腔狭窄。病变部位黏膜破坏，常见大小不等龛影。

②蕈伞型：在食管片上显示明显充盈缺损，其上下缘呈弧形，边缘锐利，与正常食管分界清楚。病变部位黏膜纹中断，钡剂通过有部分梗阻现象。③溃疡型：在食管片上显示较大龛影，在切线位上见龛影深入食管壁内甚至突出于管腔轮廓之外。如溃疡边缘隆起，可见“半月征”。钡剂通过时梗阻不明显。④缩窄型：食管病变较短，常在 3cm 以下，边缘较光滑，局部黏膜纹消失。钡剂通过时梗阻较严重，病变上端食管明显扩张，呈现环型或漏斗状狭窄。⑤腔内型：病变部位食管管腔增宽，常呈梭形扩张，内有不规则或息肉样充盈缺损，病变上下界边缘较清楚锐利，有时可见清晰的弧形边缘，钡剂通过尚可。中晚期食管癌分型以髓质型最为常见，蕈伞型次之，其余各型较少见。

（2）食管癌 CT 表现：CT 扫描可以清晰显示食管与邻近纵膈器官的关系。正常食管与邻近器官分界清楚，食管壁厚度不超过 5mm，如食管壁厚度增加，与周围器官分界模糊，则表示有食管病变存在。CT 扫描可以充分显示食管癌病灶大小、肿瘤外侵范围及程度，明显优于其他诊断方法。CT 扫描还可帮助外科医生决定手术方式，指导放疗医生确定放射治疗靶区，设计满意的放射治疗计划。

Moss 提出食管癌的 CT 分期：Ⅰ期肿瘤局限于食管腔内，食管壁厚度＜ 5mm；Ⅱ期肿瘤伴食管壁厚度＞ 5mm；Ⅲ期食管壁增厚同时肿瘤向邻近器官扩展，如气管、支气管、主动脉或心房；Ⅳ期为任何一期伴有远处转移者。CT 扫描时，重点应观察食管壁厚度、肿瘤外侵的程度、范围及淋巴结有无转移。外侵在 CT 扫描上表现为食管与邻近器官间的脂肪层消失，器官间分界不清。颈胸段食管癌 CT 扫描显示肿块向前挤压气管，形成气管压迹。轻者可见气管后壁隆起，突向气管腔内；重者肿瘤可将气管推向一侧，气管受压变形，血管移位。中胸段食管癌 CT 扫描显示食管壁增厚，软组织向前侵犯，使食管与主动脉弓下、气管隆突下的脂肪间隙变窄甚至消失，其分界不清。尤其在气管分叉水平，由于肿瘤组织的外侵挤压，造成气管成角改变，有时可见气管向前移位，重者可见气管壁受压而变弯形。肿瘤向右侵犯，CT 扫描显示食管壁增厚，奇静脉窝变浅甚至消失。向左后侵犯，CT 扫描显示食管与降主动脉间的界线模糊不清。下胸段食管癌由于肿瘤的外侵扩展，CT 扫描显示左心房后壁出现明显压迹。CT 不能诊断正常大小转移淋巴结，难以诊断食管周围转移淋巴结，一方面是 CT 难以区别原发灶浸润和淋巴结转移，另一方面是良性的炎症改变也可引起淋巴结肿大，特别是当肿瘤坏死时，易引起淋巴结炎症反应，因此 CT 对食管癌淋巴结转移的诊断价值很有限。一般认为淋巴结直径＜ 1.0cm 为正常大小，1.0~1.5cm 为可疑淋巴结，淋巴结直径＞ 1.5cm 即为不正常。

CT 扫描诊断食管癌的依据是食管壁的厚度、肿瘤外侵的范围及程度，但食管黏膜不能在 CT 扫描中显示，因此 CT 扫描难以发现早期食管癌。将 CT 与 X 线检查相结合，有助于食管癌的诊断和分期水平的提高。

3. 食管脱落细胞学检查

食管脱落细胞学检查方法简便，操作方便、安全，患者痛苦小，其准确率在 90% 以上，为食管癌大规模普查的重要方法。食管脱落细胞学检查结合 X 线钡餐检查可作为食管癌的诊断依据，使大多数患者免受食管镜检查痛苦。但食管狭窄有梗阻时，脱落细胞采集器不能通过，应行食管镜检查。

食管脱落细胞学检查方法简便、安全，大多数患者均能耐受，但对食管癌有出血及出血倾向者，或伴有食管静脉曲张者应禁忌做食管拉网细胞学检查；对食管癌 X 片上见食管有深溃疡或合并高血压、心脏病及晚期妊娠者，应慎行食管拉网脱落细胞检查；对全身状况差，过于衰弱的患者应先改善患者一般状况后再做细胞学检查；合并上呼吸道及上消化道急性炎症者，应先控制感染再行细胞学检查。

4. 食管镜检查

近年来，纤维食管镜被广泛应用于食管癌的诊断。纤维食管镜镜身柔软，可随意弯曲，光源在体外，插入比较容易，患者痛苦少。食管镜检查时可以在直视下观察患者肿瘤大小、形态和部位，为临床医生提供治疗的依据，同时也可在病变部位做活检或镜刷检查。食管镜检查与脱落细胞学检查相结合，是食管癌理想诊断方法。

适应证：①患者有症状，X 线钡餐检查阳性，而细胞学诊断阴性时，应先重复做细胞学检查，如仍为阴性者应该做食管镜检查及活检以明确诊断。如 X 线钡餐检查见食管明显狭窄病例，预计脱落细胞学检查有困难者，应首先考虑食管镜检查。②患者有症状，细胞学诊断阳性，而 X 线钡餐检查阴性或 X 片上仅见食管有可疑病变者，需做食管镜检查明确食管病变部位及范围。③患者有症状，细胞学诊断阳性，X 线钡餐检查怀疑食管有双段病变时，为了帮助临床医生决定治疗方案的选择，需通过食管镜检查明确食管病变部位及范围。④食管癌普查中，细胞学检查阳性，而患者没有自觉症状，X 线钡餐检查阴性，为了慎重起见，必须做食管镜检查，以便最后确诊。

禁忌证：①严重心肺疾患、明显胸主动脉瘤、高血压未恢复正常、脑溢血及无法耐受食管镜检查者。②巨大食管憩室，明显食管静脉曲张或高位食管病变伴高度脊柱弯曲畸形者。③口腔、咽喉、食管及呼吸道急性炎症者。④有严重出血倾向或严重贫血者。

食管镜下早期食管癌的形态表现为：①病变处黏膜充血肿胀，微隆起，略高于正常黏膜，颜色较正常黏膜为深，与正常黏膜界线不清楚，镜管触及易出血，管壁舒张度良好。②病变处黏膜糜烂，颜色较正常黏膜为深，失去正常黏膜光泽，有散在小溃疡，表面附有黄白色或灰白色坏死组织，镜管触及易出血，管壁舒张度良好。③病变处黏膜有类似白斑样改变，微隆起，白斑周围黏膜颜色较深，黏膜中断，食管壁较硬，触及不易出血。进展期食管癌病灶直径一般在 3cm 以上，在食管镜下可分为肿块型、溃疡型、肿块浸润型、溃荡浸润型及四周狭窄型等 5 种类型。

三、治疗

（一）手术治疗

1. 手术方法

手术是治疗食管癌的主要方法。就外科切除而言，可分为根治性切除（切除全部或大部分食管、纵膈软组织及食管周围转移淋巴结）和姑息性切除（切除不彻底，以解决吞咽困难为主要目的）。不管是根治性还是姑息性切除，食管癌的手术有一定的并发症和死亡率。在手术前必须认真评估是否需要手术和是否能够耐受手术。

手术禁忌证：①患者病期晚：T_4（侵犯胸膜、心包或膈肌除外）或有多处或多脏器转移者。②患者不能耐受手术：判断是否能耐受手术，需对患者的情况进行综合分析，不能只凭一项指标轻率做出判断。归纳起来主要的手术禁忌证包括：伴有烟草、酒精中毒既往史的 70 岁以上的高龄患者；伴有或不伴有无应变性体重下降 15% 以上者；各项呼吸功能指标缩减 40% 以上者；有肯定的肝细胞功能不足者及伴有心血管疾病及糖尿病者等。当上述指标存在于同一个患者时应禁止施行一切外科操作。如果 2 个或 3 个指标同时存在，不应该视为手术绝对禁忌证，综合分析，慎重做出决定。

手术适应证：① T_1~T_3，及可切除 T_4 患者（侵犯胸膜、心包或膈肌除外），尤其是肿瘤位于胸下段者。②放疗后复发者应该首选手术。

外科切除的原则：切除的正常食管的长度至少应距肿瘤的上下缘 5cm 以上。此外，局部切除的广度也十分重要，在后纵膈存在一些解理层和临时阻癌屏障（前为心包、后为胸主动脉外膜、两侧为纵膈胸膜），应将癌变的食管连同其周围的脂肪结缔组织和淋巴组织等整块切除，食管肌层只有在切断食管时才可见到。临床资料分析表明，这种整块组织的受侵比例很高，并且清扫者的预后远好于未清扫者。

食管癌的外科治疗术式：胸段食管癌手术的主要术式包括进胸手术、非开胸手术（经膈肌裂孔食管切除术、食管拔脱术）及微创手术等。颈段食管癌的主要术式为咽—喉—全食管切除术。手术术式的选择主要依据原发肿瘤的大小、部位以及外科医生的习惯。对吻合口的最佳位置一直存在争议。颈部吻合的优点包括对食管更大范围的切除、有可能不开胸、较少的严重食管反流症状以及较少的吻合口癌相关的严重并发症。胸内吻合的优点包括吻合口癌和吻合口狭窄的发生率低。

经膈肌裂孔食管切除术：选用颈、腹 2 个切口，在颈部和贲门处将食管切断，采用钝性分离的方法，经颈部和食管膈肌裂孔上下游离食管并会师，然后将游离的胃 / 结肠经食管床提至颈部与食管吻合。该手术的特点是没有对纵膈淋巴结进行清扫，创伤小，手术时间短，患者恢复好，手术对患者的心肺功能影响小，经济负担轻。欧美国家多用，他们的随机分组研究认为该法同二野清扫取得相同的疗效。国内多数外科医生对这一术式有不同观点，主要用于早期无明显外侵和远处淋巴结转移者，或高龄、有严重心血管等内科疾病者。

食管拔脱术：目前较少应用，选用颈、腹二切口，在颈部和贲门处将食管切断，用拔脱器将病变食管黏膜向上或向下牵拉，由切口拔出。游离的胃 / 结肠经扩张后的食管肌层管道提至颈部与食管吻合。该手术是下胸段食管癌或食管贲门癌的一种姑息治疗手段，患者耐受性好，与经膈肌裂孔食管切除术相比较，减少了纵膈出血、气管损伤及乳糜胸等并发症的发生。

咽—喉—全食管切除术：为了避免术后复发和上切缘阳性，对肿瘤的上缘距食管起始部不足 5cm 的颈段食管癌，尤其当肿瘤位于食管入口水平时，则采用该术式。

微创手术：微创手术是 20 世纪 90 年代后发展起来的一种手术。食管癌微创手术分为胸腔镜下食管切除术、胸腔镜辅助下的食管切除术（大开胸食管切除术，小开胸食管切除术）、纵隔镜下食管切除术。无论是哪一种手术，通过镜像的利用，与开胸手术相比减轻了开胸手术所引起的胸壁损伤，在一定程度上提高了手术的安全性，同时也减轻了患者术后的疼痛，所以，胸腔镜、纵隔镜使用的适应证方面均有逐步扩大的趋势。但是，能否在胸腔镜下进行食管癌的根治性切除术还有很多争议。所以，能否在胸腔镜下安全地施行手术，并取得与开胸食管癌根治术同样效果，目前仍是一个需要研究的问题。迄今胸腔镜食管癌外科尚无统一的指征，还有待于临床上进一步探索实践。

2. 术后的治疗

R_1 切除（镜下残留）术后，患者应该给予放疗或联合 5–FU/ 顺铂为主的化疗；R_2 切除（肉眼残留）术后，患者应该给予放化疗，并且根据肿瘤的扩散范围给予补救治疗。对术后 R_0 切除（没有残留）患者，如果淋巴结阳性，后续的治疗取决于病灶的部位和组织类型，食管远端或胃食管交界处的腺癌患者应该接受术后的辅助化疗和放疗，然而近端或中段食管腺癌及任何部位的鳞癌可以密切随访。如果淋巴结阴性，R_0 切除术后有三个选择：① T_1 期患者应该随访，如果没有明确的复发证据，不推荐进一步治疗。② T_2N_0 患者应该随访，部分有复发转移倾向的高危患者可以选择性做放化疗。③ T_3N_0 患者可选择接受放疗或放化疗，也可随访观察。

（二）放疗

1. 适应证

局部区域性食管癌，一般情况较好，无出血和穿孔倾向。

2. 禁忌证

恶病质、食管穿孔、食管活动性出血或短期内曾有食管大出血者，同时合并有无法控制的严重内科疾病。

3. 放疗前的注意事项

放疗前应注意控制局部炎症，纠正患者营养状况，治疗重要内科夹杂症。放疗中应保持患者的营养供给，防止食物梗阻，进食后应多喝水，防止食物在病灶处贮留，导致或加重局部炎症，影响放疗的敏感性。

4. 照射范围和靶区的确定

常规模拟定位：有条件者应在定位前用治疗计划系统（TPS）优化，根据肿瘤实际侵犯范围设定照射野的角度和大小。胸段食管癌一般情况下多采用一前二后野的三野照射技术。根据 CT 和食管 X 线片所见肿瘤具体情况，前野宽 7~8cm，二后斜野宽 6~7cm，病灶上下端各放 3~4cm。缩野时野的宽度不变，上下界缩短到病灶上下各放 2cm。如果肿瘤较大，也可以考虑先前后对穿照射，缩野时改为右前左后照射。颈段食管癌一般仅仅设两个正负 60° 角的前野，每个野需采用 30° 的楔形滤片。

5. 剂量和剂量分割

单纯常规分割放疗：为每天照射 1 次，每次 1.8~2.0Gy，每周照射 5~6 次，总剂量 60~70Gy/6~8 周。

后程加速超分割放疗：先大野常规分割放疗，每次 1.8Gy，1 次 / 天，总剂量 41.4Gy/23 次；随后缩野照射，每次 1.5Gy，2 次 / 天，间隔时间 6 小时或 6 小时以上，总剂量 27Gy/18 次。肿瘤的总剂量为 68.4Gy/（41 次 · 44 天）。

同期放化疗时的放疗：放疗为每次 1.8Gy，1 次 / 天，总剂量 50.4Gy/（28 次 · 38 天）（在放疗的第 1 天开始进行同期化疗），此剂量在欧美和西方国家多用。

6. 非手术治疗的疗效

局部区域性食管癌行单纯的常规分割放疗的 5 年总生存率为 10% 左右，5 年局控率为 20% 左右。后程加速超分割放疗的总生存率为 24%~34%，局控率为 55% 左右。同期放化疗的生存率为 25%~27%，局控率为 55% 左右。当然，放疗或以放疗为主的综合治疗的生存率高低也与患者的早晚期有密切关系。早期患者的 5 年生存率可达到 80% 以上。

（三）化疗

化疗主要用于姑息治疗，或作为以手术和（或）放疗为主的综合治疗的一种辅助方法。近来的研究表明，放疗同期联合化疗能显著提高放疗的疗效，而且随着新的药物（或新的联合方案）的发现，化疗在食管癌治疗中的地位越来越重要。

1. 适应证及禁忌证

适应证，对于早期患者，同手术或放疗联合应用；对于晚期患者，用于姑息治疗（最好同其他方法联合应用）；对小细胞癌，应同手术或放疗联合应用。

禁忌证：骨髓再生障碍、恶病质以及脑、心、肝、肾有严重病变且没有控制者。

2. 常规用药

紫杉醇 +DDP：紫杉醇 175mg/m^2，静脉注射，第 1 天；DDP 40mg/m^2，静脉注射，第 2、3 天。3 周重复。

中国医学科学院肿瘤医院用该方案治疗了 30 例晚期食管癌患者，有效率为 57%。Vander Gaast 等治疗了 31 例晚期食管癌患者，有效率 55%，耐受性好。

TPE：紫杉醇 75mg/m^2，静脉注射，第 1 天；DDP 20mg/m^2，静脉注射，第 1~5 天；5-FU 1000mg/m^2，静脉注射，第 1~5 天。3 周重复。

Son 等治疗 61 例食管癌，有效率 48%，中位缓解期 5.7 个月，中位生存期 10.8 个月，但不良反应重，46% 患者需减量化疗。

3. 单一药物治疗

单一药物治疗食管癌，有效率不高，一般在 20% 以内。较早的药物包括氟尿嘧啶（5-FU）、丝裂霉素（MMC）、顺铂（DDP）、博来霉素（BLM）、甲氨蝶呤（MTX）、米多恩醌、依利替康（CPT-11）、阿霉素（ADM）和长春地辛（VDS）。新的药物包括紫杉醇、多西他赛、长春瑞滨、吉西他滨、奥沙利铂和卡铂。5-FU 和 DDP 的联合方案被广泛认可，有效率在 20%~50%，是食管癌化疗的标准方案。紫杉醇联合 5-FU 和（或）DDP 被认为是一个对鳞癌和腺癌都有效的方案。另外，CPT-11 和 DDP 的联合方案也对部分食管鳞癌有效。

第二节　支气管肺癌

一、概述

原发性支气管肺癌简称肺癌，肿瘤细胞源于支气管黏膜或腺体，常有区域性淋巴结和血道转移，早期常有刺激性咳嗽、痰中带血等呼吸道症状，病情进展速度与细胞的生物特性有关。

在美国，肺癌是癌症死亡的主要原因。2013 年中国肿瘤登记年报显示，每年肺癌的新发病者约为 60 万人，占中国恶性肿瘤发病率第一位。只有 15% 的患者在确诊肺癌后能生存 5 年或 5 年以上。本病多在 40 岁以上发病，发病年龄高峰在 60~79 岁。男性发病率通常高于女性，男女患病率为 2.3 : 1。但近年女性肺癌的发生率有上升趋势。

二、病理分类

肺癌的大体形态按肿瘤发生部位可分为三型。①中央型：肿瘤发生在主支气管、叶支气管和段支气管。②周围型：肿瘤发生在段支气管以下的小支气管和细支气管。③弥漫型：肿瘤发生在细支气管和肺泡，弥漫分布在肺内。

目前，肺癌的病理组织学分类是由 WHO 提出的，为国内外病理工作者所采用。2004 年 WHO 在原有光镜观察的基础上，结合电镜和免疫组化最新资料提出了新的肺肿瘤组织学分类草案。

由于小细胞癌的生物学行为与其他类型肺癌显著不同，即前者临床上表现为高度恶性，早期发生广泛转移，对化疗和放疗敏感，因而治疗也不同于其他类型的肺癌。所以从临床角度考虑，目前国内外都将这两类生物学行为完全不同的肺癌分为两大类：小细胞肺癌和非小细胞肺癌。

三、临床表现

近 5% 的肺癌患者无症状，仅在胸部 X 线检查时发现。绝大多数患者可表现或多或少与肺癌有关的症状和体征，可按部位分为支气管—肺局部、肺外胸内扩展、胸外转移和非转移性胸外表现四类。

（一）支气管—肺局部表现

1. 咳嗽

咳嗽为常见的早期症状，肿瘤在气管内可有刺激性干咳或咳少量黏液痰。细支气管—肺泡细胞癌可有大量黏液痰。肿瘤引起支气管狭窄，咳嗽加重，多为持续性，且呈高调金属音，是一种特征性的阻塞性咳嗽。当有继发感染时痰量增加，且呈黏液脓性。

2. 咯血

由于癌肿组织的血管丰富，局部组织坏死常引起咯血。以中央型肺癌多见。多为痰中带血或间断血痰，常不易引起患者的重视而延误早期诊断。如侵蚀大血管，则可引起大咯血。

3. 喘鸣

由于肿瘤引起支气管部分阻塞，约有 2% 的患者可引起局限性喘鸣。

4. 胸闷、气短

当有下述情况时可出现胸闷、气短：①肿瘤引起支气管狭窄，特别是中央型肺癌。②肿瘤转移到肺门淋巴结，肿大的淋巴结压迫主支气管或隆突。③转移至胸膜，发生大量胸腔积液。④转移至心包，发生心包积液。⑤有膈麻痹、上腔静脉阻塞以及肺部广泛受累时，也可出现胸闷、气急。如果原有慢性阻塞性肺疾病或并发自发性气胸，则胸闷、气急更为严重。

5. 体重下降

消瘦为恶性肿瘤的常见症状之一。肿瘤发展到晚期，由于肿瘤毒素和消耗的原因，并有感染、疼痛所致的食欲减退，可表现为消瘦或恶病质。

6. 发热

肿瘤组织坏死可引起发热，多数发热的原因是肿瘤引起的继发性肺炎，抗菌药物治疗效果不佳。

（二）肺外胸内扩展表现

1. 胸痛

约有 30% 的肿瘤直接侵犯胸膜、肋骨和胸壁，可引起不同程度的胸痛。若肿瘤位于胸膜附近，则产生不规则的钝痛或隐痛，疼痛于呼吸、咳嗽时加重。肋骨、脊柱受侵犯时则有压痛点，而与呼吸、咳嗽无关。肿瘤压迫肋间神经，胸痛可累及其分布区。

2. 呼吸困难

肿瘤压迫大气道，出现呼吸困难。

3. 咽下困难

癌肿侵犯或压迫食管，可引起咽下困难，尚可引起气管—食管瘘，导致肺部感染。

4. 声音嘶哑

癌肿直接压迫或转移致纵隔淋巴结压迫喉返神经（多见左侧），可发生声音嘶哑。

5. 上腔静脉综合征

肿瘤压迫或侵犯上腔静脉，静脉回流受阻，产生头面、颈、上肢水肿，胸前部静脉曲张并瘀血，伴头晕、胸闷、气急等症状。

6.Horner 综合征

位于肺尖部的肺癌称肺上沟癌，可压迫或侵犯颈交感神经，出现患侧眼球凹陷，上睑下垂、瞳孔缩小、眼裂狭窄，患侧上半胸部皮肤温度升高、无汗等。也常有肿瘤压迫臂丛神经，出现患侧腋下及上肢内侧放射状灼热疼痛，夜间尤甚。

（三）胸外转移表现

有 3%~10% 的患者可见到胸外转移的症状、体征。以小细胞肺癌居多，其次为未分化大细胞肺癌、腺癌、鳞癌。

1. 转移至中枢神经系统

可发生头痛、呕吐、眩晕、复视、共济失调、脑神经麻痹、一侧肢体无力甚至偏瘫等神经系统表现。严重时可出现颅内高压的症状。

2. 转移至骨骼

特别是肋骨、脊椎、骨盆时，可有局部疼痛和压痛。

3. 转移至肝

可有厌食、肝区疼痛、肝大、黄疸和腹水等。

4. 转移至淋巴结

锁骨上淋巴结是肺癌转移的常见部位，可以毫无症状。典型的多位于前斜角肌区，固定而坚硬，逐渐增大、增多，可以融合、多无痛感。淋巴结的大小不一定反映病程的早晚。

（四）非转移性胸外表现

非转移性胸外表现称为副癌综合征。近 2% 肺癌患者的初诊是因为全身症状或这些与肿瘤远处转移无关的症状和体征，缺乏特异性，主要表现为以下几个方面。

1. 库欣综合征

库欣综合征最常见的为小细胞肺癌或支气管类癌。

2. 抗利尿激素分泌

引起稀释性低钠血症，可有厌食、恶心、呕吐等水中毒症状，以及逐渐加重的神经并发症。

3. 类癌综合征

类癌综合征主要表现为面部、上肢躯干的潮红或水肿，胃肠蠕动增强，腹泻，心动过速，喘息，瘙痒和感觉异常。

4. 异位促性腺激素

异位促性腺激素可引起男性轻度乳房发育和增生性骨关节病，常见于大细胞肺癌。

5. 低血糖

低血糖见于鳞癌，切除肿瘤后可减轻。

6. 高钙血症

高钙血症可由骨转移或肿瘤分泌过多甲状旁腺素相关蛋白引起，常见于鳞癌。

7. 神经肌肉表现

神经肌肉是肺癌最常见的非转移性胸外表现，发生率近 15%。主要异常有：①小脑退行性变。②运动神经病变。③多神经炎合并混合的运动和感觉障碍。④感觉性神经病变。⑤神经异常。⑥肌病。⑦多发性肌炎。⑧自主神经系统异常。⑨骨骼表现，最常见的末梢体征是杵状指，有时合并肥大性骨关节病。

四、诊断

（一）痰液细胞学检查

痰液的细胞学检查已被广泛应用于肺癌的诊断。痰检简便易行，患者无痛苦，适用范围广。但痰检也有缺点和局限性：①有一定的假阴性率，一般报道为15%~25%，特别是周围型肺癌，因远离大的支气管，肿瘤细胞不易排出。②假阳性率为0.5%~2.5%，痰液中含有多种细胞成分，其中一些形态异常的细胞有时被误认为恶性细胞。因此国外有研究者强调，痰检必须由有经验的病理医师进行，且至少要两次阳性结果才做出肺癌的诊断。③以痰检作肺癌病理类型分型不够确切。痰检分型的符合率为70%~85%。

（二）影像学检查

1. 胸部X线检查

胸片是早期发现肺癌的一个重要手段，也是术后随访的方法之一。

2. 胸部CT检查

胸部CT可以进一步验证病变所在的部位和累及范围，也可大致区分其良、恶性，是目前诊断肺癌的重要手段。低剂量螺旋胸部CT可以有效地发现早期肺癌，而CT引导下经胸肺肿物穿刺活检是重要的获取细胞学、组织学诊断的技术。

中央型肺癌的CT表现：①支气管改变：支气管管壁增厚；支气管腔狭窄。②肺门肿块：是中央型肺癌最主要的影像学表现。肺门肿块表现为结节状，边缘不规则，可有分叶征，同时可见阻塞性肺炎、肺不张。③支气管阻塞：早期表现为局限性阻塞性肺气肿，随着病变发展，支气管引流不畅，发生阻塞性肺炎，最后支气管完全阻塞引起肺不张。④阻塞性肺气肿：由于肿块生长使支气管狭窄后形成活瓣样作用，吸气时气体可通过，而呼气时气体受阻，导致气体在肺泡内滞留，形成呼气性局限性肺气肿。⑤阻塞性肺炎：是中央型肺癌中最常见的征象之一，常伴部分性肺实变、肺不张，部分阻塞性肺炎经有效抗感染治疗后可完全吸收，而癌组织仍然存在，应注意对原发病变进一步检查。⑥阻塞性肺不张：平扫时，不张的肺呈高密度，肺体积缩小。肺不张时常见到叶间胸膜向肺中央凹陷。⑦其他征象：a.黏液嵌塞为支气管内肿瘤占位，其阻塞远端支气管内黏液滞留，形成支气管铸型，常提示肺癌存在的可能；b.手指状改变：肿瘤侵犯段支气管引起管壁增厚，管腔狭窄；c.肺血管改变：表现为癌组织直接侵犯邻近血管，或肿块对肺血管的压迫，使其变形、狭窄、不规则甚至中断；d.胸膜腔积液；e.肺门、纵隔淋巴结肿大。

周围型肺癌的CT表现：瘤体内部的CT征象：①空泡征：多见于直径＜3cm的周围型肺癌。CT表现为瘤体中央区和少数近边缘处呈点状低密度影，多见于腺鳞癌、细支气管肺泡癌和高分化腺癌。②结节征：为肿瘤组织所形成的致密结节影，大小不等，可相互融合，为癌组织实变区。③支气管充气征：表现为管状低密度影，常见于细支气管肺泡癌和淋巴瘤，也可见于腺癌、鳞癌和腺鳞癌，有时炎性病变，尤其是局灶性机化性肺炎也可见到此征象。④肺癌的强化：CT 表现可分为均匀增强型、外周增强型及不均匀增强型 3 种。⑤肺癌的钙化：表现为细沙粒状，分布较弥散，或偏瘤体一侧。⑥癌性空洞：发生率为 2%~10%，鳞癌最多，其次为腺癌和大细胞癌。典型的癌性空洞表现为空洞壁呈厚壁或壁厚薄不均，内壁凹凸不平或呈结节状。

瘤—肺交界面的 CT 征象：①毛刺征：表现为自瘤体边缘向周围肺伸展的放射性无分支的细线条影。鳞癌可表现为长毛刺，而腺癌以细短直毛刺为多见。②分叶征：表现为肿瘤边缘凹凸不平，呈花瓣状突出，两个凸起间为凹入切迹。

肿瘤邻近结构的CT 表现：①胸膜改变：最常见为胸膜凹陷征，其次为胸膜浸润和播散。②邻近血管、支气管改变：周围型肺癌周围血管、支气管相互聚拢。

3. MRI 检查

目前 CT 仍然是肺癌的首选检查方法，尤其是对早期周围型肺癌的诊断。目前 MRI 的应用指征主要为：①对碘过敏患者，或者 CT 检查后仍难以诊断的特殊病例。②对肺上沟瘤，需要显示胸壁侵犯及臂丛神经受累情况。③需要判断纵隔中的心包及大血管有无受侵，或有上腔静脉综合征的病例。④需要鉴别手术或放疗后肿瘤复发抑或纤维化的病例。

4. B 超检查

主要用于发现腹部重要器官以及腹腔、腹膜后淋巴结有无转移，也用于双锁骨上窝淋巴结的检查；对于邻近胸壁的肺内病变或胸壁病变，可鉴别其囊、实性及进行超声引导下穿刺活检；超声还常用于胸腔积液抽取定位。

5. 骨扫描检查

用于判断肺癌骨转移的常规检查。当骨扫描检查提示骨可疑转移时，可对可疑部位进行 MRI 检查验证。

6. PET-CT 检查

不推荐常规使用。在诊断肺癌纵隔淋巴结转移时较 CT 的敏感性、特异性高。

（三）内镜检查

1. 纤维支气管镜检查

纤维支气管镜（简称纤支镜）检查技术是诊断肺癌最常用的方法，包括纤支镜直视下刷检、活检以及支气管灌洗获取细胞学和组织学诊断。上述几种方法联合应用可以提高检出率。

2. 经纤维支气管镜引导透壁穿刺纵隔淋巴结活检术

经纤维支气管镜引导透壁淋巴结穿刺活检有助于治疗前肺癌 TNM 分期的精确 N2 分期。但不作为常规推荐的检查方法，有条件的医院应当积极开展。经纤维超声支气管镜引导透壁淋巴结穿刺活检术更能就肺癌 N1 和 N2 的精确病理诊断提供安全可靠的支持。

3. 纵隔镜检查

作为确诊肺癌和评估 N 分期的有效方法，是目前临床评价肺癌纵隔淋巴结状态的金标准。尽管 CT、MRI 以及近年应用于临床的 PET-CT 能够对肺癌治疗前的 N 分期提供极有价值的证据，但仍然不能取代纵隔镜的诊断价值。

4. 胸腔镜检查

胸腔镜可以准确地进行肺癌诊断和分期，对于经纤维支气管镜和经胸壁肺肿物穿刺针吸活检术等检查方法无法取得病理标本的早期肺癌，尤其是肺部微小结节病变行胸腔镜下病灶切除，即可以明确诊断。对于中晚期肺癌，胸腔镜下可以行淋巴结、胸膜和心包的活检，胸腔积液及心包积液的细胞学检查，为制订全面治疗方案提供可靠依据。

五、治疗原则

应当采取综合治疗的原则，即：根据患者的机体状况，肿瘤的细胞学、病理学类型，侵及范围（临床分期）和发展趋向，采取多学科综合治疗（MDT）模式，有计划、合理地应用手术、化疗、放疗和生物靶向等治疗手段，以期达到根治或最大限度控制肿瘤，提高治愈率，改善患者的生活质量，延长患者生存期的目的。目前，肺癌的治疗仍以手术治疗、放射治疗和药物治疗为主。

（一）外科治疗

1. 手术治疗

手术切除是肺癌的主要治疗手段，也是目前临床治愈肺癌的唯一方法。肺癌手术分为根治性手术与姑息性手术，应当力争根治性切除。以期达到最佳、彻底的切除肿瘤，减少肿瘤转移和复发，并且进行最终的病理 TNM 分期，指导术后综合治疗。

2. 手术适应证

Ⅰ、Ⅱ期和部分Ⅲa 期非小细胞肺癌和部分小细胞肺癌。

经新辅助治疗（化疗或化疗加放疗）后有效的 N_2 期非小细胞肺癌。

部分Ⅲb 期非小细胞肺癌如能局部完全切除肿瘤者，包括侵犯上腔静脉、其他毗邻大血管、心房、隆突等。

部分Ⅳ期非小细胞肺癌，有单发对侧肺转移，单发脑或肾上腺转移者。

临床高度怀疑肺癌的肺内结节，经各种检查无法定性诊断，可考虑手术探查。

（二）放射治疗

肺癌放疗包括根治性放疗、姑息放疗、辅助放疗和预防性放疗等。

1. 放疗的原则

对根治性放疗适用于 KPS 评分≥ 70 分的患者，包括因医源性或（和）个人因素不能手术的早期非小细胞肺癌、不可切除的局部晚期非小细胞肺癌，以及局限期小细胞肺癌。

姑息性放疗适用于对晚期肺癌原发灶和转移灶的减症治疗。对于非小细胞肺癌单发脑转移灶手术切除患者可以进行全脑放疗。

辅助放疗适应于术前放疗、术后切缘阳性的患者，对于术后 pN_2 阳性的患者，鼓励参加临床研究。

术后放疗设计应当参考患者手术病理报告和手术记录。

预防性放疗适用于全身治疗有效的小细胞肺癌患者全脑放疗。

放疗通常联合化疗治疗肺癌，因分期、治疗目的和患者一般情况的不同，联合方案可选择同步放化疗、序贯放化疗。建议同步放化疗方案为 EP 和含紫杉类方案。

接受放化疗的患者，潜在不良反应会增大，治疗前应当告知患者；放疗设计和实施时，应当注意对肺、心脏、食管和脊髓的保护；治疗过程中应当尽可能避免因不良反应处理不当导致的放疗非计划性中断。

2. 非小细胞肺癌

放疗的适应证放疗可用于因身体原因不能手术治疗的早期 NSCLC 患者的根治性治疗，可手术患者的术前、术后辅助治疗，局部晚期病灶无法切除患者的局部治疗以及晚期不可治愈患者的重要姑息治疗方式。

Ⅰ期不能接受手术治疗的 NSCLC 患者，放射治疗是有效的局部控制病灶的手段之一。对于接受手术治疗的 NSCLC 患者，如果术后病理手术切缘阴性而纵隔淋巴结阳性（pN_2），除了常规接受术后辅助化疗外，也建议加用术后放疗。对于切缘阳性的 pN_2 肿瘤，如果患者身体许可，建议采用术后同步放化疗。对切缘阳性的患者，放疗应当尽早开始。

对于因身体原因不能接受手术的Ⅱ~Ⅲ期 NSCLC 患者，如果身体条件许可，应当给予适形放疗结合同步化疗。在有治愈希望的患者，在接受放疗或同步放化疗时，通过更为适行的放疗计划和更为积极的支持治疗，尽量减少治疗时间的中断或治疗剂量的降低。

对于有广泛转移的Ⅳ期 NSCLC 患者，部分患者可以接受原发灶和转移灶的放射治疗以达到姑息减症的目的。

3. 小细胞肺癌（SCLC）放疗的适应证

局限期 SCLC 经全身化疗后部分患者可以达到完全缓解，但是如果不加用胸部放疗，胸内复发的风险很高，加用胸部放疗不仅可以显著降低局部复发率，而且死亡风险也显著降低。

在广泛期 SCLC 患者，远处转移灶经化疗控制后加用胸部放疗也可以提高肿瘤控制率，延长生存期。

如果病情许可，小细胞肺癌的放射治疗应当尽早开始，可以考虑与化疗同步进行。如果病灶巨大，放射治疗导致肺损伤的风险过高的话，也可以考虑先采用 2~3 周期的化疗，然后尽快开始放疗。

4. 预防性脑照射

局限期小细胞肺癌患者，在胸内病灶经治疗达到完全缓解后推荐加用预防性脑照射。广泛期小细胞肺癌在化疗有效的情况下，加用预防性脑照射亦可降低小细胞肺癌脑转移的发生的风险。

而非小细胞肺癌全脑预防照射的决定应当是医患双方充分讨论，根据每例患者的情况权衡利弊后确定。

5. 晚期肺癌患者的姑息放疗

晚期肺癌患者的姑息放疗主要目的是为了解决因原发灶或转移灶导致的局部压迫症状、骨转移导致的疼痛，以及脑转移导致的神经症状等。对于此类患者可以考虑采用低分割照射技术，使患者更方便得到治疗，同时可以更迅速地缓解症状。

第三节　原发性气管癌

一、病理

原发性气管肿瘤大多来自上皮或腺体的肿瘤，主要是鳞状细胞癌和腺样囊性癌（即圆柱瘤型腺癌），类癌较少见。良性肿瘤发病较少，占原发肿瘤的 25%~35%。恶性肿瘤较常见，占 68%~77%，其中以腺癌和鳞癌较多，小细胞癌较少。良性肿瘤有纤维瘤、乳头状瘤、淋巴管瘤、平滑肌瘤、毛细血管内皮瘤、黏膜下血管瘤和息肉等。恶性肿瘤中以鳞癌和腺样囊性癌最为多见，后者生长速度缓慢，在黏膜下扩散，肉眼有时难于辨认其侵犯范围，某些患者虽然在气管腔内病灶较小，但肿瘤已穿出管外并浸润到纵隔内。小细胞癌、鳞腺混合癌、大细胞癌较为少见，罕见的类型包括平滑肌肉瘤、恶性淋巴瘤、纤维肉瘤、软骨肉瘤、横纹肌肉瘤、脂肪肉瘤、血管肉瘤、癌肉瘤、恶性黑色素瘤。气管低度恶性肿瘤中以腺样囊性癌为最多见，此外包括黏液表皮样癌、类癌、恶性纤维组织细胞瘤、神经纤维瘤等。

原发性气管恶性肿瘤中鳞癌发展较快，常呈溃疡性变，向外侵犯较早。食管前壁肌层亦常累及。气管肿瘤主要的转移途径是通过淋巴道，由下向上引流至锁骨上淋巴结，而很少向下转移至纵隔和隆突下淋巴结。血道转移发生率极低，直接向管壁外浸润常常是导致死亡的主要原因。

继发性气管肿瘤都是邻近器官癌肿直接侵犯所致，如甲状腺癌、支气管肺癌、食管癌等。

二、临床表现

气管肿瘤的最常见症状是咳嗽，常呈刺激性、顽固性干咳，多种治疗无效，在早期气管腔未出现狭窄前多有白色泡沫状痰，当肿瘤表面出现坏死者，可有血丝痰或满口血痰，但多数患者出血量不多，可在数天内自然停止。随着肿瘤的增大，气管腔逐渐狭窄，出现进行性呼吸困难，特点为吸气性呼吸困难，吸气期延长，即所谓的喘鸣，严重者吸气时锁骨上窝、胸骨上窝和下部肋间隙都凹陷，即“三凹征”，此时肺部X线检查无特殊表现，故常有误诊为支气管哮喘。声音嘶哑是肿瘤晚期出现局部压迫、侵犯或淋巴结转移累及喉返神经所致。

肺部听诊可闻及双肺呼吸音粗糙，严重者可听到风箱气流样的声音和各种音调的哮鸣音，即使不用听诊器亦可在近身处闻及，提示上呼吸道的梗阻。

由于气管肿瘤早期症状不典型，胸片检查多无异常发现，而出现典型的上呼吸道梗阻症状时，多数已处疾病的晚期，晚期患者常有局部转移，导致颈部淋巴结肿大，颈交感神经压迫征和上腔静脉阻塞综合征等。有些在确诊前往往有数月或数年的病程，因此，对难于缓解的刺激性干咳、痰血，应尽早进行气管镜检查，以明确诊断及时治疗。

三、诊断

对年龄在40岁以上，近期出现气喘性哮鸣，体位变化能诱发或减轻症状，哮喘药物治疗无效，伴有痰血或阵发性夜间呼吸困难，而无心脏病等，都是鉴别气道梗阻和支气管哮喘的要点，应做进一步检查除外气管肿瘤。气管肿瘤常容易被误诊或漏诊，多数直至呼吸困难、病情危重时才被认识，故临床诊断时对长期顽固性咳嗽伴有吸气性呼吸困难者，应引起警惕，及时做相应检查。

（一）实验室检查

痰脱落细胞学检查。气管肿瘤，尤其是恶性气管肿瘤痰细胞学阳性率较高，对判断肿瘤的良恶性有帮助。但对气管肿瘤部位、范围、侵犯程度则需要其他检查手段来明确。

（二）X线检查

X线诊断以空气对比摄片和气管断层为最好。侧位片对颈段气管暴露较好，隆突部额面断层片能较好地显示胸段的气管全貌。如气管腔内有软组织阴影，管壁增厚，管腔狭窄可初步做出诊断。

（三）CT 检查

CT 检查在诊断气管肿瘤的累及范围、浸润深度、蔓延方向及有无淋巴结转移等方面较胸片有优势。气管恶性肿瘤常表现在气管及支气管腔内、外生长，CT 表现为沿气管生长的不规则形突起的软组织块影，多呈菜花状，并可沿气管环状生长而导致环行狭窄。肿瘤与主动脉或食管间的脂肪间隙消失，是表明纵隔已受侵犯的 CT 征象。纵隔及肺门淋巴结增大，提示气管肿瘤存在转移的可能。

（四）纤维支气管镜检查

纤维支气管镜检查是诊断气管肿瘤最有效的手段，它既可在直视下获得细胞学及组织学诊断，又能对肿瘤的范围、部位做出定位。对气管肿瘤有较严重气管梗阻、有出血病史或在检查中发现肿瘤表面血管丰富者应慎作活检及刷检，以免出现意外。

四、治疗

对局限于气管的早期恶性肿瘤的治疗以外科为主，手术可达到切除病变、解除气道梗阻、重建气道的作用。手术方式以气管环状切除端端吻合最为常用，某医院共实施气管手术近 500 例，其中气管恶性肿瘤 400 例，并创新设计了隆突主支气管切除，多段支气管隆突成型术及气管和隆突切除、分叉人工气管置换等 20 多种新术式。因此，对患者一般情况较好，能够耐受手术者，应首选手术治疗；对病变范围广泛，难于手术的患者采用以放疗为主的治疗，同时辅以化疗，可取得较好的疗效。

内科姑息性治疗还包括经气管镜内电烧、激光等治疗；近年来，镍钛记忆合金气管内支架为部分晚期无法手术或有手术禁忌的患者提供了新的治疗方法，具有快速、方便的特点，能够为进一步治疗赢得时间。

五、预后

气管鳞癌肿瘤完整切除术后 3 年生存率为 24.4%。也有报告气管鳞癌伴局部淋巴结转移者生存率为 25%，气管切端阳性者生存率为 20%，对切除端阳性患者术后加用放疗可达到延长生存时间的目的。单纯放疗的中位生存期为 10 个月左右。腺样囊性癌生长相对缓慢，如手术能够完全切除，切端和淋巴结阴性术后 1 年生存率可达 85%，治愈率为 75%，但术后有较多的复发和转移。淋巴结阳性者术后 1 年生存率稍低 84%，而单纯放疗的 1 年生存率仅为 25%，因此如有可能应采用手术治疗。气管腺癌较其他类型气管肿瘤更易出现局部转移侵犯纵隔，手术完全切除者 1 年生存率约半数。而单纯放疗者预后较差。气管类癌好发于气管下端 1/3 段，以无气管软骨的膜部多见。切除不完全者，术后易复发。肿瘤能够完全切除者多能长期生存。黏液表皮样癌预后相对较好，完整切除者多能长期生存。

第四节 肺转移瘤

一、转移途径

恶性肿瘤肺部转移的途径有 4 种：血行转移、淋巴道转移、直接侵犯和气道转移。血行转移是恶性肿瘤肺部转移的主要方式。肺部有着丰富的毛细血管网，并且位于整个循环系统的中心环节，来自原发病灶的肿瘤栓子，经过静脉系统、肺动脉，很易被肺捕获，在适宜的微环境下肿瘤细胞发生增殖，形成转移肿瘤。经血行转移的肿瘤多位于肺野外带以及下肺野等毛细血管丰富的部位，以多发转移病灶多见，少数情况下为孤立病灶。

经淋巴道转移在肺转移瘤中相对少见，肿瘤栓子首先通过血流转移到肺毛细血管，继而侵犯肺外周的淋巴组织，并沿淋巴管播散，临床上表现为肺淋巴管癌病，常见于乳腺癌、肺癌、胃癌、胰腺癌或前列腺癌的转移。原发肿瘤也可以先转移到肺门或纵隔淋巴结，再沿淋巴道逆行播散到肺，这种转移方式少见。

发生在肺脏周围的肿瘤皆有可能通过直接侵犯的方式转移到肺，如起源于胸壁的软组织肉瘤、起源于纵隔的原发瘤、食管癌、乳腺癌、贲门癌、肝癌、后腹膜肉瘤等。恶性肿瘤经气道转移罕见，理论上头颈部肿瘤、上消化道肿瘤以及气管肿瘤有可能通过这种方式转移，但临床上很难证实。

二、临床表现

约 90% 的肺转移瘤患者有已知的原发肿瘤或原发肿瘤的症状，但 80%~95% 肺部转移瘤本身没有症状。当肿瘤巨大、阻塞气道或出现胸腔积液时会出现呼吸困难。突然出现的呼吸困难与胸腔积液突然增加、气胸或肿瘤内出血有关。气道转移瘤在肺部转移肿瘤中非常罕见，临床上表现为喘鸣、咯血、呼吸困难等症状，常见于乳腺癌、黑色素瘤等。肿瘤侵犯胸壁可以出现胸痛。个别患者在发现肺部转移瘤时没有原发肿瘤的症状，应积极寻找原发肿瘤，特别是胰腺癌、胆管癌等容易漏诊的肿瘤。淋巴管癌病的患者主要表现为进行性加重的呼吸困难和干咳、发绀，一般无杵状指，肺部体征轻微，常有细湿啰音。

三、影像学检查

常规的胸部 X 线摄影是发现肺部转移瘤的首选方法，胸部 CT 较 CXR 的敏感性高，其分辨率是 3mm，而 CXR 仅能发现 7mm 以上的病变，尤其是肺尖、近胸壁和纵隔的病变更容易漏诊。但 CT 扫描费用较高，特异性较 CXR 没有增加。如果 CXR 发现肺部有多发的转移灶，没有必要再进行 CT 检查，但以下情况应进行 CT 检查：CXR 正常、没有发生其他部位转移的畸胎瘤、骨肉瘤；CXR 发现肺内孤立性转移灶或打算进行手术切除的肺部转移瘤。对于高度危险的肿瘤，如骨和软组织肉瘤、睾丸畸胎瘤、绒毛膜癌等，应3~6 个月复查胸部 CT，连续随访 2 年。

肺部转移瘤通常表现为多发结节影，由于发生转移的时间不同，结节常大小不等，直径 3~15mm，或者更大，同样大小的结节，提示是同一时间发生，结节位于肺野外带，尤其是下肺野。小于 2cm 的结节常常是圆形的，边界清楚。较大的病灶尤其是转移性腺癌，边缘不规则，有时呈分叶状。4% 的转移瘤有空洞，常见于鳞癌，上肺的空洞性病变比下肺多见，但多发性空洞性病变可能是良性病变，如 Wegener 肉芽肿。出血性转移灶表现为肿瘤周围的晕征，常见于绒毛膜癌，有时也见于血管肿瘤，如血管肉瘤或肾细胞癌。

肺部转移瘤的单发结节影少见，占所有单发结节影的 2%~10%。容易形成单发结节的肿瘤包括结肠癌、骨肉瘤、肾癌、睾丸癌、乳腺癌、恶性黑色素瘤等。结肠癌尤其是来源直肠乙状结肠的结肠癌，占孤立性肺部转移瘤的 1/3。

肺淋巴管癌病主要表现为弥漫的网索状、颗粒状或结节状阴影，支气管壁增厚，动脉轮廓模糊，CXR 可见 Kerle/B 线。20%~40% 的患者有肺门及纵隔淋巴结肿大，30%~50% 的患者有胸腔积液或心包积液。但 CXR 检查难以发现早期的肺淋巴管癌病，在早期诊断肺淋巴管癌病方面高分辨 CT 有更大优势。

FDG–PET 用于鉴别肺部良恶性病变的特异性较 CT 和 CXR 高，PET 检查能够提供更多的信息。但 PET 的分辨率不高，直径小于 1cm 的病变显像不佳，一些肉芽肿和炎症病变也可能出现假阳性结果。近年来 CT 与 PET 联合应用的 CT–PET 技术已在临床广泛应用，明显提高了恶性肿瘤诊断和鉴别诊断的敏感性和特异性，但目前此项检查的费用较高。

四、组织学检查

由于转移瘤主要位于胸膜下，因此经胸针吸活检是组织学检查最常用的方法。其诊断肺部恶性病变的敏感性为 86.1%，特异性 98.8%，但对肺淋巴管癌病的诊断价值有限。气胸是最常见的并发症，发生率为 24.5%，但需要插管的仅 6.8%。其他并发症包括出血、空气栓塞、针道转移较少见。

气管镜检查可以采用多种手段获取组织标本，如经支气管镜肺活检、气管镜引导下针吸活检、刷检、肺泡灌洗等。对于外周病变，支气管检查的阳性率不到 50%，但淋巴管癌病的诊断率较高。

电视胸腔镜可以取代开胸肺活检用于肺转移瘤的诊断，并可同时进行手术治疗，并发症少，诊断特异性高。

此外，经食管超声引导下的纵隔淋巴结针吸活检、纵隔镜下纵隔淋巴结活检对于诊断肺部转移瘤也有一定的参考价值。

五、治疗

手术是肺部转移瘤首选的治疗方法，和不能手术的患者相比，能够手术切除的肺部转移瘤患者的长期生存率明显改善，在满足手术条件的患者中（不论肿瘤类型），预计超过1/3的患者能获得长期生存5年。接受肺转移瘤切除术的患者应满足以下条件：没有肺外转移灶（如果有肺外转移灶，这些转移灶应能够接受手术或其他方法的治疗）；患者的机体状态能够耐受手术；转移病灶能够完全切除，并能合理地保护残存的正常肺组织；原发肿瘤能被完全控制或切除。

手术方式主要包括胸骨正中切开术、胸廓切开术、横断胸骨双侧胸廓切开术和胸腔镜手术（VATS）。手术以剔除术为主，病灶切除时使肺膨胀，尽可能保留肺组织，应避免肺叶或全肺切除术。

肺部转移瘤即使在完全切除后仍有一半的患者会复发，中位复发时间是10个月，再手术患者的预后明显好于未手术患者，5年、10年生存率分别为29%~44%及25%~34%。目前再发肺转移瘤的手术适应证仍无明确的定论，一般认为对于年龄较轻、一般状况较好的患者，如果再发肺转移较为局限，原发肿瘤的恶性程度较低，原发肿瘤已被控制且无其他部位的远处转移，心肺功能能耐受手术的情况下可以考虑再次手术治疗。

肺转移瘤患者手术本身的并发症较低，手术死亡率为0~4%。能够手术的肺转移瘤患者总的5年生存率可以达到24%~68%，但不同组织类型的肿瘤预后有很大的差异，手术后预后较好的肿瘤为畸胎瘤、绒毛膜癌、睾丸癌，其次是肾癌、大肠癌和子宫癌等，预后较差的是肝癌和恶性黑色素瘤。转移灶切除是否完全对预后也有影响，完全切除患者的5年、10年生存率分别为36%和26%，而不完全切除者则分别为22%和16%。无瘤间期是指原发肿瘤切除至肺转移出现的时间，DFI量越长，预后越好。肿瘤倍增时间反映的是转移瘤的发展速率，TDT也是患者预后的重要预测指标，TDT越长，预后越好，如果TDT＜60天则不应进行手术治疗。

除手术以外，对化疗敏感的肿瘤或不能手术的肺部转移瘤仍应进行全身化疗，如霍奇金和非霍奇金淋巴瘤、生殖细胞肿瘤对化疗非常敏感，乳腺癌、前列腺癌和卵巢癌对全身化疗也有较好的反应。软组织肉瘤对化疗不敏感，但联合转移瘤切除术仍能改善患者的预后。除全身化疗外，对于不能手术的患者可以考虑局部栓塞和化疗，由于肿瘤局部药物浓度较高，在减轻化疗引起的全身反应的同时，可以提高治疗局部肿瘤的疗效。

放疗对于肺转移瘤患者的长期生存没有益处，对于气道阻塞的患者，放疗可以作为姑息性治疗方法。

第八章　妇科肿瘤

第一节　宫颈癌

宫颈癌是我国最常见的女性生殖道恶性肿瘤，其发病率有明显的地区差异。在世界范围内，宫颈癌发病率最高的地方是哥伦比亚，最低的是以色列。我国属于高发区，但不同的地区发病率也相差悬殊，其地区分布特点是高发区连接成片，从山西、内蒙古、陕西，经湖北、湖南到江西，形成一个宫颈癌的高发地带。农村高于城市，山区高于平原。随着近 50 年来国内外长期大面积普查普治及妇女保健工作的开展，宫颈癌的发病率和死亡率均已明显下降，且晚期肿瘤的发生率明显下降，早期及癌前病变的发生率在上升。发病年龄以 40~55 岁为最多见，20 岁以前少见。宫颈癌以鳞状细胞癌为最多见，其次还有腺癌及鳞腺癌。少见病理类型还有神经内分泌癌、未分化癌、混合型上皮 / 间叶肿瘤、黑色素瘤、淋巴瘤等。

一、宫颈鳞状细胞癌

宫颈恶性肿瘤中 70%~90% 为鳞状细胞癌。多发生于子宫颈鳞状上皮细胞和柱状上皮细胞交界的移行区。宫颈鳞状细胞癌又有疣状鳞癌及乳头状鳞癌等亚型。

（一）病因

宫颈癌病因至今比较明确的是与人乳头瘤病毒感染有关。HPV 在自然界广泛存在，主要侵犯人的皮肤和黏膜，导致不同程度的增生性病变。目前鉴定出的 HPV 种类 130 余种亚型，大约有 40 种与肛门生殖道感染有关。根据其在宫颈癌发生中的危险性不同，可将 HPV 分为 2 类：高危型 HPV，包括 16、18、31、33、35、39、45、51、52、56、58、59、68、73、82，此种类型通常与子宫颈高度病变和宫颈癌的发生相关，如 HPV16、18 型常常在宫颈癌中检测到。而我国还包括 33、31、58 及 52 型。低危型 HPV，包括 6、11、40、42、43、44、54、61、70、72、81、88、CP6108 型等，常常在良性或子宫颈低度病变中检测到，而很少存在于癌灶中，如 HPV6、11 型与外生殖器和肛周区域的外生型湿疣关系密切。目前还有 3 型疑似高危型：26、53 和 66 型。

已有大量研究证实，HPV 阴性者几乎不会发生宫颈癌（子宫颈微偏腺癌、透明细胞癌除外）。因此，检测 HPV 感染是宫颈癌的一种重要的辅助筛查手段。

但以往资料也显示，宫颈癌的发生可能也与下列因素有关，①早婚、早育、多产。②性生活紊乱、性卫生不良。③子宫颈裂伤、外翻、糜烂及慢性炎症的长期刺激。④其他病毒：疱疹病毒Ⅱ型（HSV-Ⅱ）及人巨细胞病毒（HCMV）等感染。⑤有高危的性伴侣：性伴侣有多种性病、性伴侣又有多个性伴、性伴侣患有阴茎癌、性伴侣的前任妻子患有宫颈癌等。⑥吸烟者。⑦社会经济地位低下、从事重体力劳动者。

（二）病理特点

1. 组织发生

宫颈鳞状细胞癌的好发部位为子宫颈阴道部鳞状上皮与子宫颈管柱状上皮交界部，即移行带。在子宫颈移行带形成过程中，其表面被覆的柱状上皮可通过鳞状上皮化生或鳞状上皮化被鳞状上皮所代替。此时，如有某些外来致癌物质刺激或 HPV 高危亚型的持续感染存在等，使移行带区近柱状上皮活跃的未成熟储备细胞或化生的鳞状上皮，向细胞的不典型方向发展，形成子宫颈上皮内瘤变，并继续发展为镜下早期浸润癌和浸润癌。这一过程绝大多数是逐渐的、缓慢的，但也可能有少数患者不经过原位癌而于短期内直接发展为浸润癌。

2. 病理表现

（1）根据癌细胞的分化程度分为 3 种类型。①高分化鳞癌（角化性大细胞型，Ⅰ级）：癌细胞大，高度多形性。有明显的角化珠形成，可见细胞间桥，癌细胞异型性较轻，核分裂较少，或无核分裂。②中分化鳞癌（非角化性大细胞型，Ⅱ级）：癌细胞大，多形性，细胞异型性明显，核深染，不规则，核浆比例失常，核分裂较多见，细胞间桥不明显，无或有少量角化珠，可有单个的角化不良细胞。③低分化鳞癌（小细胞型，Ⅲ级）：含有小的原始细胞，核深染，含粗颗粒。癌细胞大小均匀，核浆比例更高。无角化珠形成，亦无细胞间桥存在，偶可找到散在的角化不良的细胞。细胞异型性明显，核分裂象多见。此型常需利用免疫组化及电镜来鉴别。

（2）根据肿瘤生长的方式及形态可分为以下几型。

1）外生型：最常见，累及阴道。①糜烂型：子宫颈外形清晰，肉眼未见肿瘤，子宫颈表面可见不规则糜烂，程度不一，多呈粗糙颗粒性，质地较硬，容易接触性出血，此种类型多见于早期宫颈癌。②结节型：肿瘤从子宫颈外口向子宫颈表面生长，多个结节融合形成团块状，有明显的突起，常有深浅不一的溃疡形成。肿瘤质地较硬、脆，触诊时出血明显。③菜花型：为典型外生型肿瘤。癌肿生长类似菜花样，自子宫颈向阴道内生长。此型瘤体较大，质地较脆、血液循环丰富、接触性出血明显，常伴有感染和坏死灶存在。因向外生长，故较少侵犯宫旁组织，预后相对好。

2）内生型：癌灶向子宫颈邻近组织浸润，子宫颈表面光滑或仅有柱状上皮异位，子宫颈肥大质硬呈桶装，常累及宫旁组织。

3）溃疡型：内生型和乳头型，肿瘤向子宫颈管侵蚀性生长，形成溃疡或空洞，状如火山口。有时整个子宫颈及穹隆组织及阴道溃烂而完全消失，边缘不整齐。组织坏死、分泌物恶臭、排液、癌瘤组织硬脆。此型多见于体型消瘦、体质虚弱、一般情况差的患者。

4）颈管型：癌灶发生于颈管内，常侵及子宫颈管及子宫峡部供血层及转移至盆腔淋巴结。

一般内生型宫颈癌血管、淋巴结转移及宫旁和宫体受侵较多见，外生型侵犯宫体较少。

3. 根据癌灶浸润的深浅分类

原位癌：见子宫颈上皮内瘤变。

微小浸润癌：在原位癌的基础上，镜下发现癌细胞小团似泪滴状甚至锯齿状出芽穿破基底膜，或进而出现膨胀性间质浸润，但深度不超过 5mm，宽不超过 7mm，且无癌灶互相融合现象，浸润间质。

浸润癌：癌组织浸润间质的深度超过 5mm，宽度超过 7mm 或在淋巴管、血管中发现癌栓。

（三）转移途径

1. 直接蔓延

最常见。向下侵犯阴道，向上可累及子宫峡部及宫体，向两侧扩散到子宫颈旁组织、主韧带、骶韧带、压迫输尿管并侵犯阴道旁组织，晚期向前后可侵犯膀胱和直肠，形成膀胱阴道癌或直肠阴道癌。

2. 淋巴转移

这是宫颈癌转移的主要途径，转移率与临床期别有关。最初受累的淋巴结有宫旁、子宫颈旁、闭孔、髂内、髂外、髂总、髓前淋巴结，称为一级组淋巴转移。继而受累的淋巴结有腹主动脉旁淋巴结和腹股沟深浅淋巴结，称为二级组淋巴结转移。晚期还可出现左锁骨上淋巴结转移。

3. 血行转移

较少见，多发生在癌症晚期。主要转移部位有肺、肝、骨骼等处。

（四）临床分期

宫颈癌临床分期目前采用的是国际妇产科联盟的临床分期标准。

1. 宫颈癌临床分期

Ⅰ期：癌已侵犯间质，但局限于子宫颈。①ⅠA 期：镜下早期浸润，即肉眼未见病变，用显微镜检查方能做出诊断。间质的浸润＜5mm，宽度≤7mm，无脉管的浸润。ⅠA1期，显微镜下可测量的微灶间质浸润癌。其间质浸润深度≤3mm，水平扩散≤7mm。ⅠA2期，显微镜下可测量的微小癌，其浸润间质的深度＞3mm但≤5mm，水平扩散≤7mm。②ⅠB期，临床病变局限在子宫颈，或病灶超过ⅠA期。ⅠB1期，临床病变局限在子宫颈，癌灶＜4cm。ⅠB2期，临床病变局限在子宫颈，癌灶＞4cm。

Ⅱ期：癌灶超过子宫颈，但阴道浸润未达下1/3，宫旁浸润未达骨盆壁。①ⅡA期，癌累及阴道为主，但未达下1/3；无明显宫旁浸润。ⅡA1，临床可见癌灶，≤4cm；ⅡA2，临床可见癌灶，＞4cm。②ⅡB期：癌浸润宫旁为主，未达盆壁。

Ⅲ期：癌侵犯阴道下1/3或延及盆壁。有肾盂积水或肾无功能者，均列入Ⅲ期，但非癌所致的肾盂积水或肾无功能者除外。①ⅢA期：宫旁浸润未达盆壁，但侵犯阴道下1/3。②ⅢB期：宫旁浸润已达盆壁，癌瘤与盆壁间无空隙，或引起肾盂积水或肾无功能。

Ⅳ期：癌扩展超出真骨盆或临床侵犯膀胱和（或）直肠黏膜。①ⅣA期：癌肿侵犯膀胱或（和）直肠黏膜等邻近器官。②ⅣB期：癌肿浸润超出真骨盆，有远处器官转移。

2. 分期注意事项

ⅠA期应包括最小的间质浸润及可测量的微小癌；ⅠA1及ⅠA2均为显微镜下的诊断，非肉眼可见。

静脉和淋巴管等脉管区域受累，宫体扩散和淋巴结受累均不参与分期。

检查宫旁组织增厚并非一定是癌性浸润所致，可由于炎性增厚；只有宫旁组织结节性增厚、弹性差、硬韧未达盆壁者才能诊断为ⅡB期，达盆壁者诊断为ⅢB期。

癌性输尿管狭窄而产生的肾盂积水或肾无功能时，无论其他检查是否仅Ⅰ或Ⅱ期，均应定为Ⅲ期。

仅有膀胱泡样水肿者不能列为Ⅳ期而为Ⅲ期。必须膀胱冲洗液有恶性细胞时，需病理证实有膀胱黏膜下浸润，方可诊断为Ⅳ期。

（五）诊断

宫颈癌在出现典型症状和体征后，一般已为浸润癌，诊断多无困难，活组织病理检查可确诊。但早期宫颈癌及癌前病变往往无症状，体征也不明显，目前国内外均主张使用三阶梯检查法来进行子宫颈病变和宫颈癌的筛查/检查，从而尽早发现癌前病变和早期癌，同时减少漏诊的发生。

1. 症状

无症状：微小浸润癌一般无症状，多在普查中发现。

阴道出血：ⅠB期后，癌肿侵及间质内血管，开始出现阴道出血，最初表现为少量血性白带或性交后、双合诊检查后少量出血，称为接触性出血。也可能有经间期或绝经后少量不规则出血。晚期癌灶较大时则表现为多量出血，甚至因较大血管被侵蚀而引起致命大出血。

排液、腐臭味：阴道排液，最初量不多，呈白色或淡黄色，无臭味。随着癌组织破溃和继发感染，阴道可排出大量米汤样、脓性或脓血性液体，常伴有蛋白质腐败样的恶臭味。

疼痛：晚期癌子宫颈旁组织有浸润，常累及闭孔神经、腰骶神经等，可出现严重持续的腰骶部或下肢疼痛，癌瘤压迫髂血管或髂淋巴，可引起回流受阻，出现下肢肿胀疼痛。癌肿压迫输尿管，引起输尿管及肾盂积水，则伴有腰部胀痛不适。

水肿：癌症晚期肿瘤压迫髂淋巴或髂内、髂外动静脉引起血流障碍，发生下肢水肿、外阴水肿、腹壁水肿等。末期营养障碍也可能发生全身水肿。

邻近器官转移，①膀胱：晚期癌侵犯膀胱，可引起尿频、尿痛或血尿。双侧输尿管受压，可出现无尿，排尿异常及尿毒症。癌浸润穿透膀胱壁，可发生膀胱阴道瘘。②直肠：癌肿压迫或侵犯直肠，常有里急后重、便血或排便困难，严重者可发生肠梗阻及直肠阴道瘘。

远处器官转移，晚期子宫颈癌可通过血行转移发生远处器官转移。最常见肺、骨骼及肝脏等器官的转移。①肺转移：患者出现咳嗽、血痰、胸痛、背痛、胸腔积液等。②骨骼转移：常见于腰椎、胸椎、耻骨等，有腰背痛及肢体痛发生，病灶侵犯或压迫脊髓，可引起肢体感觉及运动障碍。③肝脏转移：早期可不表现，晚期则出现黄疸、腹水及肝区痛等表现。

2. 体征

早期宫颈癌子宫颈的外观和质地可无异常，或仅见不同程度的糜烂。子宫颈浸润癌外观上可见糜烂、菜花、结节及溃疡，有时子宫颈肿大变硬呈桶状。妇科检查除注意子宫颈情况外，还应注意穹隆及阴道是否被侵犯，子宫是否受累。要注意子宫大小、质地、活动度、宫旁有无肿物及压痛。

（六）鉴别诊断

1. 子宫颈良性病变

宫颈糜烂和宫颈息肉、宫颈子宫内膜异位症。可出现接触性出血和白带增多，外观有时与宫颈癌难以鉴别，应做子宫颈涂片或取活体组织进行病理检查。

2. 子宫颈良性肿瘤

子宫黏膜下肌瘤、子宫颈管肌瘤、子宫颈乳头瘤等。表面如有感染坏死，有时可误诊为宫颈癌。但肌瘤多为球形，来自颈管或宫腔，常有蒂，质硬，且可见正常的子宫颈包绕肌瘤或肌瘤的蒂部。

3. 子宫颈恶性肿瘤

原发性恶性黑色素瘤、肉瘤及淋巴瘤、转移性癌。

（七）治疗

宫颈癌的治疗方法主要是放射及手术治疗或两者联合应用。近年来随着抗癌药物的发展，化疗已成为常用的辅助治疗方法，尤其在晚期癌及转移癌患者。其他还有免疫治疗、中医中药治疗等。

对患者选择放疗还是手术，应根据宫颈癌的临床分期、病理类型、患者年龄、全身健康状况、患者意愿以及治疗单位的设备条件和技术水平等而定。一般早期鳞癌如Ⅰ期~Ⅱa期，多采用手术治疗，Ⅱb期以上多用放疗。早期病例放疗与手术治疗的效果几乎相同。手术治疗的优点是早期病例一次手术就能完全清除病灶，治疗期短，对年轻患者既可保留正常卵巢功能又可保留正常性交能力。其缺点是手术范围大，创伤多，术时、术后可能发生严重并发症。放射治疗的优点是适合于各期患者，缺点是病灶旁可造成正常组织的永久性损伤以及发生继发性肿瘤。

二、宫颈腺癌

宫颈腺癌较宫颈鳞癌少见，占子宫颈浸润癌的5%~15%。近年来发病率有上升趋势。发病平均年龄为54岁，略高于宫颈鳞状细胞癌。但20岁以下妇女的宫颈癌以腺癌居多。宫颈腺癌的发病原因仍不清楚，但一般认为与宫颈鳞癌病因不同。腺癌的发生与性生活及分娩无关，而可能与性激素失衡，服用外源性雌激素及HPV18型感染及其他病毒的感染有关。

（一）病理特点

1. 宫颈腺癌大体形态

在早期微浸润癌时，子宫颈表面可光滑或呈糜烂、息肉、乳头状。当子宫颈浸润到颈管壁、病灶大到一定程度时，颈管扩大使整个子宫颈呈现为“桶状宫颈”，子宫颈表面光滑或轻度糜烂，但整个子宫颈质硬。外生型者可呈息肉状、结节状、乳头状、菜花状等。

2. 宫颈腺癌组织学类型

目前尚无统一的病理学分类标准。但以子宫颈管内膜腺癌最常见。其组织形态多种多样，常见者为腺性，其次为黏液性。高度分化的腺癌有时与腺瘤样增生很难区别，而分化不良的腺癌有时则极似分化很差的鳞状细胞癌。腺癌中含有鳞状化生的良性上皮，称为腺棘皮癌，如鳞状上皮有重度间变，称为腺鳞癌。黏液性腺癌的特征是产生黏液，根据细胞的分化程度分为高、中、低分化。宫颈腺癌中还有几种特殊组织起源的腺癌，如宫颈透明细胞癌（起源于残留的副中肾管上皮）、宫颈中肾癌（起源于残留的中肾管）、浆液乳头状腺癌、未分化腺癌、微偏腺癌（黏液性腺癌中的一种）等。

（二）诊断及鉴别诊断

症状与宫颈鳞癌大致相同，可有异常阴道流血包括接触性出血、白带内带血、不规则阴道流血或绝经后阴道出血。但宫颈腺癌患者的白带有其特点，一般为水样或黏液样，色白，量大、无臭味。患者常主诉大量黏液性白带，少数呈黄水样脓液，往往一天要换数次内裤或卫生垫。查体子宫颈局部可光滑或呈糜烂、息肉状生长。部分子宫颈内生性生长呈有特色的质硬的桶状子宫颈。根据症状及体征还需做以下检查，阴道细胞学涂片检查假阴性率高，阳性率较低，易漏诊。因此，阴道细胞学涂片检查只能用于初筛，如症状与涂片结果不符，需进一步检查。如细胞学检查腺癌细胞为阳性，还应行分段诊刮术，以明确腺癌是来自子宫内膜还是来自子宫颈管，宫颈腺癌的确诊必须依靠病理检查。活检对Ⅰa期的诊断比较困难，因为活检所取的组织仅为小块组织，难以肯定浸润的深度，要诊断腺癌是否属于Ⅰa期，有人建议行子宫颈锥形切除术。

（三）治疗

宫颈腺癌对放疗不甚敏感。其治疗原则是：只要患者能耐受手术，病灶估计尚能切除，早中期患者应尽量争取手术治疗。晚期病例手术困难或估计难以切干净者，在术前或术后加用动脉插管化疗、全身化疗或放疗可能有助于提高疗效。

1. Ⅰ期

行广泛性全子宫切除＋双附件切除术及双侧盆腔淋巴结清扫术。

2. Ⅱ期

能手术者行广泛性全子宫切除＋双附件切除术及双侧盆腔淋巴结清扫术，根据情况决定术前或术后加用放、化疗。病灶大者可于术前放疗，待病灶缩小后再手术。如病灶较小，估计手术能切除者，可先手术，根据病理结果再决定是否加用放疗。

3. Ⅲ期及Ⅳ期

宜用放疗为主的综合治疗。若病变仅侵犯膀胱黏膜或直肠黏膜，腹主动脉旁淋巴结病理检查为阴性者，可考虑行全、前或后盆腔除脏术。

三、宫颈复发癌

宫颈复发癌是指宫颈癌经根治性手术治疗后1年，放疗后超过半年又出现癌灶。据报道，子宫颈晚期浸润癌治疗后，约有35%将来会复发，其中50%复发癌发生于治疗后第1年内，70%以上发生于治疗后3年内。10年后复发的机会较少。如治疗10年后复发，则称为宫颈晚期复发癌。复发可分为手术后复发及放疗后复发。复发部位以盆腔为主，占60%~70%。远处复发相对较少，占30%~40%，其中以锁骨上淋巴结、肺、骨、肝多见。

（一）诊断

1. 症状

随复发部位不同而异。早期或部分患者可无症状。

中心性复发：即子宫颈、阴道或宫体的复发，常见于放疗后复发。最常见的症状有白带增多（水样或有恶臭）和阴道出血。

宫旁复发：即盆壁组织的复发。下腹痛、腰痛及骶髂部疼痛、下肢痛伴水肿、排尿排便困难为宫旁复发的常见症状。

远处复发及转移：咳嗽、咯血、胸背疼痛或其他局部疼痛为肺或其他部位转移的症状。

晚期恶病质患者可出现食欲减退、消瘦、贫血等全身消耗表现。

2. 体征

阴道和（或）子宫颈复发，窥视阴道可见易出血的癌灶。盆腔内复发可发现低位盆腔内有肿块或片状增厚。但需注意，宫颈局部结节感、溃疡坏死及盆腔内片状增厚疑有复发时，应与放射线引起的组织反应相鉴别。全身检查应注意有无可疑病灶及浅表淋巴结肿大，尤其是左锁骨上淋巴结有无转移。

3. 辅助检查

细胞学和阴道镜检查：对中心性复发的早期诊断有帮助。但放疗后局部变化，尤其阴道上端闭锁者常影响检查的可靠性，需有经验者进行检查以提高准确率。

病理检查：诊断复发必须依靠病理。对可疑部位行多点活检、颈管刮术或分段诊刮取子宫内膜，必要时行穿刺活检等。

其他辅助检查：胸部或其他部位的 X 线检查，盆腹腔彩色 B 超、CT、磁共振成像、PET–CT 等，同位素肾图及静脉肾盂造影等检查对诊断盆腔内复发和盆腔外器官转移可提供一定的参考价值和依据。

（二）治疗

宫颈复发癌的治疗，主要依据首次治疗的方法、复发部位以及肿瘤情况等因素而分别采取以下治疗。

1. 放射治疗

凡手术后阴道残端复发者，可采用阴道腔内后装放射治疗。如阴道残端癌灶较大，累及盆壁，应加盆腔野的体外放射治疗。

2. 手术治疗

放疗后阴道、子宫颈部位复发者，可予手术治疗，但在放疗区域内手术难度大，并发症多，需严格选择患者。

3. 综合治疗

对较大的盆腔复发灶，可先行盆腔动脉内灌注抗癌化疗药物，待肿块缩小后再行放疗。放疗后的盆腔内复发灶，能手术切除者应先切除，术后给予盆腔动脉插管化疗；不能手术者，可行动脉插管化疗和（或）应用高能放射源中子束进行放疗。对肺、肝的单发癌灶，能切除者考虑先行切除，术后加全身或局部化疗。不能手术者、锁骨上淋巴结转移或多灶性者，可化疗与放疗配合应用。化疗对复发癌也有一定疗效。化疗方案见宫颈鳞状细胞癌的化疗。

第二节　子宫内膜癌

一、发病机制

子宫内膜癌发病机制尚不完全明了，一般认为与雌激素有关，主要是由于体内高雌激素状态长期刺激子宫内膜，可引起子宫内膜癌的发生。高雌激素状态有来自内源性和来自外源性两种。内源性雌激素引起的子宫内膜癌患者表现为：多有闭经、多囊卵巢及不排卵，不孕、少孕和晚绝经，常合并肥胖、高血压、糖尿病。外源性雌激素引起的子宫内膜癌患者有雌激素替代史及与乳癌患者服用他莫昔芬史有关。均为子宫内膜腺癌一般分期较早、肿瘤分化好，预后较好。

子宫内膜癌发生的相关因素如下。

（一）未孕、未产、不孕与子宫内膜癌的关系

与未能被孕激素拮抗的雌激素长期刺激有关。受孕少、未产妇比＞ 5 个孩子的妇女患子宫内膜癌高 3 倍；年青子宫内膜癌患者中 66.45% 为未产妇；子宫内膜癌发病时间多在末次妊娠后 5~43 年（平均 23 年），提示与原发或继发不孕有关；不孕、无排卵及更年期排卵紊乱者，子宫内膜癌发病率明显高于有正常排卵性月经者。

（二）肥胖

子宫内膜癌肥胖者居多，将近 20% 患者超过标准体重 10%；超标准 10%~20% 者的宫体癌发病率较体重正常者高 3 倍，而超出标准体重 22.7% 则子宫内膜癌高发 9 倍。肥胖与雌激素代谢有关：雌激素蓄积在多量脂肪内，排泄较慢。绝经后妇女雌激素主要来源为肾上腺分泌的雄烯二酮，在脂肪中的芳香化转换为雌酮，体内雌酮增加可导致子宫内膜癌的发生。脂肪越多转化能力越强，血浆中雌酮越高。

（三）糖尿病

临床发现 10% 子宫内膜癌患者合并糖尿病；糖尿病患者子宫内膜癌发病率较无糖尿病者高 2~3 倍。

（四）高血压

有 50% 以上子宫内膜癌患者合并高血压；高血压妇女的子宫内膜癌发病率较正常者高 1.7 倍。

（五）遗传因素

约 20% 子宫内膜癌患者有家族史。近亲家族史三代内患者中，宫颈癌占 15.6%，子宫内膜癌 30%。母亲为子宫内膜癌者占 10.7%，故认为子宫内膜癌和遗传因素有关。家族遗传性肿瘤，即遗传性非息肉病性结直肠癌（HNPCC），也称 Lynch 综合征，与子宫内膜癌的关系密切，受到重视。

（六）癌基因与抑癌基因

分子生物学研究显示，癌基因与抑癌基因等与子宫内膜癌的发生、发展、转移有关，其中抑癌基因主要有 PTEN 和 p53。PTEN 是一种具有激素调节作用的肿瘤抑制蛋白，在子宫内膜样腺癌中，雌激素受体（ER）及孕激素受体（PR）多为阳性，30%~50% 的病例出现 PTEN 基因的突变，极少病例出现 p53 突变。而在子宫浆液性腺癌中 ER、PR 多为阴性，p53 呈强阳性表达。

二、病理特点

（一）大体表现

可发生在子宫内膜各部位，不同组织类型的癌肉眼无明显区别，侵及肌层时子宫体积增大，浸润肌层癌组织境界清楚，呈坚实灰白色结节状肿块。子宫内膜癌呈两种方式生长。

1. 弥散型

肿瘤累及整个宫腔内膜，可呈息肉菜花状，表面有坏死、溃疡，可有肌层浸润，组织呈灰白色、质脆、豆渣样。

2. 局限型

肿瘤局限于宫腔某处，多见子宫腔底部或盆底部。累及内膜面不大，组织呈息肉样或表面粗糙呈颗粒状，易肌层浸润。

（二）镜下表现

腺体增生、排列紊乱，腺体侵犯间质，出现腺体共壁。分化好的肿瘤可见腺体结构明显；分化差的肿瘤腺体结构减少，细胞呈巢状、管状或索状排列。腺上皮细胞大小不等，排列紊乱，极性消失，核呈异型性，核大、深染。

（三）病理组织类型

在国际妇科病理协会（ISGP）提出子宫内膜癌的分类基础上，现采用国际妇产科联盟修订的临床病理分期。最常见的是子宫内膜样腺癌，占 80%~90%，其中包括子宫内膜腺癌伴有鳞状上皮分化的亚型：浆液性癌、透明细胞腺癌、黏液性癌、小细胞癌、未分化癌等。其中浆液性腺癌是常见恶性度高的肿瘤。

关于子宫内膜腺癌伴有鳞状上皮分化的亚型，以往作为鳞状上皮化生，并分为腺棘癌和鳞腺癌，认为鳞腺癌较腺棘癌恶性度更高。但研究发现：子宫内膜样癌的预后主要与肿瘤中腺体成分的分化程度有关，而与是否伴有鳞状上皮分化，及鳞状分化的好坏关系不大，因此该区分已没有意义。现已不再分为腺棘癌和鳞腺癌，而将两者均包括在子宫内膜腺癌伴有鳞状上皮分化亚型内。

浆液性乳头状腺癌、透明细胞癌恶性度高，鳞癌、未分化癌罕见，但恶性度高。

三、转移途径

约 75% 子宫内膜癌患者为 Ⅰ 期，余 25% 为其他各期。特殊组织类型及低分化癌（G3）易出现转移，转移途径为直接蔓延，淋巴转移，晚期可有血行转移。

（一）直接蔓延

病灶沿子宫内膜蔓延。

子宫上部及宫底部癌→宫角部→输卵管、卵巢→盆腹腔。

子宫下部癌→子宫颈、阴道→盆腔。

癌侵犯肌层→子宫浆膜层→输卵管、卵巢→盆腹腔。

（二）淋巴转移

淋巴转移是子宫内膜癌的主要转移途径。

子宫内膜癌癌瘤生长部位与转移途径的关系：①子宫底部癌→阔韧带上部→骨盆漏斗韧带→腹主动脉旁淋巴结。②子宫角部或前壁上部癌灶→圆韧带→腹股沟淋巴结。③子宫下段累及子宫颈癌灶→宫旁→闭孔→髂内、外→髂总淋巴结。④子宫后壁癌灶→宫骶韧带→直肠淋巴结。

子宫内膜癌的淋巴结转移不像宫颈癌那样有一定的规律性，而与腹腔冲洗液癌细胞检查是否呈阳性，癌灶在宫腔内的位置及病变范围的大小，肌层浸润的深度，是否侵犯子宫颈，附件有无转移，癌细胞组织病理学分级有关。①临床 Ⅰ 期、G_1、G_2、侵及肌层＜1/2 或 G_3、癌灶仅限于内膜时，盆腹腔淋巴结转移率 0%~2%。②临床 Ⅰ 期、G_2、G_3 或 G_1、侵及肌层＞1/2 时，盆腔淋巴结转移率 20%，腹主动脉旁淋巴结转移率 16%。③临床 Ⅰ 、Ⅱ 期盆腔淋巴结转移率 9%~35%，腹主动脉旁淋巴结 6%~14%。④在盆腔淋巴结中，最易受累为髂外淋巴结有 61%~78% 转移，其次为髂内、髂总、闭孔和骶前淋巴结。转移中 37% 淋巴结直径＜ 2mm，需经镜下检查确诊。

（三）子宫内膜癌的卵巢转移

转移到卵巢可能有两种途径：经输卵管直接蔓延到卵巢；经淋巴转移到卵巢实质。前者腹腔细胞学检查 100% 阳性，可无淋巴转移。后者腹腔细胞学检查 19% 阳性，36% 淋巴转移。但两者复发率相近，分别为 50% 和 52%。

四、临床表现

子宫内膜癌常与雌激素水平相关疾病伴存无排卵性功血、多囊卵巢综合征、功能性卵巢肿瘤。

易发生在不孕、肥胖、高血压、糖尿病、未婚、不孕、少产、绝经延迟的妇女，这些内膜癌的危险因素称为子宫体癌综合征。

有近亲家族肿瘤史，较宫颈癌高。

症状与体征：75% 均为早期患者，极早期可无症状，病程进展后有以下表现：①阴道流血：为最常见症状。未绝经者经量增多、经期延长，或经间期出血。绝经后者阴道持续性出血或间歇性出血，个别也有闭经后出血。②阴道排液：在阴道流血前有此症状。少数主诉白带增多，晚期合并感染可有脓血性白带伴臭味。③疼痛：因宫腔积液、宫腔积脓可引起下腹痛。腹腔转移时可有腹部胀痛。晚期癌浸润周围组织时可引起相应部位疼痛。④全身症状：腹腔转移时可有腹部包块、腹胀、腹水，晚期可引起贫血、消瘦、恶病质及全身衰竭。⑤子宫增大、变软：早期患者无明显体征；病情进展后触及子宫稍大、稍软；晚期子宫固定，并可在盆腔内触及不规则肿块。

五、诊断及鉴别诊断

（一）诊断

1. 病史

高育龄妇女出现不规则阴道出血，尤其绝经后阴道出血，结合上述临床特点，应考虑有患子宫内膜癌的可能。

2. 辅助检查

细胞学检查：仅从子宫颈口吸取分泌物涂片细胞学检查阳性率不高，用宫腔吸管或宫腔刷吸取分泌物涂片，可提高阳性率。

诊断性刮宫：是诊断子宫内膜癌最常用的方法，确诊率高。①先用小刮匙环刮颈管。

②再用探针探宫腔，然后进宫腔搔刮内膜，操作要小心，以免子宫穿孔。刮出物已足够送病理学检查，即应停止操作。肉眼仔细检查刮出物是否新鲜，如见糟脆组织，应高度可疑癌。③子宫颈管及宫腔刮出物应分别送病理学检查。

影像学检查：① B 超检查：超声下子宫内膜增厚，失去线形结构，可见不规则回声增强光团，内膜与肌层边界模糊，伴有出血或溃疡，内部回声不均。彩色多普勒显示内膜血流低阻。通过 B 超检查，可了解病灶大小、是否侵犯子宫颈，及有无侵肌层，有无合并子宫肌瘤。有助于术前诊断更接近手术病理分期。② CT 检查可正确诊断肌层浸润的深度以及腹腔脏器及淋巴结转移。③ MRI 检查能准确显示病变范围、肌层受侵深度和盆腔淋巴结转移情况。Ⅰ期准确率为 88.9%，Ⅱ期为 75%，Ⅰ / Ⅱ期为 84.6%。④ PET：均出现 18F-FDG 聚集病灶，有利于发现病灶，但对子宫内膜癌术前分期的诊断欠佳。

宫腔镜检查：可在直视下观察病灶大小、生长部位、形态，并取活组织检查。

适应证：有异常出血而诊断性刮宫阴性；了解有无子宫颈管受累；疑为早期子宫内膜癌可在直视下活体组织检查。

在应用宫腔镜对子宫内膜癌进行检查时，是否会因使用膨宫剂时引起内膜癌向腹腔扩散一直是争论的焦点。不少学者认为不增加子宫内膜癌的转移。Kudela 等进行的一项多中心的临床研究。对术前子宫内膜癌两组病例分别进行宫腔镜检查活检与诊断性刮宫操作，于术中观察两组腹腔冲洗液细胞学变化，结果两组术中腹腔冲洗液癌细胞阳性无统计学差异，结论是宫腔镜诊断不增加子宫内膜癌细胞向腹膜腔播散的风险。对术前曾接受宫腔镜检查的子宫内膜癌病例进行随访，认为宫腔镜对子宫内膜癌的预后未产生负面影响。尽管如此，仍应强调宫腔镜适于早期子宫内膜癌的检查，且在使用宫腔镜检查子宫内膜癌时，应注意膨宫压力，最好在 80mmHg 以内。

（二）鉴别诊断

1. 功能失调性子宫出血

病史及妇科检查难以鉴别，诊断性刮宫病理学检查可以鉴别。

2. 子宫内膜炎合并宫腔积脓

宫腔积脓时患者阴道排出脓液或浆液，出现腹胀，有时发热，检查子宫增大，扩宫可有脓液流出，病理检查无癌细胞。但要警惕与子宫内膜癌并存的可能。

3. 子宫黏膜下肌瘤或内膜息肉

诊断性刮宫、B 超、宫腔镜检查等可鉴别诊断。

4. 子宫颈癌（内生型）

通过妇科检查、巴氏涂片检查、阴道镜下活检、分断刮宫及病理学检查可以鉴别。子宫颈腺癌与子宫内膜癌鉴别较难，前者有时呈桶状子宫颈，宫体相对较小。

5. 子宫肉瘤

均表现为阴道出血和子宫增大，分段刮宫有助于诊断。

6. 卵巢癌

卵巢内膜样癌与晚期子宫内膜癌不易鉴别。

六、治疗

手术治疗是子宫内膜癌首选治疗方法，根据患者全年龄、有无内科并发症等，以及术前评估的分期，选择适当的手术范围。

根据期别采用以下治疗方法。

（一）手术治疗

手术是首选的治疗方法。通过手术可以了解病变的范围，与预后相关的因素，术后采取的相应治疗。

1. 手术范围

Ⅰ期 A、B 及细胞分化好（G_1、G_2）可行筋膜外子宫切除、双附件切除。盆腔淋巴结及腹主动脉旁淋巴结取样送病理学检查。

对于年轻、子宫内膜样腺癌ⅠA 期 G_1 或Ⅰb 期 G_1 的患者可行筋膜外全子宫、单侧附件切除术，保留一侧卵巢。但强调术后需定期严密随访。

随着微创技术的提高，对早期子宫内膜癌可应用腹腔镜进行分期手术。

ⅠB 期（侵及肌层＞1/2）、Ⅱ期、细胞分化差（G_3），或虽为Ⅰ期，但组织类型为子宫内膜浆液性乳头状腺癌，透明细胞癌，因其恶性程度高，早期即可有淋巴转移及盆腹腔转移，即使癌变局限于子宫内膜，30%~50% 患者已有子宫外病变。其手术应与卵巢癌相同，应切除子宫、双侧附件、盆腔及腹主动脉旁淋巴切除，还应切除大网膜及阑尾。

Ⅲ期或Ⅳ期（晚期癌、浆液性乳头状腺癌或子宫外转移）应以缩瘤为目的，行肿瘤细胞减灭术，切除子宫、双附件及盆腔和腹主动脉旁淋巴结、大网膜阑尾外，应尽可能切除癌块，使残留癌小于 2cm，但需根据个体情况区别对待。

2. 术中注意事项

吸取子宫直肠凹陷处腹腔液，或用生理盐水 200mL 冲洗子宫直肠凹陷、侧腹壁，然后抽取腹腔冲洗液，做细胞学检查找癌细胞。

探查盆腹腔各脏器有无转移，腹膜后淋巴结（盆腔及腹主动脉旁淋巴结）有无增大、质硬。

高位切断结扎卵巢动静脉。

切除子宫后应立即肉眼观察病灶位置、侵犯肌层情况，必要时送快速冰冻病理检查。

子宫内膜癌标本应行雌、孕激素受体检查，有条件还可行 PTEN、p53 等基因蛋白免疫组化检测，进行分子分型。

3. 复发癌的手术治疗

如初次治疗为手术治疗，阴道断端复发者可首选手术切除；如初次治疗为放疗，或已行次广泛或广泛性全子宫切除术后的中心性复发者，可经严格选择及充分准备后行盆腔脏器廓清术；如为孤立病灶复发灶者可手术，术后行放、化疗及激素治疗。

（二）放射治疗

1. 术前放疗

目的给肿瘤以致死量，减小肿瘤范围或体积，使手术得以顺利进行。适应证：可疑癌瘤侵犯肌层；Ⅱ期子宫颈转移或Ⅲ期阴道受累者；细胞分化不良于术前行腔内放疗，放疗后再手术。晚期癌患者先行体外照射及腔内照射，大剂量照射后一般需间隔 8~10 周后手术。

2. 术后放疗

腹水癌细胞阳性、细胞分化差、侵犯肌层深、有淋巴转移者行术后放疗；组织类型为透明细胞癌、腺鳞癌者需术后放疗。多行体外照射，如有子宫颈或阴道转移则加腔内照射。单纯放疗主要用于晚期或有严重内科疾病、高龄和无法手术的其他晚期患者。

（三）化疗

由于子宫内膜癌对化疗药物的耐药性，目前主要对晚期、复发者进行化疗，多采用以下方案。

CAP 方案：顺铂（DDP）、阿霉素（ADM）、环磷酰胺（CTX）联合化疗：DDP 50mg/m^2，ADM 500mg/m^2，CTX 500mg/m^2，静脉注射，4 周一次。

CA 方案：CTX 500mg/m^2，ADM 500mg/m^2，静脉注射，4 周一次。

CAF 方案：CTX 500mg/m^2，ADM 500mg/m^2，5–FU 500mg/m^2，静脉注射，4 周一次。

紫杉醇、卡铂联合化疗方案。

第三节　卵巢恶性肿瘤

卵巢位于盆腔深部，早期病变不易发现，一旦出现症状多属晚期，应高度警惕。近 20 年来，由于有效化疗方案的应用，使卵巢恶性生殖细胞肿瘤的治疗效果有了明显的提高，死亡率从 90% 降至 10%；但卵巢恶性上皮肿瘤的治疗效果却一直未能改善，5 年生存率在 30%~40%，死亡率居妇科恶性肿瘤首位。卵巢恶性上皮肿瘤已成为严重威胁妇女生命和健康的主要肿瘤。

一、临床表现

卵巢深居于盆腔，早期不易被发现，一旦生长肿瘤，出现明显症状时多已转移扩散，严重影响预后。

（一）年龄

卵巢上皮癌多发生在40岁以上，因此妇女40岁以上出现腹胀不适，应特别警惕。但恶性生殖细胞肿瘤发病年龄的中位数为19岁，15岁以前幼女发现肿瘤中80%为恶性。

（二）隐约腹部不适感

包括消化不良，腹部发胀，腹围增大。约2/3卵巢癌患者合并有腹水，有明显腹胀者往往已有腹水，在肥胖妇女常被误认为脂肪增多所致，不应忽视。

（三）卵巢功能障碍

经量增多或月经紊乱。如有内分泌功能肿瘤，可表现为雌激素或雄激素分泌过高。前者如颗粒细胞瘤等可引起幼女性早熟，生育年龄不规则出血，或绝经后出血；后者可表现为男性化、月经少或闭经，如支持间质细胞瘤等。上皮性癌中尤以卵巢内膜样癌常有不规则出血症状。

（四）腹痛

腹痛也是常见症状。腹痛不严重时，往往以为其他原因引起，一旦急腹痛出现，多已有并发症，如破裂、出血或蒂扭转。卵巢恶性肿瘤破裂多为自发性，如卵黄囊瘤，生长迅速，3/4以上患者易发生以上情况。由于卵巢癌易发生局部扩散及表面种植，肠管浆膜面的种植以及盆腔内的脏器粘连，或已有肠转移，均可引起肠梗阻，因而出现急性腹痛，甚至伴有恶心呕吐，停止排气等严重症状，均应引起警惕。

（五）压迫症状

尿频、便秘、气急、心悸等，压迫盆腔静脉可引起下肢水肿。

（六）消瘦

合并腹水患者，多伴有胃肠症状，进食不好；大量腹水渗出及癌组织的生长，消耗大量蛋白质，可引起消瘦，严重时形成恶病质。

二、诊断及鉴别诊断

（一）病史及临床表现

仔细询问病史，往往能发现三联征特点，即年龄40~60岁、卵巢功能障碍、胃肠道症状。不忽略有无家族史，尤其是遗传性卵巢癌综合征者。

（二）妇科检查

必须做三合诊检查，注意后穹隆情况。

子宫旁肿物：呈实性或囊实性，双侧不规则，活动度较差，肿物直径大于3cm，或继续生长，具备以上一项，即应引起注意。

绝经后触及卵巢综合征：正常卵巢约3cm×2cm×1.5cm大小，绝经后继续萎缩，绝经后一两年各径线均减少约1cm；绝经两年后平均1.5cm×0.75cm×0.5cm。所以绝经三年后，妇科检查如仍能触及卵巢，即非正常现象。

幼女或青春期发现盆腔肿物。

三合诊发现后穹隆结节：尤其感觉像指关节样，必须用各种方法来明确其性质。

双侧卵巢肿物：卵巢癌中70%为双侧，而良性卵巢肿瘤仅5%左右。

腹水：卵巢上皮癌患者约2/3合并有腹水，Ⅰ期患者也可出现腹水。产生原因可能由于癌细胞表面或种植部分直接分泌渗出，或腹膜下淋巴流通的改变等。根据腹部膨隆，叩诊有移动性浊音，不难查出，但需与非卵巢恶性肿瘤引起的腹水仔细鉴别诊断。如肝硬化、结核性腹膜炎等，均可询及有关的过去病史，而在做三合诊检查时，后穹隆不会查及有结节或乳头样物。

晚期可有大网膜肿块、肝脾肿大及消化道梗阻。

（三）辅助检查

1. 超声检查

以经阴道彩色多普勒诊断最有力。经阴道彩色多普勒超声检查可获得丰富血流信息，为卵巢肿瘤良恶性的鉴别提供了依据。除注意肿物囊性、实性或囊实性外，边界是否完整，单房或多房，腔内有无乳头状突起，或回声不均外，测定血流阻力有助于诊断。腹部超声检查也有一定价值，还能协助诊断有无腹水。

2.CT 检查

能通过更多的切面比较准确地显示病变范围及与周围组织的关系，特别是了解肝脾及淋巴结的转移灶，但对早期诊断帮助不大。CT主要用于临床分期不清时，明确肿瘤范围和分期，评价中晚期肿瘤间质浸润深度、盆腔内脏器浸润及淋巴结转移。CT作为超声的补充，对卵巢囊性伴有钙化灶的畸胎瘤具有特异性，对卵巢恶性肿瘤的诊断准确率为91%，但对黏液性囊腺瘤显示分隔的能力不如B超，对低度恶性的交界性囊腺瘤及囊腺瘤恶变与良性囊腺瘤不易鉴别。

3. 磁共振（MRI）

在软组织对比优于CT，可以任选扫描的平面和方向，用MRI诊断比超声检查和CT

更具准确性和特殊性，其多方位、多序列成像，良好的软组织对比较好地显示了子宫体、子宫颈和阴道的正常层次结构及卵巢正常或异常病变。MRI 能显示肿瘤各种结构及判断分期，提供肿瘤与周围正常组织间的高对比分辨率，现已成为女性盆腔检查的重要手段。但不能作定性诊断且价格较贵。

4. 细胞学检查

通过后穹隆穿刺做细胞学涂片检查有无癌细胞，各处报道结果不一，与穿刺技术、染片及识片经验有关。合并腹水患者做妇检不易查清有无肿瘤，可在抽取腹水后再查，并可送腹水找癌细胞。但癌细胞能否找到，与检测方法（是否用细胞离心器）、送检时间等有关，且很难分辨组织类型。单抗免疫细胞化学染色可提高诊断的阳性率，协助鉴别诊断。反复穿刺有时会引起感染，穿破囊肿，甚至引起皮肤穿刺部位的种植。所以在穿刺时应慎重考虑。

5. 腹腔镜

可在直视下观察盆腔直至横膈部位，必要时还可同时取活检送病理诊断，有人报道用腹腔镜来代替二次探查术。近期的观点多认为有局限性。对盆腔有粘连者要慎用，至少要由非常有经验的医生来进行，避免并发症的发生。

6. 肠镜、胃镜检查

提示有卵巢癌转移瘤或胃肠道原发性癌症的证据。

（四）鉴别诊断

以下几种是常见的易于混淆的情况。

1. 非卵巢恶性肿瘤引起的腹水

对任何有腹水的患者均应详细了解病史，以鉴别非肿瘤性，包括肝硬化或结核性腹膜炎等。首先应做三合诊，注意盆腔或后穹隆有无肿物，结节或乳头状物，非肿瘤性腹水不应触及。转移至卵巢的恶性肿瘤，也可以伴发腹水，如 Krukenberg 瘤或乳腺癌等。要注意过去病史及全身检查，如大便潜血，血清肿瘤特异性标志，必要时做胃镜、结肠镜或肠系造影等。

2. 子宫内膜异位症

虽然盆腔或后穹隆也可触及结节，但多有进行性痛经史，经量增多，无明显阴道流血等症状而无恶病质，低热、消瘦等。卵巢子宫内膜异位囊肿是内膜异位症较常发生的部位，形成所谓巧克力囊肿。B 超、CT 等有时均不易鉴别，且血清 CA125 均可阳性，必要时可做腹腔镜检查，协助鉴别诊断。

3. 结核性腹膜炎

患者可有低热、盗汗、消瘦、乏力、食欲减退等症状，类似恶性肿瘤的恶病质，但多有不孕或其他部位结核史，常有月经过少或闭经，盆腔检查也可以触及包块或后穹隆有结节，肿瘤标记物检查多阴性。有时需短时间抗结核治疗观察疗效，必要时甚至剖腹探查，或腹腔镜检查取活检，据病检结果确诊，其他如B超、CT或MR、胸部X线等，也可有助于鉴别诊断。

4. 非卵巢的生殖器恶性肿瘤

子宫内膜癌转移卵巢前已述及与原发卵巢内膜样癌的鉴别。妊娠性绒癌常伴发黄素囊肿，鉴别不困难；如转移卵巢其原发灶在子宫的症状多表现明显，而原发卵巢绒毛膜癌比较少见，子宫中多无病变。病史也不相同，子宫绒毛膜癌多有葡萄胎或前次妊娠史如流产、早产或宫外孕等。输卵管癌与卵巢癌有时不易鉴别，前者可能有阴道分泌物增多或不规则出血史，但由于部位相近，常互相侵累，形成输卵管卵巢的癌性肿块，有时需要病理检查方能辨明何者为原发，治疗均以手术为主。

5. 盆腔非生殖器肿瘤

腹膜后肿瘤有来自间叶组织的脂肪瘤，来自神经组织的神经纤维瘤等，做妇产科检查时应注意其位置与子宫的关系，部位多较高，贴于后壁，比较固定。肠系膜恶性肿瘤活动度差，一般较硬，但变性坏死时即呈囊性感。血清肿瘤标记物的检测、肠镜、B超，以及单抗RII等，均可有助于鉴别。

6. 原发腹膜浆液性乳头状癌

其临床表现及病理均非常相似，且肿瘤标记物CA125也呈阳性。在术时常发现卵巢正常而腹膜面有大量癌组织，或在卵巢表面有少量癌组织，或侵及子宫周围以及后穹隆等处。病理检查时应注意卵巢间质有无癌。原发腹膜浆液性乳头状癌诊断标准：①卵巢无癌。②只卵巢表面有癌但无皮质下浸润。③侵犯卵巢表面皮质下间质小于5mm×5mm。④侵犯卵巢实质小于5mm×5mm，表面有或无癌。治疗与卵巢癌相同。

7. 幼少女卵巢肿瘤

幼少女卵巢肿瘤是指出生后至16岁之间所发生的卵巢肿瘤，约占此段年龄组所有肿瘤的1%，但在生殖系统恶性肿瘤中却最常见。在卵巢恶性肿瘤中又以生殖细胞肿瘤最多，其中以畸胎瘤最常见，多为1岁以内幼女，半数以上为恶性，且恶性度较高。其次为性索间质肿瘤，而又以颗粒泡膜细胞瘤为主。初潮前，通常为良性或低度恶性，而颗粒细胞瘤又可发生于任何年龄，恶性度较成人低。上皮性癌较成人少，多于初潮后发生，主要为浆液性及黏液性类型。

由于幼女时期卵巢多位于腹腔内，故常见症状为腹腔内肿物或腹痛，加以盆腔部位均较小，肿物牵扯腹膜并增加邻近器官压力，更增加了腹痛的原因，约10%患者有性早熟征，如乳晕色素增加、乳房过早发育、阴道分泌物增加、阴道不规则出血，或阴毛生长过早等。这些症状常在激素分泌肿瘤切除后全部消失。在幼女做直肠指检时，如不能自肛门触及肿物，并不能排除卵巢肿瘤，因此时肿瘤多位于腹腔内。应注意与多囊肾，神经母细胞瘤，及 Wilm 瘤等鉴别；急腹症时应与阑尾炎鉴别。

三、治疗

卵巢肿瘤一经发现应行手术，然后根据临床分期、组织学类别、细胞分化程度、转移部位等决定术后是否辅以化疗或放疗，而临床分期又需根据剖腹手术才能决定。新的生物治疗正在研究中，是发展的方向，往往需综合应用。

（一）手术

1. 全面分期手术

早期卵巢上皮癌应行全面分期手术。以纵形切口为宜，长度应达到肿瘤能完整全部切除，并能暴露肝区及横膈等处以完成必要的检查或转移瘤的切除，故一般均需达脐上三指。开腹后如有腹水应尽量吸出送检癌细胞；如无腹水，不论临床分期如何，均需用 200mL 生理盐水分别注入盆腔右及左结肠旁沟等处，即刻送检找癌细胞。手术探查时应上达横膈，必要时做活检。继而检查肝、脾、大网膜、肠管、肠系膜、腹腔腹膜壁层及后腹膜，尤其是后穹隆等处，这些部位与盆腔卵巢肿瘤涉及范围有关。大网膜需切除，大网膜全切或部分切除；是否做全子宫双附件或一侧附件切除，根据病变及患者是否需保留生育功能来决定。腹主动脉旁及盆腔淋巴结，多需在后腹膜打开后方能查清，可疑转移者应送病检。只有详细探查及病理检查结果证实后，才能真正判断临床分期。

2. 保留生育功能的手术

对上皮性卵巢癌患者，年轻渴望生育符合下列情况可考虑只做单侧附件切除。高分化或交界性（除外透明细胞癌或移行细胞癌）、ⅠA 期、对侧卵巢外观正常或活检阴性、腹腔细胞学阴性、高危转移区域（子宫直肠窝、结肠旁沟、肠系膜、横膈、大网膜、腹膜后淋巴结等）探查活检均阴性，且能按要求随诊。

性索间质肿瘤 ⅠA 期年轻患者可行单侧附件切除或确定分期手术，ⅠA/B 期已完成生育功能的患者，行确定分期手术。

恶性生殖细胞瘤保留生育功能手术适应证，可不受期别限制，对Ⅱ、Ⅲ、Ⅳ期者，只要子宫及对侧附件未受累，仍可保留其生育功能，即仅切除患侧附件，同时行全面分期手术，术后给予化疗。

3. 肿瘤细胞减灭术

适用于晚期卵巢癌，理想的肿瘤细胞减灭术可以明显改善患者预后。术式与全面分期手术相同，主要包括：①足够大腹壁纵切口。②腹腔冲洗液或腹水的细胞学检查。③全面探查盆腹腔，特别注意大网膜、横膈、消化道、肝脾等，估计上腹腔病灶切除的可能性，对决定盆腔肿瘤切除范围很重要。如横结肠下可切除网膜全部病灶，则行结肠下网膜切除术。如病灶已波及胃、结肠、网膜，则应从胃大弯下缘切除全部大网膜。④全子宫双附件及盆腔转移灶尽量切除。卵巢动静脉高位结扎。⑤肠转移瘤处理应积极而又谨慎，若仅是盆底和直肠前壁浅表浸润，可将盆腔侧腹膜沿直肠前壁剪开，使子宫直肠窝腹膜自直肠前壁分离，连同子宫及盆腔内植入癌灶一起切除。但是晚期患者直肠、乙状结肠的转移灶常与原发灶粘连成较大肿块，浸润较深，此种情况可将盆腔肿瘤及肠转移灶整块切除，行部分肠管切除及吻合术。若切除肠管过多或位置过低而吻合困难者，应考虑造瘘术。小肠转移灶常为多发性浅表小结节，较易从肠壁上剥离，若呈弥漫性颗粒，很难切除干净，多需依赖化疗。若为孤立转移灶，可行小肠部分切除及端端吻合术。若肠管广泛转移致整个肠管变形、僵硬，或肠系膜广泛转移，显然无法手术。若有肠梗阻则需行造瘘术，但需注意梗阻肠段是否为多部位，应仔细检查选择造瘘部位。⑥阑尾切除，尤其在卵巢黏液性腺癌应切除，其他组织类型是否各期均行切除，尚有争议。⑦腹主动脉旁及盆腔淋巴结清扫。近年来有关淋巴结转移报道较多，而且与腹腔内扩散有关；有盆腔淋巴结转移者，5 年生存率为 26%，无转移者 74%，临床分期越晚转移率越高。在淋巴结转移中，髂外 24%，髂总 14%，髂内 14%，腹股沟 11%，闭孔 10%。一般说来腹膜后及腹主动脉旁淋巴结应作为手术一部分，但不少人主张早期应做淋巴清扫，如已属晚期广泛转移，腹膜后淋巴结已完全固定，很难完成这部分手术。

满意的细胞减灭术：尽最大努力切除原发性及一切转移癌，使残余癌灶直径小于 2cm。不满意的细胞减灭术：手术后残余癌直径大于 2cm。

4. 中间性细胞减灭术

一些患者术前腹水较多，肿瘤边界欠清，合并胸腔积液或全身情况难以耐受较大手术等，主张先用化疗 2~3 疗程，可促进细胞减灭术成功。化疗可经腹腔内、胸腔内、动脉插管或静脉，药物可用单药或联合。这一方案也有争议，认为对术后化疗不利，需要与其对比性的研究，方能最后结论。

（二）放射治疗

卵巢恶性肿瘤中以无性细胞瘤对放疗非常敏感，由于对生育功能损害，限制了其应用，目前有被化疗代替趋势。无性细胞瘤有以下列情况者可考虑：①手术不能切除或切除不彻底。②术后复发。③对化疗不敏感者。

卵巢上皮癌血行转移较少，尤其是脑转移患者。放疗、化疗及手术综合治疗有一定疗效。

第四节 输卵管肿瘤

输卵管恶性肿瘤远较良性肿瘤多见，其中以输卵管癌最常见，其他如绒毛膜癌、恶性中胚叶混合瘤、肉瘤等都极其罕见。输卵管恶性肿瘤分为原发性和继发性，后者远多于前者，约占 90%。继发性输卵管恶性肿瘤多由其他女性生殖道恶性肿瘤，如卵巢癌，子宫内膜癌，偶尔也可由宫颈癌转移而来，而非生殖系统肿瘤转移到输卵管的极少见，如胃肠道或乳腺癌等仅偶见报道。本节将主要介绍原发于输卵管的恶性肿瘤。

一、原发性输卵管癌

原发性输卵管癌十分少见，占全部妇科癌症 0.3%~1.9%。其发生率排列于宫颈癌、宫体癌、卵巢癌、外阴癌和阴道癌之后，而列居末位。然而如卵巢恶性肿瘤一样，由于部位隐匿，恶性度高，危害甚为严重。

（一）病理

1. 巨检

输卵管肿大，类似输卵管积水、积脓或输卵管囊肿，肿瘤大小可以从卵管稍有增粗至超过儿头大小，多数直径在 5~10cm。伞端闭锁，浆膜面光滑，常与周围组织粘连。癌瘤多发生于输卵管壶腹部。晚期可侵犯整个输卵管，癌瘤可穿出浆膜层或从伞端突出。切面管壁稍厚，腔内充满灰白色乳头状或颗粒状癌组织。常合并有继发感染和坏死，腔内容物浑浊或呈脓样液体。病变多为单侧，双侧者占 1/3。

2. 镜下检查

组织学形态主要为乳头状腺癌。分化好的以乳头为主。分化差的癌组织主要形成实性片块、巢、索，伴或不伴灶性腺管形成。分化中等的以乳头和腺样结构混合而成。多数输卵管癌为中分化或低分化癌。

组织结构多类似于卵巢的乳头状浆液性腺癌，可找到砂粒体。此外，肿瘤的多种类型，如子宫内膜样癌、腺棘癌、腺鳞癌、鳞癌、透明细胞癌、移行细胞癌及黏液性乳头状癌等均有报道。癌细胞有明显异形性。核仁明显，核分裂活跃和癌性上皮细胞排列的极向紊乱，层次增多等。

（二）临床表现

1. 发病年龄

在 18~88 岁均有患病，常见于 40~65 岁，平均 55 岁。

2. 不育史

有不育史的占 33%~60%。

3. 症状

阴道排液：阴道流水是输卵管癌患者最常见的症状，排出的液体为淡黄色或血水样稀液，量多少不一，排液一般无气味，但个别有恶臭。液体可能由于输卵管上皮在癌组织的刺激下产生的渗液，由于输卵管伞端常常闭锁或被癌瘤阻塞而通过管腔自阴道流出。如肿瘤有坏死出血，则液体呈血性水样，文献报道有患者间歇性阴道大量排液后，痉挛性腹痛减轻，盆腔包块缩小，被称为外溢性卵管积水。这是输卵管癌最具特征的症状，但只有 5% 的患者有此表现。

阴道出血：阴道不规则出血亦是常见症状之一，出血与排液可解释为同一来源，当肿瘤坏死侵破血管，血液可流入子宫经阴道排出。

腹痛：表现为腹部疼痛，一般不重，常表现为一侧下腹间断性钝痛或绞痛，钝痛可能与肿瘤发展，分泌物聚积，使输卵管壁承受压力有关，绞痛可能是由于输卵管企图排出其内容而增加输卵管蠕动所致。如出现剧烈腹痛，则多系并发症引起。

下腹或盆腔包块：仅有部分患者自己能在下腹部触及包块，而以腹块为主诉者更属少数。肿块可以为肿瘤本身，亦可并发输卵管积水或广泛盆腔脏器粘连形成。

其他：由于病情发展，肿块长大，压迫附近器官或广泛转移的结果，可出现排尿不畅，部分肠梗阻的症状，以至恶病质，均为晚期的表现。

4. 体征

盆腔检查：由于输卵管癌多合并炎症粘连，盆腔检查时常与附件炎性肿物相似。肿物可为实性、囊性或囊实性，位于子宫一侧或后方，有的深陷于子宫直肠窝内，多数活动受限或固定不动，

腹水：较少见。腹水发生率为 10% 左右。

（三）诊断与鉴别诊断

术前明确诊断十分困难，通常的术前诊断是卵巢癌或者盆腔炎性包块。

1. 临床特征

三联征：阴道排液、腹痛和盆腔包块。同时存在的病例较少。

二联征：阴道排液和盆腔包块。诊断率提高。

2. 辅助诊断

阴道细胞学检查：由于输卵管与宫腔相通，从输卵管脱落的癌细胞理论上应比卵巢癌更容易经阴道排出，因此，涂片中找到癌细胞的机会也应较高。如临床具备输卵管癌二联征，阴道涂片阳性，而子宫颈和子宫内膜检查又排除癌症存在者，应考虑为输卵管癌的诊断。

子宫内膜检查：对绝经后阴道出血或不规则阴道出血，阴道排液者，经一次全面的分段诊断性刮宫，详细探查宫腔，除外黏膜下肌瘤，如子宫颈及子宫内膜病理检查阴性，有助于输卵管癌的诊断。如病检发现癌，首先考虑子宫内膜癌，但不能除外输卵管癌宫腔转移。

B 超和 CT 扫描：有助于明确诊断和术前估计分期。

血清 CA125 测定：有助于诊断，但无特异性。

腹腔镜检查：为明确诊断。但对晚期病变播散到盆腹腔器官及卵巢，并有粘连，腹腔镜检查不易与卵巢癌相鉴别。

3. 鉴别诊断

附件炎性肿物：原发性输卵管癌与输卵管积水或输卵管卵巢囊肿，均可表现为活动受限的附件囊肿，盆腔检查时很难区别，且两者均可有长期不育的病史。但是如果患者有阴道排液，则应多考虑为输卵管癌。有时两者在剖腹后仍难分辨。因此，当发现肿物壁厚或部分实性感时，应在标本取下后立即切开，如在输卵管腔内看到乳头状组织应送冰冻检查，以利于诊断。

卵巢肿瘤：症状相似，不规则阴道出血，输卵管癌可有或无排液。盆腔检查：如为卵巢良性肿物，一般多活动，而输卵管癌所形成的肿块常较固定，表面结节感，而且在病变尚未穿出管壁之前，表面较光滑。此外，如患者有腹水征，则须多考虑为卵巢恶性肿瘤。当两者均进入晚期，伴有广泛的盆腹腔种植转移时，根据体检几乎无法鉴别。

子宫内膜癌：症状易混淆。一般内膜癌没有子宫外的肿块，通过刮宫病理即可确诊。当病变进入晚期，输卵管癌可侵及宫腔内膜并扩散至附件而无法鉴别。

总之，原发性输卵管癌的诊断标准应非常严格，即在诊断原发性输卵管癌时，卵巢和子宫内膜外观大致正常；当卵巢和子宫也存在恶性病灶时应通过它们的大小和分布来判断是转移灶还是原发灶。由于输卵管癌中由卵巢和子宫癌直接扩散转移而来者占 9/10，故当鉴别原发输卵管癌时应参考下列诊断标准：如果卵巢、输卵管均有肿瘤，输卵管肿瘤大；如果输卵管黏膜受累，应该表现为乳头型；如果输卵管壁完全受累，镜下应该可以见到输卵管上皮从良性到恶性的转化区；此外，卵巢和子宫应该正常或者有比输卵管少的病变。

（四）治疗

1. 手术治疗

手术治疗是最主要的治疗方法，手术原则相同于卵巢癌的肿瘤细胞减灭术或者肿瘤大块切除术，包括全子宫、双附件、大网膜及阑尾切除术，对于盆腔内一切转移和种植的病变尽可能全部切除，使残存肿瘤＜ 2cm。由于原发输卵管癌可直接转移到腹主动脉旁淋巴结，亦可由子宫圆韧带转移到腹股沟淋巴结。因此，手术应同时行腹膜后淋巴结切除，以达到正确的临床分期和术后辅助治疗的指导。

2. 化疗

化学治疗多作为术后辅助治疗。输卵管癌和卵巢癌的形态学和生物学特征十分相似，病变发展也在腹腔内扩散及通过腹膜后淋巴结转移。大多数学者应用的化疗药物与卵巢上皮性癌基本相同。化疗方案首选紫杉醇联合卡铂作为一线化疗药物。也可以选择以顺铂为主的多药剂联合化疗方案。对铂类耐药的患者，近年已有人报道应用紫杉醇治疗有效，也可作为原发输卵管癌的一线化疗药物。

3. 放射治疗

主要用于术后的辅助治疗。近年来由于顺铂联合化疗的明显疗效，较少应用放疗。肠道并发症较为多见。至于腹腔内灌注放射性同位素，理论上应对分布较广，体积较小的盆腹腔残存瘤或腹腔冲洗液细胞学阳性的患者可起到抑制效果。但对于腹腔内明显粘连时，同位素的应用可产生肠损伤，限制了它的使用。

4. 激素治疗

输卵管上皮在胚胎学和组织发生学上与子宫内膜相似，对卵巢的雌、孕激素有周期性的反应。由于此肿瘤有时孕激素受体滴度是高的，有文献报道用长效孕激素治疗；但目前尚难评估孕激素的治疗作用。

（五）预后

1. 症状存在的时间

症状出现距就诊时间越长，预后越差。

2. 临床分期

输卵管癌扩散的范围或临床分期是最重要的因素。癌瘤扩散越广，疗效必然越差。淋巴结转移阳性，预后较差。

3. 双侧输卵管病变

两侧输卵管均有病变时，预后很差。

4. 初次手术后残存癌灶与生存率之间的关系

与卵巢癌相似，是重要的预后因素。

5. 病理分级

病理分级和预后有密切关系，但对预后的意义远不如临床分期重要。

6. 其他

输卵管癌组织微血管计数、cerbB-2 和 P53 表达、DNA 倍体分析对预后的意义均在研究之中。

二、绒毛膜癌

原发性输卵管绒毛膜癌罕见，多由输卵管妊娠的滋养层细胞演变而来，更罕见于异位的胚性残余或具有形成恶性畸胎瘤潜能的未分化胚细胞。

（一）病理

1. 巨检

输卵管表面呈暗红色或紫红色。肿瘤小者为一稍大的输卵管，大者为输卵管与周围组织粘合成不规则的肿块，表面有暗红色结节。切面见充血、水肿、管腔扩张，腔内充满坏死组织及血块。

2. 镜下检查

见朗格汉斯细胞及合体细胞增生，失去绒毛形态，癌瘤所在处有广泛出血和坏死。

（二）临床表现

1. 发病年龄

多见于生育年龄妇女，平均发病年龄为 30 岁左右。

2. 症状

输卵管绒癌由于所在部位关系，能较早出现输卵管妊娠的症状。而来源于异位胚性残余者还可出现性早熟征，如生长过快、乳房增大、月经来潮等。

3. 特征

子宫颈举痛明显，子宫大小正常或稍大，附件可触及不规则柔软的肿块，活动度差。

（三）诊断与鉴别诊断

血或尿 hCG 测定可发现 hCG 滴度增高，并有助于病情监测。肺部 X 线摄片：有助于确定转移病灶。CT 有助于诊断。

原发性输卵管绒毛膜癌应与子宫内膜癌，附件炎性肿块，卵巢肿瘤和异位妊娠相鉴别。

（四）治疗

可参照子宫恶性滋养细胞肿瘤的治疗原则。但不同的是由于本病术前诊断困难，故为明确诊断，多先经手术病理确诊，然后予以化疗或放疗。手术范围以明确诊断和去除病灶为目的，不必过大，因本病对化疗十分敏感。

第九章　癌性疼痛治疗

第一节　概述

癌性疼痛是现代医学中的重要课题，根据世界卫生组织（WHO）公布的情况看，估计每年患癌症的患者约为900万人。而另一些资料指出地球上的癌，1/3可以预防、1/3可以早期诊断、1/3自有自觉症状后住院已是晚期。晚期癌性疼痛是癌症患者痛苦的最首要的因素，患者的身心处于极度痛苦之中。晚期癌症患者中约80%发生疼痛，其中50%属于剧烈的疼痛，30%为难忍的剧痛。

解除癌症患者的癌性疼痛是一种道义上的需求，据此WHO很早就提出消除癌痛的目标，这个计划叫作《WHO癌痛解除计划》（*WHO cancer pain relief program*），并推荐《三阶梯止痛法》，从此以后经过各国医疗机构的努力，普及治疗癌症患者疼痛的方法，近年来在控制癌性疼痛的镇痛手段方面有较大的进展，在解除癌症患者难忍的疼痛方面取得了一定成果。

然而，某些顽固性癌痛的治疗尚有很多难题，常难以达到令人满意的效果。癌性疼痛仍然是成了医院各有关科室医疗工作的重要业务内容，临床医师义不容辞地提高知识和有关技能，需付出自己的辛劳，尤成为麻醉医师和疼痛临床医师的使命，应该在业务工作议事日程去进行癌痛治疗。

第二节　癌痛评估与测定

一、癌痛评估与测定的一般原则

（一）疼痛和伤害感受作用

由潜在的组织损伤刺激引起的神经系统活动，称为伤害感受作用。一般在临床上，不能直接观察到这种伤害感受作用，但它是由潜在的组织损伤刺激侵犯痛觉敏感结构所致。

伤害感受作用不等于疼痛，虽有明显组织损伤，但也可能并不主诉疼痛，因此临床上常会认为这类疼痛与损伤程度不一致。可见组织损伤与疼痛之间的关系是相当复杂的。

疼痛是由感觉神经通路活动与其他因素间的相互作用所决定。这些因素构成病理机制两大类别，即神经病性过程和心理学过程。其中癌痛患者中伤害感觉作用和神经病变因素仍占主导地位。

（二）疼痛和心理痛苦

癌痛评估应详细分析疼痛与心理学过程之间的复杂关系。很多研究表明癌症患者的情感紊乱、心理痛苦是决定疼痛强度的重要因素。据调查，精神病者癌性疼痛发生率高达39%，而非精神病者仅为19%。

在癌痛患者中，最主要的精神症状是调节异常、抑郁情感，其结果导致混合性抑郁焦虑症。癌痛未获控制，可导致癌相关性自杀。但是疼痛一旦被缓解后，精神症状均可消失。

痛苦，是指大脑对损害生活质量的各种不良因素所导致的痛楚的总体感知。疼痛是导致痛苦的主要因素。当然还有其他许多因素，例如，其他症状的体验、进行性躯体损害、心理障碍等。仅仅靠镇痛措施并不能完全减轻痛苦，因此，疼痛治疗并不是癌症患者支持疗法的唯一目标。相反，疼痛治疗必须要注重其他影响生活质量的不利因素。

（三）癌痛的病理生理学

伤害感受性疼痛是指躯体或内脏损伤相关的疼痛。疼痛的持续存在与第 1 级传入神经元受到连续性有害刺激有关。来自躯体的伤害感受性疼痛，定位准确，是锐痛、跳痛或压迫样疼痛，称为躯体性疼痛。来自内脏的疼痛，定位弥散，是绞痛或痉挛（空腔脏器梗阻）、钝痛、锐痛、跳痛（脏器包膜、肠系膜）。伤害感受性疼痛对阿片类药物、解除神经损伤等疗法反应较好，尤以躯体性疼痛为然。

神经病源性疼痛这是指周围或中枢神经系统内异常的感觉产生部位支配的疼痛。当神经损害引起运动区、感觉区、自主功能区发生感觉异常时，产生神经病源性疼痛。一般诊断较难，仅靠疼痛分布范围、支配该区域的神经结构是否有损害来诊断。其诊断在临床上有重要意义。此类疼痛对阿片类药物的治疗效果比伤害感受性疼痛差。疗效较好的治疗方法是辅助镇痛药、交感神经阻滞。

特发性疼痛是指非器质性原因所致的疼痛。一般有情感、行为异常，提示心理疾病，可做出某种精神病学诊断。如果这种诊断不能成立，就可保留“持发性”病名，应定期复查。癌症患者中虽然罕见此类，但仍为影响生活质量的重要心理因素。

（四）癌症疼痛的特点

疼痛强度评估：癌症患者疼痛强度对于做出治疗方针和计划，有非常关键性意义。患者向医生反映的疼痛强度，足以影响镇痛药种类的选择、给药途径、用药次数，也可据此解释疼痛机制、存在的综合征。例如，放疗所导致的神经损伤性疼痛，一般不严重，如果已做放疗的部位出现严重疼痛，则提示该部位有未发现的肿瘤。

疼痛性质：疼痛性质可提示其病理生理改变情况。躯体伤害感受性疼痛，则定位准确，是锐痛、跳痛、压迫样疼痛。内脏伤害感受性疼痛，则弥散、空腔脏器所致时为绞痛或痉挛痛，脏器包膜、肠系膜所致时为钝痛、锐痛、跳痛。神经病源性疼痛为灼痛、刺痛、电击样疼痛。

疼痛分布：癌痛一般不仅限于某一局部，在转移癌患者，痛处数量是决定疼痛对情绪、功能状态给予影响的重要因素，因此在评估疼痛时必须问清楚。有些特定疼痛局部的分布对诊断和治疗颇有帮助。比方说，区别局灶性、多发性、广泛性疼痛对治疗方法的选择，如神经阻滞、放疗、外科治疗非常重要。

疼痛分布又对疼痛与器质性损伤之间的关系具有重要意义。“局灶性疼痛”意指一处的疼痛，又指损伤部位的疼痛。“牵涉痛”意指痛处离损伤部较远，其类型可分为伤害感觉性疼痛和神经病源性疼痛，对此必须要区别，以便评估器质性原因。

疼痛时相：癌痛有急性、慢性。急性疼痛发生时间短、呈一过性，发生时间明确，发生原因也易于确定。比如，化疗后的胃炎、腰穿后的头痛，可能伴或不伴呻吟、痛苦面容等疼痛表现，焦虑，广泛性交感神经亢进症状如出汗、血压升高、心动过速。

慢性疼痛是指持续 1 个月以上的疼痛，时间超过急性病或损伤过程，可间断反复发作，持续几个月、几年，时轻时重，随肿瘤生长而严重，经抗癌治疗肿瘤缩小时转轻。慢性癌痛与情感紊乱（焦虑、抑郁）、自主神经症状也有关系，如厌食、睡眠障碍等。

原有轻、中度疼痛的基础上，又发生一过性剧烈疼痛，称为突破痛。突破痛可发生在急、慢性疼痛状态。慢性癌痛中约 1/3 患者可发生突破痛，可因患者的随意行为：运动、排尿、排便、咳嗽而诱发，也可因非随意行为：肠胀气等而诱发。

二、癌痛评估与测定的方法

癌痛评估与测定有两个目的：一是精确描述疼痛的特点；二是评估疼痛带来的影响及其在患者整体的痛苦中所起的作用。疼痛评估要靠同患者建立一种信任的关系。医生应鼓励患者开诚布公地诉说症状，如果患者不愿诉说疼痛，则应向其家属询问，以利于评估患者的痛苦和缺陷。

癌痛评估过程包括资料采集、循序渐进、临床诊断。

（一）资料采集

病历：详细询问既往史、癌症进展过程，病历中说明相应的疼痛特点，治疗原发病、疼痛的情况和治疗反应。对一种以上疼痛同时存在时，应分别加以评估。对疼痛的结果应进行评估，包括对生活能力、心理、家庭、职业的影响，睡眠、食欲、经济上的考虑等。注意疼痛行为类型和频率、家庭反应的性质，多种其他症状，医生必须评估症状严重程度及痛苦、生活质量测评。

体检：神经病学检查是疼痛评估必要的组成部分，因为这些患者发生癌性神经病的机会多。体检应尽可能查明引起疼痛的病因，明确该病变程度，分清疼痛主诉与该病变的关系。回顾调查既往的实验室检查、影像学检查结果，这有助于找出疼痛病因、病变程度。

初步评估上述资料是做出初步诊断、了解疾病状态、判定并发症的基础。初步诊断包括疼痛病理生理学、疼痛综合征的评估。了解疾病状态包括掌握病变程度、预后、预期治疗目的。判定并发症包括其他症状、相关的心理社会问题。

（二）诊断性检查

在初步检查基础上，对不明确的因素还需做进一步检查，其项目应与患者状况和治疗目的相适应。为综合性评估，有的要做各种检查，包括针对特殊的疼痛问题，而有的为确定病变范围、并发症所需。

经客观检查如果没有发现确切的问题，也不能否定临床诊断。比如，骨痛的评估，先用X线平片仅粗略评估骨损伤，但为更精确评估需进一步行骨扫描、CT、MRI，临床医师应与放射科医师共同研究，以便做出合理结论。

疼痛治疗应与诊断性检查同时进行，以减轻患者痛苦。

（三）综合评估

综合评估要求对初步评估中发现的躯体或心理、社会问题进一步评估，为此有时需要其他医生、护士、社会工作人员以及其他人员的专门帮助。

癌症疼痛的强度是综合评估中考虑的首要问题，在临床上，癌症疼痛的强度一般分为轻、中、重三级。

根据疼痛的评估指数，将分娩疼痛、临床疼痛综合征、事故后的疼痛，用PRI排队。亦即用McGill疼痛问卷表对急慢性疼痛评分进行比较，50分为最痛，0分为无痛，结果如下。

（1）11~20分：依次为扭伤、撕裂伤、关节炎、刀切伤、骨折、牙痛。

（2）21~30分：依次为挫伤、疱疹后神经痛、幻肢痛、癌症疼痛、慢性背痛、经产妇（培训过的和未培训过的）。

（3）31~40分：依次为初产妇（预先进行分娩训练）、初产妇（未经训练）。

（4）41~50分：依次为指（趾）切断、烧灼痛。

由此可见癌症疼痛介于幻肢痛和慢性背痛之间。

第三节　癌性疼痛的原因与类型

一、癌性疼痛原因

（一）癌症浸润

神经受癌瘤压迫和浸润这是癌症疼痛的主要原因，癌细胞通过神经鞘周围淋巴管或沿神经周围抵抗力较弱的部位浸润，而后再向轴索浸入引起疼痛。此时为何引起疼痛，有如下三种解释：一是神经鞘内的神经纤维绞窄所致；二是某种致痛物质的生成致疼痛；三是神经营养血管被癌细胞所闭塞，神经纤维处于缺血状态而致疼痛，但确切的机制尚待研究。

癌症转移到椎骨或肋骨，压迫神经根或肋间神经；癌浸润到腹膜、胸膜、胸壁时可产生顽固的疼痛。临床上常以神经痛形式表现，疼痛性质为锐痛，患者描述为刀割样、针刺样剧痛，通常向体表神经分布范围放散。当浸润进一步加剧，则产生感觉障碍。如果癌细胞浸润于腹腔神经丛、肠系膜神经丛、骶神经丛，则发生 C 纤维性疼痛，疼痛性质为钝痛，疼痛部位不明确，有周期性反复的持续性疼痛。相反，也有癌细胞转移到感觉神经末梢处皮肤却不发生疼痛的病例。由此可见，在产生或不产生剧痛之间有如此显著之差，是有待于今后进一步研究的问题。

管腔脏器受癌瘤的浸润，恶性肿瘤患者如果伴有管腔脏器通过障碍时，即可产生疼痛。其特点是无明确的定位，具有周期性和反复发作的疼痛，常伴有恶心、呕吐、冷汗，在管腔平滑肌痛觉神经纤维末梢与平滑肌保持并列的位置，当管腔壁伸展或平滑肌痉挛性收缩时，神经末梢处于伸展状态而致疼痛。当癌症累及腹腔内管腔脏器平滑肌时，不管致痛的脏器在何处，其疼痛表现在腹部正中线的某部位。

胆道、胰腺管狭窄或阻塞可引起剧烈的疼痛，子宫癌压迫输尿管时也会引起疼痛。

脉管系统受癌瘤浸润和癌瘤的直接压迫、闭塞或癌细胞浸润于动脉、静脉、淋巴管时可以引起疼痛。肌肉本身并不对疼痛敏感，但间歇性跛行症时所发生的缺血性疼痛，即属于此类。静脉或淋巴回流障碍致肿胀时，因致痛物质聚积于此处而发生疼痛。当动脉闭塞致局部缺血或坏死时，可引起剧痛，加之如果合并感染，发生炎症时疼痛更加剧。

骨骼受癌细胞浸润、原发性骨肿瘤或转移性肿瘤均产生难忍的疼痛。骨膜内存在与痛觉有关的感觉神经末梢，骨髓和哈佛氏管中也有感觉神经，但骨实质内并不存在。

骨骼痛是因为骨髓内压的变化，骨膜受刺激而产生疼痛，疼痛性质为钝痛，定位不明确，伴有深部压痛。

（二）癌症治疗性原因

由于积极的癌症治疗而发生疼痛。对癌症进行根治性手术后，由于体表神经和自主神经受损伤，导致新的疼痛。肺癌手术后发生的胸痛、上肢或下肢痛（反射性交感神经萎缩症）。

放射疗法后常有周围血管、淋巴管受侵害而致肿胀、炎症，可成为疼痛的原因。另外，手术疗法、放射疗法、抗癌药物疗法后致食欲不振、全身倦怠，也是成为增强疼痛的因素。

（三）心理性原因

在乳腺癌切除术或子宫癌全切除术等手术后，患者因丧失本来的生理功能而产生自卑感，又因病丧失工作能力，与家庭间的交往也在消失，因而在心理上产生孤独感，加之产生对死亡的不安、恐惧心理，均为增强疼痛的原因。

（四）社会精神性原因

社会精神性原因包括不安、愤怒、抑郁三种状态。

1. 不安

患者已知道自己患的是癌症这样的绝症，对死亡产生恐惧心理，这是引起不安的主要因素。而不安的最大原因是死亡为止的剧烈疼痛。除此之外，还有人性的丧失，对手术的恐惧、丧失社会地位的恐惧，也是引起不安的原因。

2. 愤怒

对疾病的焦虑、憎恨，对治疗失败的不满情绪均可成为导致晚期癌症患者愤怒的因素。是否告诉患者所患的疾病诊断名称，至今尚有不同意见，但多数倾向于应提前告诉病名，但也应考虑患者的接受能力，听取家属意见和患者的希望、年龄等情况之后告诉患者为好。

3. 抑郁状态

在临终前护理阶段出现，但判断此种状态一般较困难，当出现食欲不振、不眠、全身倦怠等症状出现时，是因为抑郁所致，还是因为终末期而发生？有时难以区别。抑郁有两种情况：一是反应性抑郁，一是准备性抑郁。反应性抑郁，是指工资性工作人员因失去自己的职业而失望造成的抑郁，应进行前瞻性的鼓励。准备性抑郁，是指因为自己所喜爱的人和事告别所致的准备性悲叹而言。即准备迎接和容纳死亡的准备阶段，对此类患者应进行“不要悲伤，更鼓勇气”“想尽方法活下去”等言谈来鼓励和安慰，其基础首先是倾听患者的诉说，否则虽然进行癌痛治疗，也难以收效。

二、癌性疼痛类型

癌性疼痛可分为急性和慢性两大类。

急性疼痛的特点是近期发作、病史短、有明确的发生时间，并可确认原因，例如化学治疗引起的胃炎，腰穿造成的头痛。此类疼痛可伴或不伴有明显的疼痛行为：呻吟、痛苦表情或因扭动需固定，出现情绪焦虑、交感神经功能亢进体征（出汗、血压升高、心动过速等）。

慢性疼痛是指疼痛持续 1 个月以上，超过急性病或损伤的一般病程，合并慢性病变，在数月或数年内间断复发的其他慢性疼痛性疾病。例如，骨痛（骨转移癌所造成），输尿管梗阻、继发性三叉神经痛等。

（一）急性疼痛

诊断性操作引起的急性疼痛有腰穿后头痛、动静脉穿刺采血、骨髓活检、结肠镜、脊髓造影、经皮活检、胸腔穿刺。

急性手术后疼痛。

其他操作引起的急性疼痛有胸膜固定术、肿瘤梗塞术、耻骨弓上导管插入术、肋间导管、肾造口术。

镇痛技术引起的疼痛有注射痛、阿片类头痛、脊髓阿片类痛觉过敏综合征、硬膜外注射痛。

抗癌治疗引的急性疼痛有输注化疗药物引起的疼痛、静脉输液痛（静脉痉挛、化学性静脉炎、发疱性外渗、蒽环类药物引起的火焰状反应）、肝动脉输液痛、腹腔内化疗引起的腹痛。

化疗毒性引起的急性疼痛有黏膜炎、皮肤类固醇引起的会阴部不适、类固醇性假性风湿病、痛性末梢神经病、头痛、弥漫性骨痛（全反式维 A 酸、集落刺激因子）、5- 氟尿嘧啶引起的心绞痛、化疗后男子乳房女性化。

激素治疗引起的急性疼痛有前列腺癌患者的黄体素化激素释放因子引起的肿瘤恶化、乳腺癌患者的激素引起的疼痛加剧。

免疫治疗引起的急性疼痛有干扰素引起的急性疼痛。

放射治疗引起的急性疼痛有体位不适引起的偶发痛、口咽部黏膜炎、急性放射性小肠炎和结肠直肠炎、早发的臂丛病、亚急性放射性脊髓病。

感染引起的急性疼痛有急性带状疱疹后神经痛。

（二）慢性疼痛

1. 肿瘤相关的疼痛综合征

骨痛：多发性或弥漫性骨痛（多发性骨转移、骨髓扩张），椎体综合征（枢椎破坏及齿突骨折、C7–T1 综合征、骶骨综合征），背痛和硬化受压，骨盆和髋部的疼痛综合征。

头面部疼痛：颅内肿瘤，软脑膜转移，颅底转移，眶综合征，蝶鞍旁综合征，颅中窝综合征，颈静脉孔综合征，斜坡综合征，蝶窦综合征。

脑神经痛：舌咽神经痛，三叉神经痛。

肿瘤累及周围神经系统：肿瘤相关性神经根病（疱疹后神经痛），颈丛病，臂丛病（恶性臂丛病，霍奇金病引起的特发性臂丛病），恶性腰骶丛病，肿瘤相关性单神经病，副癌痛性末梢神经病（亚急性感觉神经病），感觉运动末梢神经病。

内脏疼痛综合征及各种肿瘤相关综合征：肝脏肿大综合征，中线腹膜后综合征，慢性肠梗阻，腹膜癌，恶性会阴部疼痛，恶性盆底肌肉痛，输尿管梗阻。

2. 副癌伤害感受性疼痛综合征

肿瘤相关性男性乳房女性化。

癌症治疗有关的慢痛综合征。

化疗后疼痛综合征：慢性癌性末梢神经病，股骨头或肱骨头缺血性坏死，动脉内输液引起的丛痛。

激素引起的慢性疼痛：激素治疗前列腺癌引起的男性乳房女性化。

慢性手术后疼痛综合征：乳腺切除术后疼痛综合征，颈部后根切断术后疼痛，胸廓切开术后疼痛，手术后肩关节僵直，幻痛综合征（肢体幻痛、乳房幻痛、肛门幻痛、膀胱幻痛），残肢痛，手术后盆底肌肉痛。

慢性放射治疗后疼痛综合征：放射治疗引起的臂丛和腰骶丛病，放射治疗引起的末梢神经瘤，慢性放射性脊髓病，慢性放射性小肠炎和直肠炎，会阴部灼痛综合征，放射性骨坏死。

第四节　急性痛与慢性痛

一、癌症的急性病

（一）腰椎穿刺后头痛

诊断性腰椎穿刺（简称腰穿）后可发生头痛，一般以腰穿后数小时至数天发生，这种头痛与脑脊液的容量减少有关，在直立位时明显加重，其特点是枕部钝性不适，放散至额部或双肩，重者伴有出汗与恶心，持续数小时至数天。腰穿后头痛发生率与穿刺针的口径有关，所以穿刺时应选用细针并使针尖斜面纵向平行进针，一旦发生，则卧床休息，补液及用镇痛药，硬膜外充填剂（例如自家血）注入，严重时静脉注射咖啡因。

（二）硬膜外注射引起的疼痛

后背、盆腔、腿部疼痛可能由硬膜外注射或输液所引起，发生率约 20%，其原因是注入的液体压迫神经根，一般停药后逐步消失。

（三）化学治疗引起的急性痛

化疗时抗癌药物所致的疼痛，在注射化化疗药物时静脉痉挛所致；在腹腔内注射化疗药物时有些患者诉腹痛，原因是化学性浆膜炎、感染；肝动脉注入抗癌药物时，引起弥漫性腹痛，一般在停药后缓解，减少剂量后患者能耐受说明疼痛与剂量有关。

（四）免疫治疗引起的急性痛

干扰素治疗会引起发热、寒战、关节痛、肌痛及头痛综合征。一般在用药后立即出现，重复给药后渐轻。其严重程度与剂量相关，例如，100 万 ~900 万 U 的干扰素均可耐受，1800 万 U 以上时可出现不良反应。醋氨酚预防性用药可减轻症状。

（五）放射治疗引起的急性痛

放射治疗区域的感染、黏膜溃病可引起疼痛。例如，放疗头颈部后致口腔炎和咽炎，放疗胸部和食管后致食管炎，放疗盆腔后致直肠炎、膀胱炎或阴道溃疡，放疗腹部或盆腔后约 50% 患者发生急性放射性肠炎，出现痉挛性腹痛、恶心、腹泻，停止治疗后 2~6 个月消失，对乳腺癌患者照射胸壁、邻近淋巴结后可引发短暂的臂丛病，其发病率为 1.4%~20%。感觉异常、疼痛、上肢无力是主要症状，一般可自愈。放疗头颈部癌，霍奇金病后可并发脊髓病，当屈颈时，颈部疼痛或出现休克样剧痛，沿着脊柱向下或向肢体放射。

（六）感染引起的急性痛

急性疱疹性神经痛，是典型代表。主要发生在癌症，尤其是血液病、淋巴细胞增生性恶性肿瘤、曾接受过免疫抑制剂治疗者。先出现瘙痒、疼痛，几天后出现皮节性红斑，有时并无疱疹。疼痛性质为撕裂样，呈连续性，持续 2 周后消退，超过此时间时称为疱疹后神经痛。患病区与肿瘤发生的部位有关。例如，妇科与泌尿生殖系统肿瘤疱疹一般在腰骶部；肺癌与乳腺癌疱疹在胸部，血液病肿瘤疱疹好发于颈部。

（七）激素治疗引起的急性病

黄体化激素释放因子（LHRF）治疗前列腺癌时，在初期有 5%~25% 患者肿瘤症状短暂突发，骨痛加剧、尿潴留、脊髓压迫，甚至突然死亡。此症状一般出现在第 1 周，如果不进行雄激素拮抗性治疗，其症状可持续 1~3 周。

（八）药物治疗引起的痛性痉挛

泼尼松、甲羟孕酮、倍氯美松、β_2- 肾上腺素能受体激动剂（沙丁胺醇、特布他林）、利尿剂、甲氰咪呱、祛脂乙酯等药物的应用可引起痛性痉挛，尤其是大剂量的甲羟孕酮。

（九）有创性操作引起的急性痛

手术后疼痛较常见，如果其持续时间与严重程度超过合理范围时，则应考虑感染或其他的并发症。

二、癌症的慢性痛

（一）骨转移性慢性痛

癌症的骨转移是骨痛的常见原因。肺癌、乳腺癌、前列腺癌容易向骨转移。骨痛的机制为机械性变形或化学介质释放所造成的骨内膜或骨膜伤害性刺激感受器的激活；肿瘤扩展至邻近的软组织、周围神经。骨转移性骨痛虽然很常见，但约 25% 患者骨转移并无疼痛，有时多处骨转移，却仅有 1~2 处疼痛。

（二）癌性内脏痛

消化道或泌尿生殖道的空腔脏器、实质性脏器、腹膜、腹膜后软组织病变均可引起疼痛，其特点是内脏痛常牵涉到其他部位，定位不准确，呈弥漫性，大多数患者感受到的疼痛面积比原有的内脏面积更大。当疼痛强烈时，感受疼痛的躯体面积也更大。内脏痛可以是强烈运动和自主神经反射的伴随症状，中枢神经系统中内脏器官的代表区不很清楚。

食管扩张也可导致腹痛，肠易激综合征和便秘患者中也会发生绞痛，这是因为肠肌对硬粪块产生过度收缩所致。腹泻患者发生绞痛，原因是粪便排出后肠肌层仍沿着原有方向收缩。有些患者服泻药后感到肠绞痛，也与便秘时引起的绞痛相似。肠绞痛与快速肠蠕动无关。肠蠕动速度不可能超过 30cm/min。

（三）癌性肌筋膜痛

肌筋膜痛是颈部、肩部、腰部常见的骨骼肌疾病。癌症患者较普通人群患病率高几倍。

（四）神经压迫性痛

神经压迫性痛在肿瘤患者中很常见，癌症的椎骨转移的结果发生神经丛病变早期痛性症状。如果存活时间长，可逆性神经压迫性病变可转变为不可逆性神经损伤。

神经压迫性痛，一般是按神经—皮区分布，除此之外尚有其他一些临床症状和体征，这些改变是功能性、可逆性的。这种疼痛对阿片类药物的敏感性较神经损伤性痛更加敏感，糖皮质激素可作为辅助镇痛药而应用。

（五）交感神经持续性痛（SMP）

这是组织损伤或交感神经损伤后的一种不太常见的后遗症状，交感神经阻滞可缓解 SMP、逆转其感觉障碍。SMP 可能也有遗传易敏感性。

肿瘤患者中，SMP 在下肢更常见，寒冷使疼痛加重，有肌肉疲劳、无力等症状。在疾病晚期，下肢冰凉、疼痛且伴有交感神经过度活动的其他现象。

SMP 的治疗：①用局麻药进行交感神经阻滞，对诊断也有帮助；②如果症状反复出现，在 X 线监视下进行腰交感神经切断术，这是安全、不良反应小的治疗方法。

（六）阿片类药物所致的疼痛

阿片性头痛：重复使用阿片制剂后，极个别患者出现全头痛，主要与阿片引起的组胺释放有关。

椎管内阿片痛觉过敏综合征：鞘内或硬膜外注入大剂量阿片制剂后可偶发异常反应，其特点是疼痛、痛觉过敏、肌阵挛、立毛、阴茎异常勃起，疼痛出现在会阴、臀部、大腿。这是罕见现象，停药后很快被缓解。

痛觉倒错和肌阵挛：在大剂量髓鞘内注射吗啡后、大剂量静脉注射吗啡后，患者会出现这种现象。

（七）癌痛综合征

在癌症的基础上出现剧烈疼痛，且具有明显体征与特殊并发症的一群相关症状，称为癌痛综合征。身体各部位疼痛综合征，绝大多数癌相关性慢性痛，是直接由肿瘤造成的，主要是因为骨骼、神经组织受压所致。

1. 脑瘤所致头痛的综合征

头痛来源于颅内血管或硬脑膜受压、扭曲，以及颅内压增高，而不是脑实质。多数为全头痛，少数为局部性头痛，部分为间歇性头痛。

全身各处癌瘤转移，种植于软脑膜，称为脑脊膜癌病。在乳腺癌、淋巴瘤发生率较高，肺癌和黑色素瘤次之，血行散布所致。可发生梗阻性脑积水、脑脊神经根损害，癌细胞浸润、缺血以及继发性脑脊膜炎，此时多出现头痛，双侧性或弥漫性。有时可伴有颈背部疼痛、意识状态变化、下段脊神经病变表现。脑脊液细胞学检验有助于诊断。

2. 颅底转移癌疼痛综合征

颅底是指鼻以下咽以上区域，有几种综合征是由颅底转移癌所致，其特点是：①脑神经穿出颅底的癌痛综合征；②感觉障碍、感觉迟钝或疼痛；③单个或多个脑神经功能障碍；④颅底X线平片对诊断的帮助有限。

3. 脑脊膜癌痛综合征

这是指转移癌扩到脑脊液而引起的疼痛，转移灶终究出现在脑膜和脊膜，也可伴有中枢神经系统的累及。早期脑脊液细胞学检验，诊断率为50%，而晚期则阳性率超过90%。

头痛、背痛是其早期症状，通常头痛是剧烈的，且伴有脑膜刺激症状和体征，诸如恶心、呕吐、畏光、颈强直。

4. 颈髓或腰髓压迫痛综合征

颈、腰髓压迫所致的根性是单侧性，而脑髓病变的根性痛是双侧性，尤其伴有硬膜外扩散时，患者取平卧时，在夜间疼痛更加剧，当伴有周围神经受压时，休息常能减轻疼痛的强度。患胸髓压迫症的患者几乎均有伸性足跟反射。

5. 癌性胸痛综合征

原发癌多数是支气管癌、乳腺癌。癌性胸痛综合征发生率约占 12%，下季肋部、胸壁的重症疼痛比较常见。有诉肋骨痛、胸膜痛者。胸腔脏器感觉来自 T1~T4 胸神经，因此这些脏器的疼痛反应在胸壁相应神经支配部位。胸部 X 线、CT 可确定癌的部位和大小，但不能准确地确定疼痛部位。

6. 癌性臂丛病痛综合征

硬膜外或脊膜癌瘤侵犯时，或椎体破坏、肺尖部肿瘤牵拉臂丛以及颈部、锁骨上窝或腋窝淋巴结转移等均可导致该综合征，发生率为 1.3%。最常见的原发癌为支气管癌和乳腺癌。患者上肢和手部出现日晒样痛感和钳夹挤压样痛，比较剧烈，同时还出现臂丛支配区的感觉丧失和运动障碍。

7. 癌性肝痛综合征

癌症患者肝肿大在临床上可占 26%，但主诉肝区痛者仅占 10%。有时主诉季肋下持续性钝痛，向前弯腰和活动时加剧，平卧或轻轻抚摩肝区略有缓解。有时主诉突然刺痛持续几分钟，每天可发作 1~2 次，疼痛始发部为右季肋部，向两侧或背部放散，自感有窒息感。其他常见症状为厌食、消瘦，多数有肝区压痛。

8. 癌性肠绞痛综合征

该综合征有时仅在便秘时再现。如果腹腔或盆腔肿瘤压迫、粘连、侵蚀平滑肌、静脉、淋巴管、自主神经或引起肠梗阻时亦可发生。其症状是脐周围或上腹出现疼痛，当局部肠管绞窄或坏死时，该部位有疼痛。疼痛为间歇性，进食时加重。腹部按压、热敷略为缓解。机械性梗阻时肠鸣音亢进。

第五节　癌痛治疗

一、放射治疗

放射治疗简称为放疗，它在癌痛和其他肿瘤患者中起很重要的作用。在开始放疗之前，应确信放疗有高的效能和较低不良反应的风险，选择适应证。治疗时间应要短、危险性应适中，与其他的疗法相比，放疗更为有利。已有大量的资料和成功的临床经验证实，对骨转移的治疗、硬脑膜肿瘤、脑转移的治疗有良好效果和较高的价值。但其他方面的资料目前尚少，放疗的应用纯属经验性。比如，骶丛病变引起的会阴痛，放疗的治疗效果是很好的。对肝脏的放疗，有 50%~90% 患者可很好地耐受，对肝包膜牵张引起的疼痛有效。

二、化学疗法

化学疗法也简称为化疗，是一种具有特异性镇痛效果的良法，化疗后的肿瘤缩小与疼痛缓解有相关性。个别报道认为虽然没有明显的肿瘤缩小也有镇痛效果。但对疼痛有效作用的可能性，一般与肿瘤反应的可能性相关。因此，化疗缓解疼痛的期望寄托于对化疗有反应的肿瘤上，例如，淋巴瘤、小细胞肺癌、胚胎细胞瘤及没有治疗过的乳腺癌。通常情况，仅仅为治疗疼痛而决定化疗是不太妥当，应重新考虑其适应证，在减轻疼痛与不良反应之间的平衡明显有利于患者的前提下采用化疗为宜。

三、姑息手术

外科手术能缓解某种疾病引起的疼痛，其中尤其是肠梗阻、不稳定的骨骼结构和神经受压等疾病。但在事前必须正确评价手术有利方面与手术的危险性、住院时间与康复时间以及估计的受益期限。对病理性骨折、肠梗阻、严重腹水等进行手术时，临床经验是很重要的，如果处理得当，可取得较好效果。根治性手术切除术，如果没有转移扩散的病灶，则可获得良好效果，可提高某些患者的生存期。

手术控制癌痛是一种破坏性手段。神经松解术、经皮或开放脊髓前侧柱切断术、体定向中枢神经的烧灼术等，也提供癌痛止痛的一种方法。但必须由有经验的神经外科专家实施。

四、药物治疗

1. 三阶梯治疗及药物治疗总原则

第一阶梯：轻度至中度癌痛患者应采用非阿片类镇痛药。如果有特殊指证，可合并应用辅助镇痛药。非甾体抗炎药，有阿司匹林、扑热息痛、醋氨酚、双氯芬酸钠等。对骨转移性癌痛常能止痛。这是因为骨转移处癌细胞产生大量前列腺素，而非甾体抗炎药能阻止前列腺素的合成，同时有解热、抗炎等作用。上述药物对骨膜受肿瘤机械性牵拉、肌肉或皮下等软组织受压或胸膜腹膜受压产生的疼痛也有效。

阿司匹林：血浆半衰期为0.25h，血浆峰值作用时间2h。用量：250~1000mg，每4~6h一次，总量4g/d。扑热息痛：500~1000mg，每4~6h口服一次，总量2~6g/d。

醋氨酚：解热镇痛作用与阿司匹林同，抗炎作用较弱，但无抗血小板作用，选择性抑制脑内前列腺素的合成，血浆半衰期2~3h，口服后30~60min达峰值浓度。用量：500~1000mg，每4~6h口服一次，总量4g/d。

第二阶梯：当非阿片类药物不能满意止痛时，应用弱阿片类止痛药，称为第二阶梯。临床主要应用可待因、右旋丙氧酚，可待因效果更好。

可待因：30~130mg，与阿司匹林 250~500mg 或扑热息痛 500mg 并用，每 4~6h 口服一次，明显增强可待因的止痛作用。

右旋丙氧酚：50~100mg，也可以与阿司匹林或扑热息痛并用。

第三阶梯：中度和重度癌痛选用强阿片类止痛药，称为第三阶梯。这是在弱阿片类药与非阿片类药或并用辅助药止痛作用差时所选用的治疗药。用此类药后大多数患者止痛满意，但易产生药物依赖性和耐药性，因此前者连续用药后不能停药，若迅速停药就会产生戒断症状；而后者是重复用药的效果逐渐降低，需不断增加剂量，才能维持止痛作用。

强阿片类止痛药的应用需考虑许多因素，如年龄、性别、全身情况、癌类型及疼痛重症度和广泛程度。药物有很大的个体差异，通常由小剂量开始，根据临床经验增加到恰当的剂量。

吗啡：口服法最易被患者接受，可避免注射痛，可以不依靠他人自己服药，此药个体差异很大。用量：5~200mg，每 4h 口服一次。一般从 5mg 开始，个别的可从 10mg 或更多些开始。如果首次用药量口服后，患者止痛良好且嗜睡，则第二次可减量，反之第二次可增加剂量或缩短服药间隔时间。吗啡缓释片可每 12h 一次。

芬太尼：芬太尼缓释透皮贴剂，是一种治疗癌痛的新制剂，贴于皮肤后，首先在表皮层存储，然后经真皮层微循达到全身，在皮肤中不发生代谢损失。贴后 2h 血浆中即可检测出芬太尼成分，此后血药浓度逐步上升，8~16h 后血药浓度达峰值，出现最充分的效果。有效血药浓度一般可维持约 72h。芬太尼在肝内代谢，其代谢产物正芬太尼没有生物活性。

TDF 应用于癌痛的治疗，其效果是满意的，对原口服吗啡的患者转变为 TDF 治疗后，据报道其临床效果满意，又复对其安全性、不良反应进行研究的结果，证明是安全有效、不良反应轻的好药，公认可作为 WHO 第三阶梯止痛药物。

TDF 引起的副反应较口服吗啡为轻，很少有恶心、呕吐、便秘等胃肠道反应，患者有较好的警觉性和睡眠质量。

三阶梯治疗中的辅助药：针对癌痛患者产生的全方位疼痛，除了局部疼痛之外，还要治疗社会性、心理性因素所导致的疼痛，此时可选用辅助药物进行治疗。这种药物本身不是止痛药，但可辅助治疗某种癌痛或不良反应。

激素可减轻癌症周围组织的炎性水肿，从而减轻癌痛。

安定类药物、布洛芬类药物可解除横纹肌的痉挛。

东莨菪碱或氯苯哌酰胺可抑肠痉挛。

抗生素能减轻继发感染的疼痛。

抗惊厥药，有时对稳定神经受压造成的疼痛有好处。抗抑郁药能解除忧虑和抑郁而增强镇痛效果。

癌痛的药物治疗总原则：

首选口服药：口服可自己动手不需要别人的帮助、较方便。有规律地口服吗啡已成为治疗慢性癌症疼痛的主要方法。

实施个体化原则：镇痛药用量因人而异，不同患者的有效止痛剂量有很大差异。对每一个体具体选定符合该个体的剂量，即实施个体化。合适的镇痛药剂量应保证在一定时间内达到镇痛效果，能维持 4h 以上为宜。根据第一次剂量的效果，可增加剂量。强效阿片类药（吗啡等）剂量可不受限度地增加。多数为每 4h 只需 30mg 吗啡或更少，少数人需 200mg 以上。

治疗失眠：疼痛一般是在夜间加重，影响患者睡眠，长此下去导致患者衰弱，夜间应加大吗啡剂量，延长镇痛时间使患者安眠。

处理不良反应：强阿片类药物常出现便秘、恶心、呕吐等不良反应，需用止吐药、缓泻剂治疗。长期口服强阿片类药物者，很少发生需处理的呼吸抑制。

观察效果：无论用何种镇痛药，都必须详细观察治疗效果和不良反应，以达到满意的效果，并及时总结。

掌握癌痛性质：要掌握癌痛性质及其社会的、家庭的和精神心理影响因素。应辨别癌症的各类疼痛综合征。医生必须详细检查并辨别是癌本身引起的疼痛，或其他治疗引起的疼痛，还是并发症引起的疼痛，或其他与癌症无关的疼痛。另外，还要鉴别局部疼痛或牵涉痛，是外周神经或是神经丛与脊髓受侵的疼痛，持续性还是阵发性疼痛，以及加重疼痛和缓解疼痛是什么？这是选择合理止痛措施的基础。

2. 非阿片类及辅助药

非阿片类镇痛药有阿司匹林、对乙酰氨基酚等，辅助药有非甾抗炎药（NSAIDs），可以单独使用于轻、中度疼痛的患者（第一阶梯）。与阿片类合用于严重的疼痛。

非阿片类镇痛药，是由一组异源性化合物构成，化学结构互相不同，但有许多共同药理效应。

某些此类药，如阿司匹林和 NSAIDs，可抑制环氧合酶、阻断前列腺素生物合成，前列腺素是周围伤害感受器致敏的炎症介质。

安全用非阿片类镇痛药，应熟知其潜在的不良反应。阿司匹林及其他 NSAIDs 有广谱的潜在的不良反应；最常见的有抑制血小板聚集引起的出血素质、胃十二指肠疾病（含消化性溃疡）、肾脏损害。少见的不良反应有：精神错乱促进心力衰竭、高血压恶化，应予以注意。NSAIDs 药物中，非乙酰化的水杨酸类：胆碱三水杨酸镁、双水杨酸可用于出血倾向的患者。对乙酰氨基酚也很少产生胃肠道不良反应，而且对血小板功能也没有影响。

五、癌痛的非药物治疗

1. 心理疗法

在开始心理疗法之前，应进行心理学评价和初始的心理学支持。当焦虑明显时，治疗应包括镇痛药和抗焦虑药，药物种类的选择和剂量，在很大程度上取决于患者以前用过何类药物。剧烈的疼痛伴有明显焦虑，则应认定为紧急情况，需要大量时间去进行治疗。最好在开始的头几天，应该由一有经验的医生负责医疗安排具体治疗事项，以便与患者和家属建立一个良好的协调关系。

当有明显焦虑又有疼痛，但疼痛并不剧烈，此时从疼痛治疗入手，当疼痛缓解时，中等度的焦虑也会减轻，让患者讲出恐惧和担心。

心理治疗技术中，尚有松弛训练、注意力分散疗法，医护人员应该用医学知识和心理学知识有机地结合在一起，用语言和行动来对患者进行松弛训练，注意力分散疗法。

癌症患者同时还有社会性疼痛问题，患者感到与预期或实际分离，或因失去而导致痛苦。癌症患者意识到将要因死亡而和家属离别。因此采取一些措施以避免使晚期重症患者与他们的亲友分离的一切事情是很重要的。允许患者家属探视，使社会性疼痛获得缓解。

2. 癌痛的神经阻滞疗法

硬膜外连续注药控制癌痛：此法均可在门诊和病房进行，先做硬膜外穿刺后插入连续硬膜外导管，衔接 PCA 泵或缓释泵，向硬膜外腔注入吗啡、芬太尼、曲马多等药物，可取得迅速、长期满意的治疗癌痛效果。技术关键在于将硬膜外导管经皮下固定在体侧，导管的外端选用肝素帽连接，以便于给药和避免感染。患者和家属很快能学会用法而自己给药，也不妨碍患者活动，可带管活动。

蛛网膜下腔酚甘油阻滞：这是一种神经破坏性治疗方法。根据疼痛部位选择穿刺点，进行蛛膜下穿刺，见脑脊液外漏后注入 5%~10% 酚甘油 0.3~0.9mL，若系三个穿刺点注入，每点 0.2~0.3mL，按比重关系调节体位，疼痛部位于最低处、半仰卧 45° 斜位，注药后维持该体位 1h，即可送回病室取平卧位，第二天晨为止。

腹腔神经丛狙滞：适应于腹部内脏癌性疼痛，止痛效果好。腹腔神经丛位于腹腔动脉起始部相当于 L1，位于 T12~L2 椎体高度上，在此分出分支。它在距椎体前面 2.3cm 的腹侧。该处注入试验剂量的局麻药和造影剂，判定是否确有疼痛消失、血压下降、腹部温热感，然后向两侧注入 50% 乙醇 10~20mL，也有将乙醇浓度上调至 75% 或无水乙醇者，要根据患者具体情况选用。

颈、胸、腰交感神经节阻滞：治疗颈、胸、腹部肿瘤所致的疼痛。颈部和腰部最常用，胸部不常用，因为有发生气胸的危险性。本法尤适于伴有骨转移、交感神经持续性疼痛者。

神经根、神经干阻滞：对范围较局限的癌痛患者，可应用神经破坏药选择性阻滞与癌痛有关的神经根、神经干，以缓解癌痛。缺点是镇痛时间短。

阿片类药物蛛网膜下腔阻滞：这是蛛网膜下腔内注入阿片类药物，以达到长期镇痛的效果。有三种注入方法。第一种是经皮将一细导管放置于蛛网膜下腔，另一端在皮肤外；第二种是在皮下打一通道，将导管在体侧引出，皮肤与外界相连；第三种是将导管及注药池均埋入皮下。这三种方法都是利用经皮肤穿刺将导管留置于蛛网膜下腔，为长期使用，通过皮下通道的方式来减少感染的发生。

3. 其他方法

Brompton 合剂：配方是吗啡 5~20mg，可卡因 10mg，乙醇 2mL，糖浆剂 3mL，蒸馏水 5mL，共 10mL 为一次用量，口服，每 4h 一次。遇有衰弱、状态不良者可改为每 6~8h 一次。

麻药水溶液口服法：在盐酸吗啡 5~10mg，酒 1~2mL，糖果浆 2mL 中，加精制水至 10mL 为一次量，定时口服，1 天 3~4 次，即起床时、10：00、14：00、18：00 或临睡前，根据情况增减剂量。

持续皮下注入法：将 27G 翼状针及输液管连接于自动注射器泵后，在腹壁上插入 27G 翼状针并固定好，调节注速。药物: 吗啡 10mg，生理盐水加至 5mL，装入注入器里的注射器，注速为 2.5~10.0mg/d，盐酸步丁啡 0.2~0.3mg/d，根据患者情况，注速最大速度也可增至盐酸吗啡 3.25~24.0mg/d，丁丙诺啡 0.2~0.75mg/d。

第十章　泌尿生殖系统肿瘤

第一节　肾癌

一、疾病概述

肾肿瘤种类很多，但大多数为恶性，预后不良，病理复杂，临床表现不一，其中以肾癌最为常见，约占肾肿瘤的 85%，其次为贤盂移行细胞癌和肾母细胞瘤等。

肾癌又称肾细胞癌，男女之比约为 3.5 ： 1，高发年龄为 40~65 岁。肾癌起源于肾小管上皮细胞，可发生于肾实质的任何部位，但以上、下极为多见，少数侵及全肾；左、右肾发病机会均等，双侧病变占 1%~2%。肾癌的发病原因目前不清，研究认为通过肾脏排泄的化学致癌物质可诱发肾癌，激素、放射线、病毒感染、吸烟、长期服用非那西丁类药物，长期接触含铅物质以及某些慢性肾脏疾病可能与肾癌的发生有关。影响预后的因素很多，早期阶段细胞分化好，及时合理治疗者预后较好，反之较差。如穿透筲包膜可侵入肾周脂肪甚至邻近器官，肾癌＞ 3cm 即易发生转移，预后差。

Ⅰ期：根治性肾切除术，术后一般不需要化疗及放射治疗。

Ⅱ期、Ⅲ期：尽可能行根治性肾切除。术前、术后辅以化疗，术后行辅助放疗。

Ⅳ期：主要采用放疗及化疗，如有可能，行姑息性肾切除术。远处转移灶也可做放疗治疗。

复发病例以化疗为主，配合放射治疗。肾癌的孤立性转移灶可行手术治疗。放射治疗、化学治疗、免疫治疗及激素治疗效果不肯定。

二、临床处方

（一）单药化疗 VLB 方案

1. 适用情况

肾癌的一线化疗方案。

2. 处方

0.9% NaCl 100mL，昂丹司琼 8mg，1 次 / 周，静脉滴注。

0.9% NaCl 20mL，长春花碱（VLB）4~6mg/m^2，1 次 / 周，静脉滴注。

3. 组方说明

长春花碱为细胞毒剂，可抑制 RNA 和脂质的合成，是细胞周期特异性药物，它可选择性集中在肿瘤组织和神经细胞，故神经毒性较大。

4. 不良反应及对策

神经毒性没有长春新碱发生率高，那样严重，但仍可引起腱反射减弱或消失、四肢麻木或疼痛、肌肉震颤、手指或足趾尖发麻等，一般不严重，无需减量，但若出现严重感觉异常及肌肉乏力，则剂量需减少 50%。目前暂无有效的治疗方法，停药后数周或数月，神经症状可逐渐改善。可以加用 B 族维生素营养神经。

脱发往往是暂时性的，有时尽管继续用药，头发仍重新长出。

药液外漏长春花碱药液外漏，可造成局部组织坏死、溃疡等。静脉注射时必须进行稀释，注射速度要慢，切勿外漏，我们主张使用 PICC 或锁骨下深静脉置管，这样能减少药物渗出的可能性。我们采用锁骨下静脉留置针推注化疗药物，既减轻了局部刺激症状，又避免多次穿刺，因为深静脉横径粗、流量大、血流快，缩短了长春花碱对血管刺激的时间，避免了不良反应的发生。

5. 临床经验

肾癌对化疗不敏感，VLB 单药化疗有效率为 10%~15%，目前已经不作为首选。有学者建议单药使用 IL–2、IFN，有效率分别为 18%~20%、12%~15%，其不良反应轻，常作为维持治疗。

长春花碱禁用于鞘内注射，否则可致死亡；白细胞严重减少或严重细菌感染的患者禁用；恶病质患者禁用；有痛风病史、肝功能损害、尿酸盐性肾结石病史患者慎用。该药与博莱霉素、顺铂合用，可能引起严重的危及生命的心血管毒性，与 MMC 合用可能增加 MMC 的肺毒性，出现急性呼吸困难。VLB 与呋塞米属于配伍禁忌，用同一导管先后给药而间隔时没有冲洗或混在同一注射器时会迅速产生沉淀，临床上应注意避免。

（二）联合化疗、免疫治疗

1. 适用情况

肾癌常选用的方案。

2. 处方

0.9% NaCl 1000mL 1 次 /3 周，静脉滴注。

IL-2 450 万 U 肌内注射，1 次 /12 小时。

IFN-α-2b 300 万 U 皮下注射，3 次 1 周，第二周 600 万 U 皮下注射，3 次 / 周。

每 3 周为一疗程。

3. 组方情况

干扰素 α-2b 有抗增殖作用，并能抑制内皮细胞和血管的生成。白介素 -2 是激活 T 细胞的分泌因子，与 T 细胞表面特异性受体结合后，可以激活 T 细胞的增殖，并可以激活 NK 细胞，达到抗肿瘤的作用。

长春花碱为细胞毒剂，可抑制 RNA 和脂质的合成，是细胞周期特异性药物，它可选择性集中在肿瘤组织和神经细胞，故神经毒性较大。

4. 不良反应及对策

VLB 的不良反应与单药化疗方案相同。

干扰素最常见的不良反应是发热及流感样综合征，表现为体重减轻、脱发、情绪激动，骨髓抑制致血细胞、血小板减少，轻度贫血，偶可发生神经系统损伤，影响内分泌系统功能，亦有产生干扰素抗体者。

流感样综合征：患者出现发热、寒战、全身不适，肌痛、头痛等，有时还可出现鼻塞、流涕、头晕、尿急等，而以发热最为常见。不论应用途径及剂量大小，患者均可有发热，一般在第一次注射后 2~6 小时发生，体温可升至 38~40℃，6~12 小时达到高峰，但 24 小时内均能自然消退。若发热不高，可不必特殊处理，体温 38℃者应多喝水，卧床休息，但若发热较高甚或高热者，则应给予物理降温；亦可给布洛芬 0.2g 口服，或消炎痛栓 0.5~1 枚直肠给药，体温便会很快下降。

造血系统改变：抑制骨髓，降低外周血白细胞及血小板；白细胞减少通常发生于用药后数小时至数日。用药第 1 周，白细胞减少至 40%~60%，而后趋于稳定。停药或间歇 5 天以上用药，白细胞可迅速恢复。主要是干扰素能可逆性地阻断白细胞从骨髓释放的缘故。长期应用可导致血色素性贫血，引起免疫介导的溶血性贫血和血小板减少，但极少见。通常可口服养血饮、复方阿胶浆等来纠正，亦可服利血生、鲨肝醇及氨肽素等药以升高白细胞及血小板。严重时需予 G-CSF 75~150μg，1~2 次 / 日，连用 2~3 天，皮下注射；当白细胞＞ 5.0×10^9/L 时，可以停药。

消化系统反应：如食欲不振、味觉异常、恶心、呕吐、泄泻、腹胀等。药量越大，症状越频繁，但一般不需治疗，较重者可对症处理。可予以昂丹司琼，8mg 静脉推注。

皮肤反应：用药超过 4 个月者的最常见不良反应是轻、中度脱发，偶有停药后更严重者。斑丘疹多发生于躯干和四肢，但多为暂时性的；还有发生潜在特异性反应，表现为弥漫性红斑及荨麻疹等。轻度皮疹多呈自限性，不必处理；严重者应考虑停药或减量，并给抗过敏治疗。

肾脏损害：最常见者为轻度蛋白尿，少有＞ 0.1g/d，亦不伴有血浆蛋白的减少。其他肾脏损害虽有报道但极少见。通常无需特殊处理，嘱患者多喝开水即可。

对内分泌系统的影响 11– 羟皮质类固醇增加，雌激素水平下降，高密度脂蛋白降低，出现糖尿，偶见高血钾、低血钙等症，还能提高血浆甘油三酯含量，但对胆固醇无影响。

抗干扰素抗体的产生部分患者治疗初期甚至未应用干扰素时即出现抗干扰素抗体，影响治疗效果。估计与个体差异有关，而与应用剂量、给药途径、时间长短及患者年龄无明显关系。

此外，尚可出现嗜睡、精神错乱、周围神经感觉异常等神经、精神症状，以及对心血管、骨髓系统的影响和对生长的抑制等。

白介素 –2 的不良反应包括发热、流感样症状，并可引起肺部或其他部位水肿。

5. 临床经验

对于肾癌的治疗，现在提倡联合化疗和免疫治疗，可以取得较好的疗效。该方案的 CR+PR 报道高达 38.7%，较单药 VLB 化疗近期疗效提高了 1 倍。

第二节　输尿管癌

一、疾病概述

肾盂输尿管癌是肾脏收集管系统肾盂或输尿管的细胞恶性增生所致，包括部分的肾脏（肾盂以及其分支肾盏等）和输尿管。肾盂输尿管癌为一种罕见的肿瘤类型，在所有肾脏和上泌尿生殖道肿瘤中的发病率低于 5%。65 岁以上的老年男性较女性更易发病。肾盂输尿管肿瘤大部分是移行细胞癌，大约有 10% 为鳞状上皮细胞癌。

输尿管肿瘤的预后较差，5 年生存率为 41%~67%。其原因可能是输尿管壁薄，肿瘤易穿透肌层，且淋巴回流丰富，容易发生局部浸润和转移。

当肿瘤细胞扩散到肾脏或输尿管外时，经常采用化学治疗的方法。因为这种细胞的表现与膀胱的移行细胞癌十分相似，化疗的用药方法与治疗膀胱癌的方法也十分相似。

二、临床处方

（一）灌注疗法

1. 适用情况

输尿管癌的常用方案。

2. 处方

0.9% NaCl 40mL，丝裂霉素 40mg，膀胱灌注，1 次 / 周。

3. 组方说明

丝裂霉素是一种抗癌抗生素，可抑制肿瘤细胞的增殖，是细胞周期非特异性药物。

4. 不良反应及对策

丝裂霉素不为膀胱黏膜吸收，如膀胱无创面或已经愈合则无全身反应，不良反应主要为接触性皮炎，灌注药后即冲洗局部可避免，必要时可口服抗生素，如可乐必妥、施复捷等可避免感染。

5. 临床经验

腔内化疗，其目的是减少肿瘤复发及降低手术切除过程中瘤细胞种植的机会。临床上常用的局部治疗药物有噻替哌、丝裂霉素、顺铂、卡介苗等。噻替哌灌注每次 50~60mg，1 周 2 次，共 6 次或卡介苗灌注，每次 0.5mg，1 周 1 次，共 3 次。操作中经导尿管注入排空的膀胱，动作应轻柔，尽量减少医源性黏膜损伤；每 15 分钟变体位一次，共 2 小时，有利于药物分布。

输尿管癌发病率低，临床经验不足，局部治疗经验尚不成熟。

（二）M-VAC

1. 适用情况

输尿管癌的一线方案。

2. 处方

0.9% NaCl 100mL，甲基泼尼松 40mg，1 次 / 日，静脉滴注，第 1，2，15，22 天。

0.9% NaCl 100mL，昂丹司琼 8mg，1 次 / 日，静脉滴注，第 1，2，15，22 天。

3. 组方说明

化疗时常先输注甲基泼尼松和昂丹司琼，预防和减轻化疗相关性胃肠道不良反应，并且甲基泼尼松可以增强昂丹司琼的止吐效果。丹参一方面可以疏通微循环，便于大分子化疗药物进入到末梢循环，另一方面，丹参本身有抗癌作用，并与多种抗癌药有协同作用，所以化疗时常规输注丹参。

阿霉素为蒽环类抗肿瘤抗生素，作用于 mRNA 干扰细胞的转录，为细胞周期非特异性药物，临床上一般主张间断给药。

甲氨蝶呤是抗叶酸类抗肿瘤药，通过对二氢叶酸还原酶的竞争性抑制而起作用，为 S 期周期特异性药物。

长春花碱为细胞毒剂，可抑制 RNA 和脂质的合成，是细胞周期特异性药物，它可选择性集中在肿瘤组织和神经细胞，故神经毒性较大。

本方案是周期特异性和非特异性药物的联合，可对不同增殖周期的肿瘤细胞有杀灭作用。

4. 不良反应及对策

神经毒性：可引起腱反射减弱或消失、四肢麻木或疼痛、肌肉震颤、手指或足趾尖发麻等，一般不严重，无需减量，但若出现严重感觉异常及肌肉乏力，则剂量需减少 50%。该毒性目前暂无有效的治疗方法，停药后数周或数月，神经症状逐渐改善。可以加用 B 族维生素营养神经。

脱发：往往是暂时性的，有时尽管继续用药，头发仍可重新长出。

药液外漏：化疗药毒性很大，若从血管渗出，必须及时处理，我们主张使用 PICC，这样能减少药物渗出的可能性。一旦发生药物外渗，可以用注射器尽可能吸出渗液。顺铂若渗出量少，可不予处理；量多时先吸出渗出药液，然后用 10% 硫代硫酸钠加消毒水 4~6mL，皮下注射于患处。

心脏毒性：使用阿霉素约 30% 患者发生心脏毒性，轻者表现为室上性心动过速、室性期外收缩及 ST–T 改变，重者可出现心肌炎、充血性心力衰竭。心肌损伤程度与剂量有关，阿霉素总量在 450mg/m^2 以上者多见；该药导致的心脏毒性目前无特异有效的治疗方法，一旦发生，立即停药。

5. 临床经验

药物治疗输尿管癌尚无有关的大宗病例报道，M–VAC 疗效的长期效果并不令人满意，完全缓解率只有 5%，有 41% 的患者出现了中性粒细胞缺乏性脓毒症，死亡率 2%~3%。

大剂量顺铂使用过程中一定要注意及时水化，在使用顺铂的前一天、当天、后一天均要使用甘露醇、呋塞米（速尿）、补充输液量，维持输液在 2500~3000mL，注意维持水、电解质平衡。

总的来说，输尿管癌因为发病率低，临床经验不足，局部及全身治疗均无成熟方案，只是模仿了膀胱癌的治疗手段。

第三节　膀胱癌

一、疾病概述

膀胱癌是常见的泌尿系肿瘤，临床上所见血尿患者约 50% 是由膀胱癌引起的，膀胱癌男性患病多于女性，约为 4 ∶ 1，绝大多数年龄在 40 岁以上。膀胱癌致病因素目前认为跟病毒或某些化学致癌物作用于人体的原癌基因，使其激活成为癌基因等因素有关。

膀胱癌的治疗效果与癌肿的类型有密切关系，其中移行上皮细胞癌的治疗效果较好；原位癌是高度恶性细胞，在发生浸润之前治疗效果较好，一旦发生浸润，患者的存活率明显下降；膀胱鳞状上皮细胞癌和腺癌均为广基肿瘤，恶性程度高，除手术切除外，对化疗、放疗都不敏感，当前效果差。

二、临床处方

（一）丝裂霉素灌注化疗

1. 适用情况

膀胱癌的常用方案，此方案临床推荐使用。

2. 处方

0.9% NaCl 40mL，丝裂霉素 40mg，膀胱灌注，1 次 / 周。

3. 组方说明

丝裂霉素是一种抗癌抗生素，可抑制肿瘤细胞的增殖，是细胞周期非特异性药物。

4. 不良反应及对策

丝裂霉素不为膀胱黏膜吸收，如膀胱无创面或已经愈合则无全身反应，不良反应主要为接触性皮炎，灌注药后即冲洗局部可避免，必要时可口服抗生素，如可乐必妥、施复捷等避免感染。

5. 临床经验

对于复发的浅表膀胱癌通常采用腔内化疗，其目的是减少肿瘤复发的数目及降低手术切除过程中瘤细胞种植的机会。临床上常用的局部治疗药物有噻替哌、丝裂霉素、阿霉素等，有效率 47%~75%。

这些药物对预防手术后（浅表膀胱癌）的复发也有效。

（二）阿霉素灌注化疗方案

1. 适用情况

膀胱癌的常用方案。

2. 处方

0.9% NaCl 60mL，阿霉素 20~100mg，1 次 / 周，膀胱灌注。共 6 周，以后每月 1 次，共 1 年。

3. 组方说明

阿霉素为蒽环类抗肿瘤抗生素，作用于 mRNA 干扰细胞的转录，为细胞周期非特异性药物。

4. 不良反应及对策

不良反应较轻，嘱患者多饮水。

5. 临床经验

临床试验表明，用不同剂量的阿霉素 20~100mg，每周或每月 1 次治疗浅表性膀胱癌，有效率为 31%~87%，低剂量的疗效差，但剂量高到 50mg 以上组，疗效似乎亦无明显增高且不良反应大，所以我们在临床上推荐每次 40mg 灌注。使用时将本品 40~50mg 溶于 50~60mg 注射用水中，每周膀胱内给药 1 次，给药 4~6 次，然后用同样剂量每月给药 1 次，给药 6 次。该疗法不良反应较大，主要有局部化学性炎症反应及引起膀胱短暂的痉挛，故使用者逐渐减少，不推荐使用。

第十一章　血液及淋巴系统肿瘤

第一节　急性白血病

一、病因

急性白血病的病因与病毒感染、化学因素、电离辐射等因素有关。

（一）病毒感染

近十年来的研究提示，白血病很可能是病毒引起的。病毒可引起禽类、小鼠、大鼠、豚鼠、猫、狗、牛、猪、猴的白血病。此外，目前认为 C 型 RNA 肿瘤病毒与人类白血病的病因有关。成人 T 细胞白血病（ATL）是由人类 T 淋巴细胞病毒 -1（HTLV-1）引起。已经从 ATL 的恶性 T 细胞中分离出的 HTLV-1 病毒，是一种 C 型逆转录 RNA 病毒。ATL 患者的血清中均可检出 HTLV-1 病毒。

（二）电离辐射

日本广岛、长崎原子弹爆炸后，白血病发病率明显增高，离爆炸中心越近，发病率越高。此外，大剂量放射线局部治疗类风湿性强直性脊椎炎，治疗组白血病发生率较对照组高 10 倍，而其发病机会与照射剂量密切相关。某些国家报道，放射科医师患白血病较多，研究表明，全身或大面积照射，可导致骨髓抑制和机体免疫力缺陷，染色体发生断裂和重组，染色体双股 DNA 有可逆性断裂。

（三）化学因素

某些化学物质，如苯和氯霉素等通过对骨髓损害，可诱发白血病。急性白血病，与口服氯（合）霉素可能有关，其他尚有氨基比林、磺胺药、保泰松、乐果等。乙双吗啉致白血病作用报道甚多，该药是亚乙胺的衍生物，具有极强的致染色体畸变的作用。

（四）遗传因素

文献报道，先天性痴呆样愚型者发生白血病较正常儿童高 15~20 倍，其他伴有染色体异常的先天性疾病，如 Bloom 综合征、Fanconi 综合征、Klinefelter 综合征等患者中白血病的发病率也均较高：少数为先天性白血病，家族性白血病约占白血病的 7%。

二、临床表现

急性白血病患者往往以感染发热为主要症状，绝大多数患者血中的白细胞数显著增高，虽然白细胞数量很多，但它们都是些不成熟的细胞，根本没有抵抗敌人的能力。故白血病患者很容易被感染，如口腔、咽喉、耳鼻、肛门、皮肤等处受到侵犯可出现一些炎症变化；细菌毒力强的，进入血液还可成为“败血症”危及生命。由于白血病患者骨髓中制造大量不成熟的白细胞，而产生血小板的巨核细胞明显减少，故白血病患者可出现皮肤黏膜、多组织器官的出血，严重的可发生颅内出血。白血病细胞侵犯到其他组织，可表现为骨痛、骨膜瘤、皮肤结节、牙龈肿胀以及肝、脾、淋巴结肿大等，还可表现为脑膜白血病、睾丸白血病等，白血病患者多伴有贫血，又因出血而导致贫血加重。

（一）白血病细胞浸润影响正常造血生成

1. 发热

发热是本病常见症状。低热多为本病发热，高热常为感染所致。感染发生的部位通常为口腔、呼吸道、泌尿道、肛周及皮肤。

2. 出血

出血可发生在周身任何部位的皮肤与黏膜，严重者可出现内脏大出血，甚至发生致命性颅内出血。

3. 贫血

绝大多数患者有不同程度的贫血，表现为面色苍白、头晕乏力、心悸气短等。

（二）白血病细胞浸润骨髓以外器官

1. 肝、脾、淋巴结肿大

肝、脾肿大是本病较常见的体征，约占 50%；淋巴结肿大可高达 90%，以急性淋巴细胞性白血病为多见，其次为急性单核细胞性白血病，再次为急性粒细胞性白血病。

2. 骨及关节疼痛

胸骨压痛是本病有诊断意义的体征。疼痛的部位多发生在四肢骨及关节，呈游走性，局部无红、肿、热现象；此外，少数年轻急性粒细胞性白血病患者的扁骨可出现绿色瘤，其特点为质硬并与骨膜相连，肿块呈青色，皮薄处可呈绿色。

3. 皮肤及五官表现

皮肤可见斑丘疹、结节、肿块、皮炎等。牙龈肿胀出血，口腔溃疡和咽痛，以急性单核细胞性白血病为显著。眼眶为绿色瘤多发部位，以突眼症为主要表现，重者可出现眼肌瘫痪、失明。

4. 其他

中枢神经系统由于浸润及出血等可出现颅内压增高及脑神经损害，外周神经也可受累。心包膜、心肌及心内膜皆可被浸润，但有临床表现者较少见，可表现为心包积液、心律失常及心力衰竭等。支气管及肺亦可受到白血病细胞的浸润。

三、诊断和鉴别诊断

急性白血病的诊断一般并不困难。如白细胞显著增多，周围血液有大量白血病细胞，一般血涂片检查即可明确诊断。但对白细胞不增多性白血病，则必须借助骨髓检查才能明确诊断。在未进行骨髓检查前，某些临床表现易造成误诊，如儿童急性白血病因发热、关节肿痛、心动过速而误诊为风湿热，有全血细胞减少的临床表现易误诊为再生障碍性贫血，某些急性白血病初起时可呈单系血细胞减少而误诊为粒细胞缺乏症和血小板减少性紫癜。但只要及时做骨体检查，即可明确诊断。急性淋巴细胞白血病需注意与传染性单核细胞增多症、传染性淋巴细胞增多症及儿童神经母细胞瘤伴骨髓浸润相鉴别；药物性粒细胞缺乏症的恢复期，骨髓可有早幼粒细胞显著增多及粒细胞集落刺激因子引起的粒细胞类白血病反应，应注意和急性非淋巴细胞性白血病鉴别；低增生性急性白血病要注意和再生障碍性贫血相鉴别。只要仔细检查骨髓，一般不难鉴别，分型诊断甚为重要，与选择治疗方案和预后估计有密切关系。

四、治疗

随着医学的发展与进步，急性白血病的治疗水平也有了很大提高，人们不仅仅满足于患者的完全缓解，而致力于最终使患者长期无病存活乃至痊愈的研究。目前白血病的治疗方法有化疗、中西医结合治疗、骨髓移植、生物调节剂治疗、基因治疗等。

（一）化疗

国外首例化疗药物治疗白血病获得缓解，开辟了白血病治疗的新纪元；20 世纪 70 年代后，联合化疗、维持治疗、巩固治疗等策略逐渐完善；近年来，随着新的抗白血病药物的应用，白血病的治疗疗效有了长足的进步。最新研究结果表明，儿童 ALL 完全缓解（CR）率已达 85%~95%，5 年无病存活率不低于 50%；成人 ALL 的 CR 率为 75%~85%，5 年无病存活率不低于 40%；成人急性髓性白血病的 CR 率为 65%~85%，60 岁以下长期无病存活率可达 40%~50%。随着白血病治疗研究的进展，疗效还在不断提高，这为根治白血病带来了希望。为达此目的，必须根据每例患者的不同特点，综合现代化治疗手段，充分认识到白血病的治疗是一个整体，特别要分析、认识每例患者自身的特点，如年龄、性别、白血病类型、血液学特征、细胞遗传学和分子生物学特征、白血病细胞的细胞动力学等。在此基础上，为患者设计最佳的治疗方案，合理利用现代化治疗手段，如化疗、造血干细胞移植、生物及基因治疗、中西医结合治疗等多种手段，互相配合，相互协调，最大可能地避免各种不良反应，杀灭白血病细胞，使患者达到长期存活乃至治愈。

化疗一般分为诱导缓解治疗（白血病初治为达 CR 所进行的化疗）、巩固治疗（CR 后采用类似诱导治疗方案所进行的化疗）、维持治疗（是指用比诱导化疗强度更弱，而且骨髓抑制较轻的化疗）和强化治疗（是指比诱导治疗方案更强的方案进行的化疗），后者又分早期强化和晚期强化。

化疗的重要原则是早期、足量、联合、个体化治疗。化疗剂量和强度的增加是白血病患者缓解（CR）率和长期存活率提高的主要原因之一。当白血病患者缓解时，骨体形态学分类白血病细胞虽然＜ 5%，但机体内的白血病细胞总数仍可高达 1×10^6~1×10^9，如不尽早进行早期强化，白血病细胞会很快增殖、生长，导致复发并产生耐药性，故白血病患者应尽早进行足量有效的缓解后治疗。

20 世纪 80 年代以来，白血病的化疗多采取联合化疗，联合化疗注重细胞周期和序贯用药，一般选择作用于不同细胞周期，并可相互促进、加强杀灭白血病细胞能力，但不良反应不同或能互相减轻不良反应的多种药物也可以联合化疗。

白血病化疗的个体化原则是白血病治疗研究的重要发展，其原则强调四个方面：①对不同的白血病类型应选择不同的化疗方案，对 ALL 应选择和 AML 不同的药物、剂量、疗程。②对具有不同预后因素的白血病个体其治疗方案应有所侧重和不同，如对 T–ALL 和 B–ALL 除常规方案治疗外，加用 CTX、MTX 及 Ara–C 可明显改善其 CR 率和生存期。③患者化疗前的健康状况亦是化疗个体化要考虑的问题，对肝肾、心脏功能不全者化疗药物应减量。④严密观察化疗中患者的血象、骨髓象变化，区别不同情况及时增加或减少化疗剂量。

目前多采用联合化疗，药物组合应符合以下各条件：①作用于细胞周期不同阶段的药物。②各药物间有相互协同作用，以最大限度地杀灭白血病细胞。③各药物不良反应不重叠，对重要脏器损伤小。

急性淋巴细胞性白血病患者的诱导缓解治疗常用长春新碱加泼尼松（VP 方案），儿童完全缓解率高达 80%~90%，成人的完全缓解率仅 30%~67%，而且容易复发。因此，成人急性淋巴细胞性白血病常需在 VP 方案上加门冬酰胺酶（VLP 方案）、柔红霉素（VDP 方案）或四种药物同时应用（VLDP 方案），可使完全缓解率提高到 72%~77.8%。急性非淋巴细胞性白血病的标准诱导缓解化疗方案是 DA 方案，平均缓解率约 60%。HOAP 方案中不用 VCR 及泼尼松，即成 HA 方案，缓解率可接近 DA 方案，但总缓解率不如急性淋巴细胞性白血病，且诱导过程中一定要通过粒细胞极度缺乏时期后，才有可能进入缓解期。

（二）疗效标准

美国国家癌症研究所工作组（NCI-WG）推荐标准如下。

1. 完全缓解（CR）

症状消失。

无淋巴结、肝、脾等脏器肿大。

血象正常，包括：中性粒细胞高于 1.5×10^7/L、淋巴细胞低于 4×10^9/L、血红蛋白高于 110g/L、血小板高于 100×10^9/L。

骨髓涂片淋巴细胞低于 10%，骨髓活检无淋巴细胞聚集的结节。如符合上述全部 4 项，且能维持 2 个月，则诊断为 CR。

2. 部分缓解（PR）

肿大的淋巴结、肝、脾缩小不少于 50%。

下列几项中至少满足 1 项：中性粒细胞高于 1.5×10^7/L；血红蛋白高于 110g/L、血小板大于 100×10^9L；无输血情况下，中性粒细胞、血红蛋白、血小板较治疗前上升 50%。上述改善也必须持续 2 个月。如患者骨髓活检中仍有淋巴细胞呈结节聚集，而其他各项条件均符合 CR 标准，称为结节性部分缓解（nPR）。CLL 患者化疗后 CR 者少，故治疗的评价主要看有无达到 PR。

化疗失败主要是化疗期内因感染和出血引起早期死亡或白血病细胞耐药而无效。一般有以下几种情况：①白血病细胞完全耐药，表现为化疗后骨髓增生抑制但白血病细胞不减少。②白血病细胞部分耐药，表现为化疗后白血病细胞部分减少但不理想，而随之白血病细胞又再增生。③骨髓增生不良，化疗后外周骨髓造血未恢复。④骨髓增生不良并在 4 周内死亡。⑤化疗中因出血、感染等不能控制早期死亡。⑥化疗后缓解，但髓外白血病存在。尚有少数患者，化疗后白血病细胞迅速减少，骨髓象、血象亦迅速抑制，但不久白血病细胞及白细胞再度快速增多，病情迅速恶化，此类患者处理困难，预后差，缺乏有效治疗方法。

（三）中西医结合治疗

中西医结合治疗能取长补短。中医中药能弥补西医化疗“不分敌我，一律杀灭”的不足，又能解决对化疗药耐药的问题；同时，一些低增生性白血病，本来白细胞、血小板很低，经不住强力的化疗药，可用中医中药来治疗，既避免了西药的不良反应，又能缓解病情。

1. 单纯中医中药治疗

本治疗适用于低增生性白血病，不能耐受化疗；再是患病之初始终未用化疗药，尚未产生耐药性者。中医药治疗适于幼稚细胞不是很高的患者。坚持每日服药，经过一段时间后可达到缓解。

2. 中西药结合

即化疗期后配合扶正中药，以提升白细胞、血小板数目，增强人体的免疫功能及抗感染、止血的能力。在化疗缓解期仍可使用中医药，一是促进人体的恢复，二是巩固化疗的效果，延缓下一次化疗时间。

（四）生物调节剂治疗

随着免疫学和基因技术的发展，生物调节剂治疗已被用于临床，其中包括白介素 -2、多种造血刺激因子，如 GM-CSF、OCSF、M-GCSF、红细胞生成素、肿瘤坏死因子、干扰素等。经临床验证，白介素 -2、LAK 细胞等对白血病有一定疗效；G-CSF、GM-CSF 等用于化疗后骨髓抑制患者，可明显减轻骨髓的受抑程度，加速缓解并减少并发症的发生。

（五）基因治疗

基因治疗就是向靶细胞（组织）导入外源基因，以纠正、补偿或抑制某些异常或缺陷基因，从而达到治疗目的。其治疗方式可分成四类：①基因补偿，把有正常功能基因转入靶细胞以补偿缺失或失活。②基因纠正，消除异常基因，以外源基因取代。③基因代偿，外源正常基因表达水平超过异常基因表达水平。④反义技术，即用人工合成或生物体合成的特定互补的 DNA/RNA 片段或其化学修饰产物，抑制或封闭异常或缺失的基因表达。基因治疗白血病作为一种新的方法正逐步从理论研究向临床试验过渡，目前基因治疗主要是应用反义寡核基酸封闭原癌基因的研究。反义技术因不需改变基因结构，能对目的基因及其产物进行治疗，故是基因治疗方法中最简单明了的手段。

（六）骨髓移植（BMT）

1. 异基因骨体移植

异基因骨体移植是对患者进行超大剂量放疗、化疗预处理后，将健康骨髓中的造血干细胞植入患者体内，使其造血及免疫功能获得重建的治疗方法。采用骨髓治疗疾病始于 1891 年，Brown Sequard 给患者口服骨髓治疗贫血；Osgcrrl 首次静脉输注骨髓；Lorenz 等首次成功进行了骨髓移植试验。20 世纪 70 年代，随着 HLA 组织配型技术的发展、移植免疫学等基础医学研究的深入，使 BMT 的临床应用得到了迅速发展，世界各地相继建立了一批 BMT 中心，我国的 BMT 也有了长足的进步。

AUo-BMT 治疗白血病的长期无病生存率为 50% 左右。据国际 BMT 登记处统计结果，BMT 治疗白血病 5 年生存率为：急性淋巴细胞性白血病（ALL）第一次完全缓解率（CR1）为 50% 左右，第二次完全缓解率（CR2）或第二次以上完全缓解率为 32% 左右，复发率为 18% 左右；急性髓细胞性白血病（AML）CRl 为 52% 左右，CR2 或 CR2 以上为 35% 左右。可见白血病患者化疗 CR 后应尽早进行 BMT 治疗。

BMT 治疗风险主要有两点：一是 BMT 中存在许多移植相关并发症，二是 BMT 后仍有白血病复发问题。主要的移植相关并发症有肝静脉闭塞，其发病率为25%，死亡率为80%；移植物抗宿主病，发病率为10%~80%。BMT后白血病复发率为15%~30%。

Allc-BMT的步骤：①选择HLA（人类白细胞抗原）完全相合的供者，选择顺序是同胞间HLA基因型相合，其次是HLA表型相合的家庭成员，再次则是单HLA位点不合的家庭成员或HLA表型相合的无关供者，最后是选择单HLA位点不合的无关供者或家庭成员中2~3个HLA位点不相合者。②受者的准备。应核实和确定白血病的诊断和分型，一般年龄应限制在45~50岁以下，重要脏器的功能基本正常，要清除体内多种感染灶，进行全面体检和必要的实验室检查、辅助检查。受者提前1周住进无菌层流病房。③进行组织相溶性抗原与基因配型。④ BMT预处理应达到三个目的：一是摧毁受者体内原有的造血细胞，给植入的造血干细胞准备植入后的生长空间；二是抑制受者体内的免疫细胞和功能，利于骨髓的植活；三是大量清除和杀灭受者体内的白血病细胞。⑤骨髓的采集、处理和输注。输注骨髓的当天，在手术室内无菌条件下采集供者骨髓，经过过滤后尽快经静脉输注给受者，避免造血干细胞损失。对ABO血型不合者的骨髓，要进行处理后才能输注。⑥BMT过程中经常需要营养和支持治疗。⑦早期防治BMT并发症，排除消化道不良反应，控制多种感染、出血及其他并发症。⑧防治BMT晚期并发症，如慢性移植物抗宿主病等。⑨ BMT造血重建和植入成功证据：BMT后患者要经历原有的造血系统衰竭和新植入骨髓的造血重建的过程，BMT后网织红细胞的逐渐增高被视为骨髓植入的一个较早出现的指标。外周血象恢复正常一般需3~6个月。另外，红细胞抗原、白细胞抗原的细胞遗传学检测分析等，可直接证明BMT植入是否成功。⑩ BMT后白血病的复发，一般来说，年龄大者复发率高，非第一次完全缓解和CML非慢性期者复发率高，BMT预处理中TBI（全身照射）剂量偏小者复发率高，其复发多为（95%）受者型复发。复发原因主要是BMT时白血病细胞清除不彻底，即体内残留的白血病细胞较多，与BMT后移植物抗白血病作用不强有关。

2. 自体干细胞移植和脐血造血干细胞移植

自体干细胞移植是指在大剂量放、化疗前采集自体造血干细胞，使之免受大剂量放、化疗之损伤，并在大剂量放、化疗后回输。自体造血干细胞可来源于骨髓，亦可采集于患者外周血。自体干细胞移植由于无移植物抗宿主病等并发症，可用于年龄较大的患者。其步骤是将造血干细胞采集后，在零下温度保存，然后解冻回输。移植前首先需要进行自体干细胞的纯化和残留白细胞的净化，对患者进行必要的检查和放、化疗预处理，移植后要控制感染、出血和支持治疗。自体干细胞移植效果优于常规化疗，有报告认为是急性白血病缓解后有效地巩固治疗措施之一。其缺点是复发率高，对于其存活时间及原因尚无统一说法。

1988年进行了世界第1例脐血造血干细胞移植，以后投入此项研究的学者很多与BMT相比，脐血移植HLA配型在1~2个位点不合时，移植后严重GVHD发病率较低，造血因子对植入影响不大。目前，脐血造血细胞库已在世界各地建立起来，我国开展例数尚少。

第二节　慢性淋巴细胞白血病

慢性淋巴细胞白血病简称慢淋，是一种慢性肿瘤性疾病，以外用血、骨髓、脾脏和淋巴结中小淋巴细胞恶性增殖与积蓄为特征。细胞形态接近成熟淋巴细胞，以B细胞型多见，T细胞型仅占2%。我国慢淋发病率低，约占白血病总数的5%。男女比例约为2∶1，发病时50岁以上者占90%，30岁以下罕见。

一、病因和发病机制

研究发现，长期接触低频电磁场可能和慢淋发病有关。欧美慢淋的发病远比亚洲国家多见，慢淋患者的直系亲属中患慢淋的危险性比一般人群高3倍，男性比女性易患，说明遗传因素在慢淋的发病中占一定地位。

二、临床分期

Binet等提出的分期方法，共3期。

A期：无贫血（Hb＞100g/L）或血小板减少（PLT＞100×10^9/L），肝、脾与颈、腋下及腹股沟淋巴结共5个区域中累及3个以下。

B期：无贫血或血小板减少，但累及区域不少于3个。

C期：出现贫血和（或）血小板减少。

三、临床表现

慢淋早期常无症状，因发现淋巴结肿大或不明原因的淋巴细胞绝对值升高而就诊。患者有轻度乏力、易疲劳等非特异性表现，一旦进入进展期，可表现为体重减轻、反复感染、出血和贫血症状。

（一）淋巴结肿大

淋巴结肿大最常见（占80%），可为全身性，轻至中度肿大，偶可明显肿大，无压痛，触之有橡皮感，与皮肤不粘连，常累及颈部、锁骨上、腋下及腹股沟等处。累及扁桃体、泪腺、唾液腺时，可产生Mikulicz综合征。

（二）肝、脾肿大

半数患者有脾大，多为轻至中度，伴腹部饱胀感，晚期可达盆腔，偶可发生脾梗死或脾破裂，肝肿大或脾肿大少见。

（三）结外浸润

淋巴细胞可浸润至皮肤、结膜、肺、胸膜、胃肠道、骨骼、神经系统、前列腺、性腺和眶后组织。并发症患者由于体液免疫和细胞免疫均受影响，可合并免疫缺陷表现，如感染、自身免疫性疾病和第二肿瘤。

四、诊断和鉴别诊断

从年龄、临床表现、外周血白细胞超过 10×10^7/L、淋巴细胞比例不低于 50%、淋巴细胞绝对值大于 5×10^9/L、骨髓淋巴细胞超过 40% 且以成熟淋巴细胞为主以及淋巴细胞肿大等典型表现，多数病例诊断不难。持续性淋巴细胞增多最具有诊断意义。淋巴结肿大应与淋巴结结核、淋巴瘤及慢性炎症所致淋巴结病变相鉴别。淋巴细胞增多者应与传染性单核细胞增多症、麻疹、水痘、巨细胞病毒感染等反应性淋巴细胞增多或多克隆淋巴细胞增多，以及其他慢性淋巴细胞增殖性疾病，如幼淋巴细胞白血病及多毛细胞白血病等相鉴别。

五、预后

慢淋在发病过程中可发生的变异有：①Richter 变，约 3% 的患者可出现发热、体重减轻，淋巴结、肝脾迅速肿大，慢淋转变为晚期淋巴瘤，病程进展快，多在 5 个月内死亡。②混合慢淋幼淋变，幼淋细胞占淋巴细胞总数的 10%~50%，脾大。幼淋变者幼淋巴细胞比例更高，绝对计数超过 15×10^9/L，脾大更显著，小鼠红细胞玫瑰花结形成减少，表面膜免疫球蛋白强阳性，中位生存期 9 个月。③急淋变甚罕见，免疫标记显示来自同一 B 细胞株，由于 c-myc 表达过度所致。原始细胞表达膜表面免疫球蛋白和末端脱氧核苷酸转移酶。

年龄大、发病时淋巴细胞数大于 50×10^9/L、幼淋细胞比例超过 10%、骨髓弥漫性浸润以及染色体异常的晚期患者，预后较差，中位生存期 35~63 个月，各期有明显差异，也有长达 10 年以上。

六、治疗

（一）CLL 的治疗指征

CLL 是进展最缓慢的白血病，有人甚至提出是一种相对良性的克隆性疾病，约 40% 的患者未经治疗的自然病程在 10 年以上，多数均达 5 年以上。另外，大量病例分析显示，早期化疗未能提供任何生存优势，相反，还带来各种风险，包括发生第二种肿瘤，根据国际上公认的 Rai 分期及 Binet 分期标准，分别将两种分期的 0 期或 A 期者定为低危，Ⅰ、Ⅱ期或 B 期者定为中危，Ⅲ、Ⅳ期或 C 期者定为高危。诊断时，低、中危患者原则上不予化疗，定期严密随访观察；如出现症状或提示疾病出现进展，包括淋巴结、肝、脾肿大，血中淋巴细胞倍增时间短于 12 个月，则开始化疗。

上述建议在临床更具可操作性，尚无治疗指征的 CLL 患者，应定期随访。随访内容有：①血象，注意白细胞及淋巴细胞数量变化，计算淋巴细胞的倍增时间，血红蛋白、血小板有无降低。②淋巴结、肝、脾变化，包括影像学检查结果。另有学者提出，血清乳酸脱氢酶或胆微球蛋白明显升高，也是疾病活动的指标，应予以重视。具备治疗指征的 CLL 患者开始治疗后，当最初的治疗目标已达到，即治疗指征已消失时应停止治疗。因为继续治疗尚无能延长生存期的证据，有时反而影响生活质量。

（二）化疗

1. 烷化剂

20 世纪 50 年代即应用于临床，代表药物有苯丁酸氮芥及环磷酰胺。烷化剂对进展期的 CLL 有肯定的效果，但并不能延长寿命。近年来，有人将 CB1 348 改为脉冲式给药，0.4~0.7mg/kg，口服，1 天或分 4 天给药，每 2~4 周为一疗程。其疗效和每日给药相似，CR 为 15%，PR 为 65%，但骨髓毒性减轻。另有报告 CB1 348 按 15mg/d 持续用至缓解或出现轻度不良反应，疗效无明显提高，而骨髓毒性增加。CTX 和 CB1 348 疗效相似，也有间歇给药的报告，按 500~750mg/m^2，静脉注射或口服，每 3~4 周一次，效果和每日给药或隔日给药相同。

2. 核苷类似物

20 世纪 80 年代后应用于临床，用于治疗 CLL 的有氟达拉滨（FDR），又名氟阿糖腺苷，以及 2- 氟去氧腺苷（克拉屈滨，2-CDA）。此类药物主要在淋巴细胞内积聚，故淋巴细胞成为理想的靶细胞。其磷酸化衍生物通过诱导细胞凋亡发挥疗效：①抑制 DNA 连接酶、DNA 起始酶、DNA 和 RNA 聚合酶及核糖核苷酸还原酶。②作为类似物掺入 DNA、RNA，影响其合成及功能。③自发形成的 DNA 断裂修复受抑。

氟达拉滨：标准用法为 25~30mg/（m^2·d），静脉滴注，30 分钟内完成，连用 5 天，每 4 周为一周期。文献报道氟达拉滨（FDR）用于初治 CLL 的 CR 为 38%，PR 为 60%，中位缓解期为 31 个月；用于复治 CLL 的 CR 率为 20%，PR 率为 45%，中位缓解期为 21 个月；尽管 FDR 的疗效优于以往的化疗药物，但患者总寿命并未改善。远期疗效取决于其最初的治疗反应，CR 者的长期存活率可达 20%，PR 者为 10%，用烷化剂缓解后复发的 CLL 患者，有条件时应选用 FDR，则再次总缓解率为 30%~55%，如患者复发后对烷化剂仍敏感，则用 FDR 效果更好。以往用 FDR 缓解又复发者或初治即对 FDR 无反应者，换用烷化剂后总缓解率仅为 7%。上述资料表明，FDR 是目前治疗 CLL 相对理想的药物；如用 2 个疗程仍未达 PR 者，则预后不佳，即使更换其他药物也难以缓解。

FDR 的主要不良反应有：①骨髓抑制，但此也为治疗效应，适当调节剂量及用法，大多数患者可安全度过骨髓抑制阶段。②免疫抑制，用药后外周血 T 细胞明显减少，特别是 T 细胞减少更为显著，常持续至停药后 2 年，在此期间易并发各种条件致病原感染，常见有单纯疱疹病毒、带状疱疹病毒、李斯特芽孢菌、卡氏肺囊虫等。③免疫紊乱，可并发自身免疫性溶血性贫血（AIHA）、免疫性血小板减少性紫癜（ITP）、单纯红细胞性再生障碍性贫血（PRAA）。由于 CLL 本身即可有这些并发症，故和 FDR 的因果关系尚难定论。④神经毒性，发生率高达 60% 以上，与 FDR 的代谢产物在中枢神经系统内聚积有关，大多表现为周围神经病，少数为精神异常、抽搐，甚至昏迷。⑤高白细胞血症者用药后可发生肿瘤溶解综合征，故遇此情况应减量应用。为减轻 FDR 的不良反应，有人报告认为 30mg/（m^2·d），连用 3 天，1 个月为一疗程可明显减少感染，但疗效也随之下降，CR 率为 10%，PR 率为 36%，总寿命尚不受影响。

克拉屈滨：标准用法为 0.12mg/（kg·d），5 天为一疗程，同样经静脉滴注，维持 2 小时以上注入。初治 CLL 的 CR 率为 40%，PR 率也为 40%；复治者 CR 率为 4%~39%，PR 率为 33%。初治及复治者的中位缓解期和 FaraA 相似。克拉屈滨（2-CDA）口服剂按 10mg/（m^2·d）给药，5 天为一疗程，初治者总缓解率为 75%。使用 2-CDA 两个疗程无反应者，应更换其他治疗方案。2-CDA 和 FDR 有交叉耐药，不良反应同于 FDR。另一种腺苷类似物去氧助间型霉素（DCF）是腺苷脱氨酶抑制剂，其治疗 CLL 的疗效远不如 FDR 及 2-CDA，主要用于多毛细胞白血病，故不在此介绍。

3. 联合化疗

COP 方案：CTX 750mg/（m^2·d），静脉注射，第一天；长春新碱（VCR）1.4mg，静脉注射，第一天；泼尼松 100mg/d，口服，连用 5 天。3~4 周为一疗程，疗效同上一方案。

CHOP 方案：即上述 COP 方案加 ADM 50mg/m^2，静脉注射，第一天。每 4 周为一疗程；和 COP 方案比较中位生存期明显延长，3 年生存率增加 28%~71%；CHOP 方案中 VCR 方案，不影响疗效，文献报道 196 例 CLL 患者（包括初治、复治，处于 B、C 期），单用 FDR 与 CAP 方案的疗效比较，初治组的 CR 及 PR 二者相似，复治组 FDR 为优，但二者的中位缓解期无差别。

FDR 与其他药物合用：FDR 分别和 CB1 348、甲氨蝶呤（MTX）、CTX、顺铂、泼尼松等合用，疗效均未超过 FDR 单用组，而不良反应加重。较一致的意见是初治者无需联合用药，有条件者应尽量单用 FDR。有人报道初治用 FDR 复发者，选用 FDR 联合 CTX 治疗，缓解率达 89%，但 CR 者很少。2-CDA 和上述各种药物分别组成联合方案，其结果同样如此。因此，目前核苷类似物仍以单独应用为主。

M2 方案：为常用于多发性骨髓瘤的标准方案。一组 63 例进展期或难治性 CLL 的疗效研究中，包括 CR、PR、中位缓解期，均未超过其他联合方案，提示强烈化疗不能提高 CLL 的疗效。

（三）放疗

历史上曾对 CLL 行全身放疗，虽可改善病情，但作用短暂，骨髓抑制严重，20 世纪 80 年代后已弃用。目前局部放疗仍用于少数患者，如巨脾伴脾梗塞者，可达到快速止痛的目的。循环中白血病细胞途经脾脏也遭辐射，可明显减少。局部放疗缓解率低、缓解期短。此外，局部淋巴结明显肿大，且造成压迫症状者或因浸润致局部骨痛者，放疗能缓解症状。

（四）造血干细胞移植（HSCT）

1. 异体造血干细胞移植

一组 54 例 60 岁以下（中位年龄 41 岁）处于不同病期、以往治疗也不一致的 CLL 患者，行 AlloHSCT。预处理大多用全身放疗（TBI）及大剂量 CTX。结果 70% 的患者体征消失，血象恢复正常，3 年生存率为 46%；移植相关死亡率（TRM）高达 50%，其中半数死于移植物抗宿主病。根据患者复发后输注供者的淋巴细胞仍有效，证明移植物抗白血病（GVL）效应也起重要作用。有报告 HSCT 后用敏感的 PCR 方法不能检出微小残留病变（MRD），即重排的 IgH 基因，表明有可能治愈 CLL。以往认为 CLL 发病年龄高，适合的供髓者少，因此满足 Allo HSCT 者较少；而且由于 TRM 高，故 Allo HSCT 仅适合于经严格选择的少数 CLL 患者，但近几年出现的非清髓性 Allo HSCT 为患者提供了更多接受移植的机会，大多选用 FDR+CTX 行预处理。1 年时 TRM ＜ 20%，1 年无病生存率为 60%~80%。目前较一致的意见是，亲缘关系的 Allo HSCT 适于不超过 60 岁的 CLL 患者，非亲缘关系的 Allo HSCT 限制于不超过 50 岁的患者，非清髓性 Allo HSCT 可放宽至 70 岁。另据近几年报道，60 岁以下的 CLL，较以往增多，西班牙学者报道诊断时小于 60 岁者已占 33%，故适合于 AlloHSCT 者已有上升趋势。由于 CLL 是一组异质性很强的疾病，不少病例可长期稳定，无疾病进展，肯定不是移植的候选者，故移植应用于进展期 CLL 病例。也有学者提出，早期的低危 CLL 虽病情稳定，但如已具备不良预后因素者也应及早进行移植，包括血红蛋白不超过 130g/L、淋巴细胞大于 30×10^9/L、明显的骨髓浸润、较快的淋巴细胞倍增时间、血清胸腺嘧啶激酶升高、血清 β2 微球蛋白升高、血清乳酸脱氢酶升高，白血病细胞表达 CD38 或检出 IgV 基因突变。

2. 自体造血干细胞移植

由于 CLL 患者自体的造血干细胞易被白血病细胞污染，移植后 4 年复发率超过 50%，且生存曲线还未形成平台，目前一致的意见认为 Auto HSCT 不能治愈 CLL。为改进移植效果，已开展从外周血同时筛选 $CD34^+$、B 细胞阴性的祖细胞，如通过免疫磁珠吸附、分离 $CD34^+$ 细胞；采用针对 B 细胞的单抗，如 CD20、CD52 单抗清除回输祖细胞中的 B 细胞。回输后血液学及免疫学的恢复均延迟，增加了 TRM。虽然 Auto HSCT 的年龄可放宽至 70 岁，但鉴于疗效欠佳，更多的学者建议优先选择 Allo HSCT。

（五）脾切除术

手术指征：①巨脾伴脾功能亢进，且其他治疗无效者。②脾梗塞伴剧痛。③ AIHA 或 ITP，皮质激素治疗不能控制者，切脾对病程无影响。

第三节　慢性粒细胞白血病

慢性粒细胞白血病（简称慢粒）是一种恶性克隆增殖性疾病，临床前期可以长达 6 年，一旦进入临床期病程进展加快。大量临床研究表明，在慢粒慢性期、加速期和急变期的中位时间分别为 3.5~4 年、1 年和 3~6 个月，慢粒占全部白血病的 20%~35%，国内慢性白血病 90% 为慢粒。

一、病因和发病机制

接触苯和放射线是慢粒较明确的致病因素。日本广岛和长崎原子弹爆炸后幸存者中强直性脊柱炎及宫颈癌接受放疗后的患者中，慢粒的发病率明显高于正常人群。慢粒患者中 HLA-Cw3、Cw4 出现的频率较正常人高，提示它们可能是慢粒的易患标志。

90% 以上的慢粒患者中可发现有 Ph 染色体，9 号染色体上原癌基因 c-abl 的片段与 22 号染色体上的断裂点簇集区 bcr 发生易位融合，转录成一段 8kb 的融合 mRNA，编码生成融合蛋白 P210，具有很强的酪氨酸蛋白激酶活性。现在已成功抑制 P210 表达的药物，有望通过此类药物控制慢粒的发病，达到根治的目的。

二、临床表现

起病缓慢，早期症状多与肿瘤负荷增高和贫血有关，如疲倦、乏力、纳差、多汗和体重减轻，许多患者可因脾大或白细胞增多在定期体检中发现而确诊。

（一）脾大

就诊时约 90% 患者有脾大，脾下缘可平脐，质韧无压痛，患者常感上腹部饱胀不适，少数患者因发生脾梗死或脾周围炎而出现显著左上腹和左肩部疼痛，可有局部压痛和摩擦音，脾破裂罕见。15%~20% 患者有肝大，程度较轻，淋巴结肿大较少见，但可作为早期急变的首发症状。

（二）发热、贫血和出血

高代谢可出现低热、消瘦和出汗，疾病早期甚少有感染，明显的贫血及出血多在急变期才出现。

（三）白细胞淤滞综合征

此征较少见，当白细胞增多至 100×10^9/L 以上时，由于白细胞淤滞可出现循环受阻，在儿童慢粒中多见。可出现呼吸困难、发绀、脏器梗死、眼底静脉扩张、视盘水肿、眼底出血、阴茎异常勃起、神志改变，甚至中枢神经系统出血等表现。

（四）其他

胸骨压痛较常见，多在胸骨下段。细胞破坏、血尿酸升高引起痛风性关节炎—嗜碱性粒细胞增多，组胺释放出现荨麻疹、皮肤瘙痒以及消化性溃疡。皮肤浸润较少见，可出现紫色结节状突起，多累及躯干、四肢和面部等。

三、诊断与鉴别诊断

根据临床表现、血象、骨髓象特征以及 Ph 染色体检查和 bcr/abl 融合基因检测，诊断并不困难。鉴别诊断包括：①类白血病反应，多发生在严重感染、肿瘤或炎症性疾病基础上，无 Ph 染色体和 bcr/abl 融合基因，外周血中以中性杆状核居多，可有少量晚幼粒细胞，原始及早幼粒细胞罕见，中性粒细胞 NAP 积分升高或正常。②其他骨髓增殖性疾病：慢粒可合并骨髓纤维化，也可同时有血小板和红细胞增多，慢性粒单细胞白血病和原发性骨髓纤维化鉴别：该类疾病白细胞增多不如慢粒显著，随访一定时间无明显变化，无 Ph 染色体检查和 bcr/abl 融合基因，且有相应病变的表现。③慢粒有贫血及脾大时需与肝硬化、血吸虫病、淋巴瘤等鉴别，发生脾梗死及脾周围炎时应与急腹症相鉴别。

四、临床分期

根据我国第二届全国白血病会议制定的分期标准，慢粒可分为三期。

（一）慢性期

无症状或有低热、乏力、多汗、体重减轻等症状。

白细胞数增高，主要为中性中、晚幼和杆状核粒细胞。原始粒细胞（Ⅰ型 + Ⅱ型）低于 10%，嗜酸性粒细胞和嗜碱性粒细胞增多，可有少量有核红细胞。

骨髓增生明显至极度活跃，以粒系增生为主，中、晚幼粒细胞和杆状粒细胞增多，原始粒细胞（Ⅰ型 + Ⅱ型）低于 10%。

有 Ph 染色体。

CFU-GM 培养集落和集簇较正常明显增加。

（二）加速期

具备下列两项者可考虑本期：①不明原因的发热、贫血、出血加重和或骨骼疼痛。②脾脏进行性增大。③非药物引起的血小板进行性降低或增高。④原始细胞（Ⅰ型+Ⅱ型）在外周血或骨髓中超过10%。⑤外周血嗜碱性粒细胞超过20%。⑥骨髓中有显著的胶原纤维增生。⑦出现Ph以外的其他染色体异常。⑧对传统的抗慢粒药物无效。⑨CFU-GM增生和分化缺陷，集簇增多，集簇条落比值增高。20%~25%的患者无明显加速期阶段而直接进入急变期，加速期可持续半年至一年半最后进入急变期。

（三）急变期

具有下列之一者可诊断为本期：①原始粒细胞（Ⅰ型+Ⅱ型）或原始淋巴细胞—幼淋巴细胞或原始单核细胞+幼稚单核细胞在外周血或骨髓中超过20%。②外周血中原始粒细胞加早幼粒细胞超过30%。③骨髓中原始粒细胞加早幼粒细胞超过50%。④骨髓外原始细胞浸润。此期临床症状、体征比加速期更恶化，CFU-GM培养呈小簇生长或不生长。

慢粒急变通常为急粒变或急粒单变，约10%患者可出现红白血病变，偶见巨核细胞变、早幼粒细胞或嗜碱粒变，1/3患者可急淋变，一旦急变后，多在3~6个月内死于各种并发症。

五、治疗

（一）慢性期治疗

目的是促进正常干细胞生长和抑制白血病克隆增殖。

1. 化学药物

羟基脲（HU）：是细胞周期特异性DNA合成抑制剂，毒性低，可延缓疾病进程，开始剂量1~6g/d，随白细胞数量的变化调整剂量，维持量每天0.5~1g。由于HU具有同时降低白细胞和血小板的功能，而且起效快、作用时间短、诱发急变率低，目前认为是治疗慢粒的首选药物。单用本药不能清除Ph阳性细胞，可使红细胞产生巨幼样改变。

白消安（马利兰，BUS）：是一种口服烷化剂，常用剂量4~6mg/d，一般服药后10~14天白细胞数开始下降，白细胞数低于20×10^9/L时即应减量，停药后作用仍可持续2周。长期应用可引起皮肤色素沉着、肺间质纤维化、停经、睾丸萎缩等。口服白消安的骨髓抑制时间长，不能抑制Ph细胞克隆，甚至有促使急变作用，所以目前临床已较少应用。

靛玉红：是我国从中药青黛中提取的治疗慢粒药物，剂量200mg/d，甲异靛为其衍生物，可作为二线药物。

其他药物：高三尖杉酯碱、Ara-C、6-MP、6-TG、苯丁酸氮芥、CTX等都可使慢粒获得一定程度缓解，以Ara-C为主的多药联合化疗，可以迅速改变血液学表现，甚至可以一过性抑制Ph细胞克隆，但总生存期延长不明显。

2. 干扰素

α– 干扰素 400 万 ~500 万 U/m^2，每日皮下或肌内注射一次，可使 60%~70% 的慢性期患者获得血液学缓解。40% 患者 Ph 染色体阳性率下降。研究表明，α– 干扰素联用羟基脲，血液学缓解率明显高于单用羟基脲者。此外，对于移植后复发的患者也可应用干扰素治疗，分子水平复发者比血液学复发者有效。使用干扰素早期有头痛、肌肉酸痛等流感样症状，延迟反应包括重要脏器功能受损、免疫性贫血、血小板减少和甲状腺功能减退等。对于白细胞明显增多者，最初可联用羟基脲或白细胞单采治疗，白细胞降至正常水平后再用干扰素治疗效果较好。

3. 放疗

脾区照射，可用于化疗耐药、脾极度增大患者。若有骨骼、软组织浸润，也可采用局部放疗。

4. 脾切除

脾切除适用于给患者带来痛苦的巨脾或有脾功能亢进者，以提高输注血小板的疗效，术后可能并发感染，栓塞或出血，甚至死亡。

5. 骨髓移植

同种异基因骨髓或外周血造血干细胞移植是迄今最有希望治愈慢粒的疗法，3 年生存率为 50%~60%，复发率约 20%。如果患者年龄在 40 岁以下且有 HLA 相配供者时，应首先考虑移植治疗，最好在发病后一年内进行；移植后复发的病例可再次输入供者的淋巴细胞，诱导移植物抗白血病反应（GVL）的产生而取得再次缓解。严重的 GVHD 和感染是移植失败的主要原因、自身外周血干细胞或骨髓移植可延长患者的生存期，但易复发，移植物体外净化问题尚待解决。

6. 白细胞单采

此法适用于白细胞数过高或妊娠者，可缓解症状、减少化疗杀伤的白血病细胞数从而减少尿酸生成，但持续时间短、费用高。

7. 辅助治疗

在慢粒初发或复发时为防止高尿酸血症引起尿酸性肾病，可服用别嘌呤醇 300mg/d，补充水分和利尿。

8. 基因靶向治疗

酪氨酸激酶抑制药伊马替尼（格列卫）是近年来开发的基因靶向治疗药物，2001 年 5 月美国食品与药品管理局批准用于临床，2002 年底美国国家肿瘤综合防治网络将其列为治疗慢粒的一线用药。二期临床研究结果显示，单用伊马替尼 400~800mg/d 治疗。α– 干扰素耐药的慢粒慢性期患者，完全缓解率为 88%，初治患者为 98%，治疗 3 个月时的主要细胞遗传学反应分别为 60% 和 76%；慢粒加速期患者的主要细胞遗传学反应为 21%，治疗慢粒急变期为 7%~13.8%，骨髓原始早幼细胞期为 6%~15%，返回到慢性期者为 22%~39.5%，总计血液学有效率为 46%~60.3%，主要细胞遗传学反应 5%~15%。结果与 MD Anderson 癌症中心研究结果相似。体外试验表明，伊马替尼与传统的化学治疗药物几乎都有协同作用，但目前进入临床Ⅱ期试验的只有伊马替尼与 α- 干扰素或阿糖胞苷联合。伊马替尼治疗 6 个月时未达到血液学完全缓解或 Ph 染色体阳性细胞大于 65% 者视为治疗失败。

伊马替尼治疗的不良反应在慢粒的不同阶段无显著性差别，主要表现为恶心、呕吐、局限性水肿、肌肉痉挛、腹泻、腹痛、皮炎、头痛、四肢关节痛、体重增加，以上不良反应大都能够耐受，极少需要对症治疗，重度的粒细胞、血小板减少和贫血，在慢粒急变期和加速期患者中发生率较高。不良反应与剂量相关，因此治疗应从一般剂量开始，逐渐增加到最大的耐受量。

（二）加速期和急变期治疗

一旦进入加速期或急变期应按急性白血病治疗，但缓解率低。化疗方案根据细胞类型而定，急非淋变时可选用急性非淋巴细胞白血病的联合化疗方案，如中剂量 Ara-C 加米托蒽醌、去甲氧柔红霉素或 Vp-16 治疗；急淋变时按照急性淋巴细胞白血病的治疗方案。在加速期行骨髓移植仍有 15%~25% 患者可长期无病生存，但急变期时的骨髓移植疗效很差。慢性期采集自体骨髓冷冻保存，一旦患者进入加速期或急变期，通过自体骨髓移植可使患者重新回至慢性期，但持续时间很短。

六、预后

慢粒预后较差，中数生存期 39~47 个月，5 年存活率为 25%~35%。发病时外周血中白细胞和血小板计数、原幼细胞比例、肝脾大小和嗜酸性及嗜碱性粒细胞计数和预后有关。

第四节　慢性中性粒细胞白血病

慢性中性粒细胞白血病为少见类型的慢性白血病。1920 年，Tuohy 首次报道该病，以后国内外陆续有个案报道。在最新的 WHO 造血与淋巴组织肿瘤分类标准中，把 CNL 作为慢性骨髓增殖性疾病（MPD）的独立分型。本病是一种克隆性血液病，临床上以成熟中性粒细胞持续增多、脾肿大为主要特征，病程较慢粒更为缓慢，碱性磷酸酶（NAP）活性极高，Ph 染色体阴性。

一、临床表现

（一）一般症状

起病缓慢，多发生于中老年人，发病年龄大多在40岁以上。患者多有乏力、体重下降、低热等非特异症状。

（二）贫血

患者可有不同程度的贫血，一般较轻微，严重贫血者少见。贫血多因白细胞大量增生抑制骨髓红系细胞增生所致。

（三）出血

部分患者有出血倾向，CNL患者血小板大多正常，对患者进行各种凝血试验其结果也均正常，出血似乎与CNL本身无肯定的关系。

（四）组织器官浸润

脾肿大，常常是患者最突出的体征，活检证实脾窦、脾淋巴结滤泡内有大量成熟中性粒细胞浸润，很少有巨核细胞、未成熟粒细胞浸润和髓外红细胞生长。

肝肿大，肝一般轻、中度增大，活检示肝门内有大量成熟中性粒细胞浸润，但很少有巨核细胞和未成熟粒细胞，汇管区和肝窦内偶可见有核红细胞。

淋巴结肿大，淋巴结内有成熟中性粒细胞浸润。

（五）其他并发症

绝大多数CNL患者血尿酸明显升高，但只有个别患者并发痛风、痛风性关节炎、痛风性肾病等。

二、实验室检查

（一）血象

该病早期可无贫血，晚期可有不同程度的贫血。网织红细胞计数常在0.5%~3.0%，红细胞形态多正常，有时可有轻度的大小不一，血片中一般不见有核红细胞。

白细胞计数明显增多，多在（25~50）$\times 10^9$/L。中性粒细胞绝对值高，分类中性粒细胞占80%以上，有的可达90%，成熟中性粒细胞占绝对优势。极少数出现中、晚幼粒细胞，其形态多有异常，表现不同程度的病态造血，毒性颗粒增多，空泡变性，偶有分叶过多，嗜酸性、嗜碱性粒细胞不多。

血小板绝大多数正常或偏高。

中性粒细胞碱性磷酸酶（NAP）活性增强，与感染和类白血病时 NAP 活性增高相似，甚至更为增强是本病特征，具有重要的鉴别价值。

（二）骨髓象

骨髓增生明显活跃至极度活跃，主要为粒系细胞极度增生，粒红比例增高。

粒系细胞增生以成熟中性粒细胞增生为主，原始粒细胞及早幼粒细胞所占百分比不高，嗜酸性、嗜碱性粒细胞不增多甚至缺如。本病中晚幼粒细胞与成熟粒细胞是一种病态增殖改变。

红系细胞不同程度地受到抑制。

巨核细胞系统正常、增生或减低，可见小巨核细胞，血小板正常或增多。

中性粒细胞的 NAP 活性明显增高，阳性率为 80%~100%，积分值为 289~400。

（三）其他实验室检查

Ph 染色体阴性，bcr/abl 阴性。偶尔也有染色体发生随机异常的报道。血清维生素 B_{12}、LDH、血尿酸、血清溶菌酶浓度在本病中大部分增高。

三、诊断标准

目前，国内外还没有统一的诊断标准。

（一）You 等提出，诊断 CNL 应符合下列标准

在外周血中成熟中性粒细胞持续增多。

脾肿大。

中性粒细胞碱性磷酸酶积分升高。

骨髓象示粒系细胞极度增生，以成熟中性粒细胞为主。

Ph 染色体阴性，无 bcr 基因重排。

血中尿酸及维生素 B_{12} 浓度升高。

排除感染、肿瘤等引起类白血病反应的疾病。

（二）WHO 分类中 CNL 诊断标准

外周血白细胞总数大于或等于 25×10^9/L，杆状核和分叶核中性粒细胞数占白细胞总数的 80% 以上，不成熟粒细胞（早幼、晚幼）数低于白细胞总数的 10%，单核细胞数低于白细胞总数的 1%。

骨髓中有核细胞增多，中性粒细胞系百分比增高，数量增多，原粒细胞数低于有核细胞数的 5%，中性粒细胞系成熟正常。

肝、脾肿大。

没有引起生理性中性粒细胞增多的原因。如有，需用细胞遗传学或分子技术证明粒细

胞的单克隆性，Ph 染色体阴性，bcr/abl 阴性。

无其他 MPD 的证据，包括 PV、IMF、ET；无 MDS 或 MDS/MPD 的证据。

四、鉴别诊断

（一）慢性粒细胞白血病

慢性粒细胞白血病患者也有粒细胞异常增多、肝脾显著增大等症状，但慢性粒细胞白血病以中性中幼粒细胞、晚幼粒细胞、杆状核粒细胞增多为主，嗜酸性粒细胞、嗜碱性粒细胞绝对值增多，可伴发较严重的贫血和血小板、红细胞形态异常，中性粒细胞碱性磷酸酶活性降低或缺失，90%Ph 染色体阳性，对于 Ph 染色体阴性者，仍可发现 bcr/abl 融合基因存在。

（二）类白血病反应

类白血病反应常有基础疾病的临床表现，如严重感染、恶性肿瘤、大量出血、急性溶血、休克或外伤等，经治疗后血象可在短期内恢复，而 CNL 无原发病可寻，应用抗生素治疗无效，白细胞总数不下降，脾脏不缩小。

（三）其他骨髓增生性疾病

CNL 与其他骨髓增生性疾病的最大区别在于无论是在疾病早期还是晚期，均无骨髓网硬蛋白的增生，无骨髓纤维化趋势。

五、治疗

到目前为止，尚无有效的方法可以治疗 CNL。在早期报道的病例，采用脾区照射和脾切除方法可以降低肿瘤负荷、减轻腹部不适的症状，但后来发现脾切除会导致中性粒细胞进一步增高。此后，开始使用化疗药物，如羟基脲、马利兰、6–TG 等，这些药物对白细胞的降低及脾脏的缩小有一定效果，并可使病情得到一定的控制，但均不能明显延长患者存活期。有文献报道，干扰素可使 CNL 达到完全缓解，但病例数较少，有待于进一步探讨。此外，还有报道异基因骨髓移植也可使 CNL 达到完全缓解，但 CNL 的发病年龄大部分大于 50 岁，老年 CNL 患者做异基因骨髓移植的疗效还有待于进一步探索。CNL 急变时可试用诱导化疗，但完全缓解率极低。

第五节　恶性淋巴瘤

恶性淋巴瘤是发生于淋巴结和（或）结外淋巴组织或器官的免疫细胞肿瘤，来源于淋巴细胞或组织细胞的恶变。按组织病理学改变，目前国际上统一分为霍奇金淋巴瘤和非霍奇金淋巴瘤两大类。

淋巴结和淋巴组织遍布于全身并与单核—吞噬细胞系统、血液系统相互沟通，血液和淋巴液可在全身循环，因此淋巴瘤可发生在身体的任何部位。其中淋巴结、扁桃体、脾和骨髓最易受累。临床以无痛性进行性淋巴结肿大和局部肿块为特征性表现，同时可有相应器官压迫症状，肝、脾常肿大，晚期有恶病质、发热及贫血等表现。由于不同患者的病变部位和范围都不相同，因此淋巴瘤的临床表现具有多样性。

恶性淋巴瘤在世界各地均可见，并有逐年增多的趋势，全世界有 450 万以上患者。同时，恶性淋巴瘤在世界范围内的分布也不一致，现已发现几个著名的高发区，如 Burkitt 淋巴瘤发病率较高的中非；成人 T 细胞淋巴瘤发病率高的日本九州和加勒比海等。发达国家的发病率高于发展中国家，城市高于农村。恶性淋巴瘤是淋巴造血系统发病居首位的恶性肿瘤，在我国经标化后淋巴瘤的总发病率男性为 1.39/10 万，女性为 0.84/10 万，男性发病率明显高于女性，但均低于欧美各国及日本，发病年龄最小为 3 个月，最大为 82 岁，以 20~40 岁多见，约占 50%。我国恶性淋巴瘤的死亡率为 1.5/10 万，排在恶性肿瘤的第 11~13 位。虽然本病在我国的发病率和死亡率较低，但由于我国人口众多，患者总数并不少。与欧美国家相比恶性淋巴瘤在我国具有以下特点：①中部和沿海地区的发病率和死亡率高于内地。②发病年龄曲线为单峰，高峰在 40 岁左右，不同于欧美国家的双峰曲线。③ HL 所占比例低于欧美国家。④在 NHL 中滤泡型所占比例很低，弥漫型占大多数。⑤近十年的资料表明，我国的 T 细胞淋巴瘤占 34%，与日本相近，远高于欧美国家，但蕈样真菌病和 Sezary 综合征较少，淋巴母细胞（成淋巴细胞）性淋巴瘤 / 白血病及发生于咽淋巴环伴消化道受侵的病例较多。

一、病因和发病机制

恶性淋巴瘤的病因和发病机制迄今尚不清楚，其中病毒学说颇受重视。

（一）病毒学说

有关病因的研究大多数从高发区或高发人群开始。1964 年 Epstein 等首先从非洲儿童 Burkitt 淋巴瘤组织传代培养中分离出 Epstein–Barr（EB）病毒后，发现这种 DNA 疱疹型病毒可引起人类 B 淋巴细胞恶变而致 Burkitt 淋巴瘤。Burkitt 淋巴瘤有明显的地方流行性，这类患者 80% 以上血清中 EB 病毒抗体滴定度明显增高，而非 Burkitt 淋巴瘤患者血清 EB 病毒抗体滴定度增高者仅占 14%。普通人群滴定度高者发生 Burkitt 淋巴瘤的机会也明显增多。上述研究均提示，EB 病毒可能是 Burkitt 淋巴瘤的病因。用免疫荧光法检测 HL 患者的血清，部分患者有高效价的 EB 病毒抗体，通过电子显微镜观察 HL 患者淋巴结可以发现 EB 病毒颗粒。在 20%HL 的 R–S 细胞中可找到 EB 病毒，EB 病毒与 HL 的关系极为密切。同时 EB 病毒也可能是移植后淋巴瘤和 AIDS 相关淋巴瘤的病因。但我国为 EB 病毒的高感染区，正常人群 EB 病毒的感染率很高，与淋巴瘤患者无明显区别。

近年来，另一项重要发现是 T 细胞淋巴瘤的病毒病因。1976 年日本学者发现成人 T 细胞淋巴瘤 / 白血病有明显的家族集中趋势，且呈季节性和地区性流行。美国的 Gallo 和日本的 Yoshida 发现逆转录病毒，称之为 T 细胞淋巴瘤 / 白血病病毒（HTLV- Ⅰ）。HTLV- Ⅰ被证明是这类 T 细胞淋巴瘤的病因。另一逆转录病毒 HTLV- Ⅱ近来被认为与 T 细胞皮肤淋巴瘤（蕈样真菌病）的发病有关。Kaposi 肉瘤病毒也被认为是原发于体腔的淋巴瘤的病因。

（二）免疫缺损

淋巴瘤的发生与免疫抑制密切相关，宿主的免疫功能决定宿主对淋巴瘤的易感性。近年来的研究发现遗传性或获得性免疫缺陷伴发淋巴瘤者较正常人多；器官移植后长期应用免疫抑制剂而发生的恶性肿瘤中 1/3 为淋巴瘤；干燥综合征患者中淋巴瘤发病率高于普通人群。在免疫缺陷下，反复感染、异体器官移植以及淋巴细胞对宿主的抗原刺激等均可引起淋巴组织的增殖反应，由于 T 抑制细胞缺失或功能障碍，机体缺少自动调节的反馈控制，淋巴组织无限增殖，最终导致淋巴瘤的发生。

（三）化学和物理因素

美国早年曾报告美国中西部农民由于使用杀虫剂和农药，其淋巴瘤的发病率高于正常人数倍，但其机制尚不明了。曾接受 1Gy 以上辐射的广岛原子弹受害者及曾因脊柱炎进行照射治疗的患者，ML 的发生率均高于正常人群 2 倍。化学药物、苯、石棉和砷等均可导致 ML 发病率增加。

（四）其他

长期服用某些药物可引发淋巴瘤，如苯妥英钠可诱发 ML 等。幽门螺杆菌的慢性感染与胃黏膜相关淋巴组织淋巴瘤的关系密切，不仅能从血清和胃镜检查中找到细菌的证据，还可通过抗生素治疗使大部分幽门螺杆菌阳性的胃黏膜相关淋巴组织淋巴瘤获得良好的治疗效果。

二、病理和分型

恶性淋巴瘤的病理分型包括霍奇金淋巴瘤和非霍奇金淋巴瘤。

（一）霍奇金淋巴瘤

1. 大体改变

受累淋巴结肿大，相邻的肿大淋巴结彼此粘连、融合，最长径可达 10cm 以上，不活动。颈淋巴结累及者，有时可形成包绕颈部的巨大肿块。肿块常呈结节状，切面为灰白色，呈鱼肉样，可伴坏死。

2. 组织学表现

霍奇金淋巴瘤的组织学特征是在以淋巴细胞为主的多种炎性细胞混合浸润的背景上，有具有特殊形态的肿瘤细胞，即Reed–Sternberg（R–S）细胞的散在分布。典型的R–S细胞是一种直径为20~50μm的双核瘤巨细胞，瘤细胞呈圆形或椭圆形，细胞质丰富，细胞核为圆形或椭圆形，两个细胞核呈面对面排列，彼此对称，又称“镜影细胞”（mirror image cell）。细胞核内有一大而醒目的嗜酸性核仁。除典型R–S细胞外，尚可见其他几种R–S细胞的衍生细胞，如霍奇金细胞、陷窝细胞、L&H型细胞［亦称“爆米花”细胞］及多核瘤巨细胞等。

WHO（2008年）分类中，将HL分为五种亚型，其中结节硬化型（nodular sclerosis，NS）、混合细胞型（mixed cellularity，MC）、淋巴细胞丰富型（lymphocyte rich，LR）和淋巴细胞消减型（lymphocyte depletion，LD）四个亚型属经典型霍奇金淋巴瘤（classical Hodgkin lymphoma，CHL）。结节性淋巴细胞为主型（nodular lymphocyte predominance Hodgkin lymphoma，NLPHI）的瘤细胞特征性地表达B细胞的免疫表型而单独列出，以区别于CHL。

3. 病理诊断

典型的R–S细胞对HL具有诊断价值；陷窝细胞的存在对HLNS亦具有诊断意义。当病变组织中缺乏诊断性R–S细胞或主要是各种变异型肿瘤细胞时，需借助免疫组织化学染色来协助诊断。CD15是髓一单核细胞分化抗原，约70%的HL病例的瘤细胞表达该抗原；CD30是一种活化淋巴细胞抗原，80%~90%的病例的瘤细胞该抗原呈阳性。CD15和CD30是最常用于HL诊断和鉴别诊断的抗原标记。CD20是B淋巴细胞分化抗原，NLPHL瘤细胞该抗原呈阳性，且可表达CD30。

（二）非霍奇金淋巴瘤

非霍奇金淋巴瘤（NHL）占所有淋巴瘤的80%~90%，其中2/3原发于淋巴结，1/3原发于淋巴结外部位，如消化道、呼吸道、肺、皮肤、涎腺、甲状腺和中枢神经系统等。NHL与HL的不同之处在于其发病部位的随机性或不定性、肿瘤扩散的不连续性、组织学分类的复杂性和临床表现的多样性。在某些NHL，淋巴瘤与淋巴细胞白血病有重叠，二者为同一疾病的不同发展阶段，并形成一连续谱系，即淋巴瘤为一极，表现为局限占位性病变；而淋巴细胞白血病为另一极，表现为骨髓和外周血的累及。从细胞属性来看，在所有NHL中，B细胞肿瘤约占70%，其次是T细胞肿瘤，而NK细胞肿瘤则较少见。在我国，成人NHL以弥漫大B细胞淋巴瘤为多，儿童和青少年则以急性前体淋巴母细胞白血病/淋巴瘤和Burkitt淋巴瘤为多。最常见的淋巴结外淋巴瘤主要有黏膜相关淋巴组织淋巴瘤和鼻型NK/T细胞淋巴瘤，前者主要发生在胃肠道、涎腺和肺等，后者主要发生于上呼吸道、消化道和皮肤等器官。下面将对几个比较常见的NHL的组织学特点及其病理诊断等问题进行简要介绍。

1. 前体 B 细胞和 T 细胞肿瘤

前体 B 细胞和 T 细胞肿瘤（precursor B-and T-cell neoplasm）即急性淋巴母细胞性白血病 / 淋巴瘤（acute lymphoblastic leukemia/lymphoma，ALL）是不成熟的前体 B 或 T 淋巴细胞，即淋巴母细胞来源的一类高侵袭性肿瘤。约 85% 的 ALL 是前体 B 细胞来源，患者多为儿童，常表现为白血病象，即广泛的骨髓累及和外周血白细胞数量增加。约 15% 的 ALL 是前体 T 细胞来源，多见于成年男性，表现为局部包块，常累及胸腺。该肿瘤的基本病理改变是单一形态、中等偏小的肿瘤性淋巴细胞弥漫性增生和浸润，核分裂相多见。一些良性的细胞质淡染的巨噬细胞散在分布于肿瘤细胞之间形成“满天星”（starry sky）图像。B 和 T 淋巴母细胞在形态学上不能区分，必须借助于免疫表型检测。免疫表型检测：该肿瘤除了细胞表达 T 或 B 细胞分化抗原和高 Ki-67 指数外，还特征性表达末端脱氧核苷酸转移酶（TdT），尚未发现特征性遗传学改变，

2. 弥漫大 B 细胞淋巴瘤

弥漫大 B 细胞淋巴瘤（diffuse large B-cell lymphoma，DLBCL）是一组异质性侵袭性或高侵袭性 B 细胞淋巴瘤，约占所有 NHL 的 40%，是最常见的 NHL 类型。60%~70% 的侵袭性淋巴组织肿瘤为 DLBCL，约 5% 的儿童淋巴瘤为 DLBCL。大多数 DLBCL 原发于淋巴结，部分病例原发于淋巴结外的器官和组织，如胃肠、脾、中枢神经系统、乳腺、骨和软组织，以及睾丸和卵巢等。该肿瘤有六个组织学变型，即中心母细胞性、免疫母细胞性、富于 T 细胞和组织细胞性、间变性、浆母细胞性以及表达全长 ALK 性；四个临床亚型，即血管内大 B 细胞淋巴瘤、原发渗出性淋巴瘤、纵隔（胸腺）大 B 细胞淋巴瘤和脓胸相关淋巴瘤等。免疫表型检测：DLBCL 肿瘤细胞表达 B 细胞分化抗原 CD19、CD20 和 CD79a，多数表达表面免疫球蛋白（Ig）。根据肿瘤基因表达谱的研究结果可将 DLBCL 分为两类，一是生发中心 B 细胞来源 DLBCL，其肿瘤细胞表达生发中心标记 BCL6 和 CD10，不表达是活化 B 细胞来源 DLBCL，其肿瘤细胞不表达 BCL6 和 CD10，表达 MUM1。统计学分析表明，前者的预后明显优于后者，故在该肿瘤的病理诊断时需予以区别。

3.Burkitt 淋巴瘤

Burkitt 淋巴瘤（Burkitt lymphoma，BL）是淋巴滤泡生发中心细胞来源的高侵袭性 B 细胞肿瘤。BL 有三种临床类型：一是地方性 BL，二是散发性 BL，三是免疫缺陷相关性 BL。这三种 BL 的组织学改变相似，但在某些临床表现、基因型和病毒学方面有所不同。EB 病毒潜伏感染与地方性 BL 的发病密切相关，在免疫缺陷相关性 BL 中 EB 病毒也有较高的阳性检出率，而在散发性 BL 中则较低。BL 主要发生于淋巴结外的器官和组织，特别是颌面部、回盲部肠管和肠系膜，以及乳腺等。BL 的组织学特征为中等大小、相对单一形态的淋巴细胞弥漫性浸润。高分裂指数和高凋亡是该肿瘤特征性的表现。瘤细胞间散

在分布着吞噬有核碎片的巨噬细胞，形成满天星（starry sky）图像。免疫表型检测显示，瘤细胞表达 B 抗原，如 CD19、CD20 和 CD79a；表达滤泡生发中心细胞标记 BCL6 和 CD10。Ki-67 抗体指数高，几乎为 100%。该肿瘤特征性的遗传学改变是涉及第 8 号染色体 MYC 基因的异位，最常见的是 t（8；14），少数为 t（2；8）或 t（8；22）。

4. 滤泡淋巴瘤

滤泡淋巴瘤（follicular lymphoma，FL）是淋巴滤泡生发中心细胞来源的惰性 B 细胞肿瘤。在西方国家量约占所有 NHL 的 50%，在中国量约占 NHL 的 13%。FL 的组织学特征是在低倍镜下肿瘤细胞成明显的结节状生长。肿瘤性滤泡主要由不同比例的中心细胞和中心母细胞组成。约 10% 的患者因外周血的累及可致白细胞总数升高（但常低于 20×10^9/L）。约 85% 的患者有骨髓累及。脾的白髓和肝脏的汇管区也常有肿瘤细胞浸润。免疫表型检测显示，FL 的肿瘤细胞具有正常生发中心细胞的免疫表型，表达 CD19、CD20、CD10 和单克隆性表面免疫球蛋白。约 90% 病例的肿瘤细胞表达 BCL2，而正常滤泡生发中心 B 细胞为 BCL2 阴性；几乎所有肿瘤细胞都表达 BCL6。FL 的特征性细胞遗传学改变是 t（14；18），其结果是 14 号染色体上的 IgH 基因和 18 号染色体上的 BCL2 基因拼接，BCL2 基因的活化，以及 BCL2 蛋白的高表达。因此，BCL2 蛋白也是区别反应性增生滤泡和量肿瘤性滤泡的有用标记。

5. 套细胞淋巴瘤

套细胞淋巴瘤（mantle cell lymphoma，MCL）是滤泡套区 B 淋巴细胞来源的侵袭性小 B 细胞肿瘤，约占所有 NHL 的 4%。发病时，大多数患者有骨髓累及，约 20% 的患者有外周血累及。发生于胃肠道的该肿瘤常表现为多发性黏膜息肉，又称淋巴瘤样息肉病（lymphomatoid polyposis）。病理形态学上，该肿瘤可表现为结节性，套区增生或弥漫浸润性生长。瘤细胞中等偏小，细胞质少，细胞核形状不规则，核仁不明显，核分裂相少。有的患者瘤细胞形似淋巴母细胞。免疫表型检测显示，肿瘤细胞表达 B 细胞抗原 CD19 和 CD20，还表达 CD5、BCL2 和 CD43，特征性表达 cyclin D1，不表达 CD23 和 CD10。普通型 MCL 的 Ki-67 抗体指数低，而母细胞型 MCL 的 Ki-67 抗体指数可与淋巴母细胞淋巴瘤（LBL）相当。MCL 有特征性的遗传学改变，即 t（11；14），其可导致 cyclin D1 蛋白过表达，尽管其生物学意义尚不明了，但却有助于该肿瘤的诊断。

6. 边缘区淋巴瘤

边缘区淋巴瘤（marginal zone lymphoma，MZL）是一组异质性的惰性小 B 细胞肿瘤，为生发中心记忆 B 细胞来源。该肿瘤可原发于淋巴结、脾和淋巴结外组织。由于该肿瘤最初在黏膜部位被认识，故又称黏膜相关淋巴组织（mucosa associated lymphoid tissue，MALT）淋巴瘤，即 MALToma。该肿瘤的发生常与机体免疫功能异常和某些感染有关，如在涎腺 Sjogren 综合征（干燥综合征）、甲状腺的 Hashimoto 甲状腺炎，以及幽门螺杆菌性胃炎疾病等的基础上发生该肿瘤。病理形态学上，该肿瘤主要的细胞成分形似正常的边缘区 B 细胞，即所谓中心细胞样细胞，还有不等数量的小淋巴细胞、浆细胞，以及淋巴浆细胞等；发生于黏膜部位者，还可见淋巴上皮病损。LEL 对该肿瘤有一定的诊断价值。MZL 的病理诊断是在排除其他组织学类型的小 B 细胞肿瘤（BCLL/SLL、FL、MCL、毛细胞白血病和淋巴浆细胞淋巴瘤等）的基础上进行的。免疫表型检测显示，肿瘤细胞表达 B 细胞分化抗原，如 CD19、CD20 和 CD79a，不表达 CD10、BCL2、cyclin D1、CD5、CD23 和 HCL 等，一般不表达 CD43。Ki-67 抗体指数低。约 60% 的 MZL 患者存在 3 号染色体三体，25%~50% 的 MZL 患者存在 t（11；18）。

7. 非特指外周 T 细胞淋巴瘤

非特指外周 T 细胞淋巴瘤是胸腺后成熟 T 淋巴细胞来源的肿瘤。在 WHO 分类（2008）中，除已单列的、有独特的临床病理表现的 T 细胞淋巴瘤（如血管免疫母细胞性 T 细胞淋巴瘤、间变大细胞淋巴瘤、皮下脂膜炎样 T 细胞淋巴瘤及蕈样真菌病等）以外的所有外周（成熟）T 细胞淋巴瘤均归于此类。因此，PTCL–U 是一组异质性的侵袭性肿瘤。PTCL–U 约占所有淋巴瘤的 7.6%，占所有外周 T 细胞淋巴瘤的 50%。病理形态学上，PTCL–U 的组织学表现多样，瘤细胞在副皮质区或呈弥漫性浸润，有较多的高内皮血管，其中可见淋巴细胞穿行；瘤细胞的大小和形态各异，核分裂相多。背景中见混合性炎性细胞浸润，部分患者还可见肉芽肿病变。免疫表型检测显示，瘤细胞表达 T 细胞分化抗原，如 CD2、CD3、CD45RO 和 CD43 等，但约 80% 的患者有部分 T 细胞抗原丢失，如 CD5 和 CD7。CD4 表型的 PTCL–U 多于 CD8 表型的 PTCL–U。该类肿瘤缺乏特征性的细胞遗传学改变。

8. 结外 NK/T 细胞淋巴瘤，鼻型

结外 NK/T 细胞淋巴瘤，鼻型被认为是自然杀伤细胞（natural killer，NK）来源的侵袭性肿瘤。约 2/3 的该肿瘤发生于上呼吸道、消化道，1/3 发生于其他部位（如皮肤和睾丸等）。该肿瘤在亚洲太平洋地区相对多见，而在欧洲及北美地区则罕见。在中国，该肿瘤约占所有 NHL 的 17%，是淋巴结外最常见的非 B 细胞淋巴瘤。该肿瘤的基本病理改变是在凝固性坏死和混合炎性细胞浸润的背景上，肿瘤性淋巴细胞散布或呈弥漫性浸润。瘤细胞大小不等、形态多样，可见瘤细胞的血管中心性和血管破坏性浸润现象。

免疫表型检测显示，肿瘤细胞表达部分 T 细胞分化抗原如，CD2、CD45RO、胞浆型 CD3（CD3ε），一般不表达膜型 CD3 抗原；表达 NK 细胞相关抗原 CD56，以及细胞毒性颗粒相关抗原，如 T 细胞内抗原 1（T–cell intracellular antigen 1，TIA–1）、穿孔素（perforin）和粒酶 B（granzyme B）等。T 细胞受体基因重排检测呈胚系构型。几乎所有患者均可检出 EB 病毒编码的小分子 mRNA（EBER）。该肿瘤可出现多种染色体畸变，其中最常见的是 6q 缺失。

三、临床表现及诊断

（一）临床表现

淋巴瘤细胞增生引起淋巴结肿大和压迫症状，侵犯组织器官引起各系统症状，是非霍奇金淋巴瘤（NHL）和霍奇金淋巴瘤（HL）共同之处，但由于二者病理组织学变化的不同形成了各自不同的临床特点。

恶性淋巴瘤可以仅有单组淋巴结肿大而不伴有全身症状，也可无浅表淋巴结肿大而有全身浸润，并伴有相应症状和体征。HL 常以浅表淋巴结肿大为首发症状，原发在淋巴结以外组织器官者仅 9%；而 NHL 可以多中心发源，所以疾病早期常已全身播散，原发在淋巴结以外者较多见，也可转化为白血病，

1. 局部表现

临床上大多数首先侵犯表浅和（或）纵隔、腹膜后、肠系膜淋巴结，少数首先侵犯结外器官。表浅淋巴结受侵占 60%~80%。

浅表淋巴结肿大：浅表淋巴结的无痛性、进行性肿大常是恶性淋巴瘤的首发表现，尤以颈部淋巴结多见，其次为腋窝淋巴结，首发于腹股沟或滑车上的情况较少。HL 首发于颈部淋巴结者占 60%~70%。肿大的淋巴结可活动，也可互相粘连、融合成块，触诊有软骨样感觉。少数患者仅有深部淋巴结肿大。NHL 以浅表淋巴结肿大起病者占 56%，半数好发于颈部，但更易累及咽淋巴环、肠系膜和腹股沟。淋巴结肿大可压迫邻近器官，如压迫神经可引起疼痛；纵隔淋巴结肿大可引起咳嗽、胸闷、气促、肺不张、颈交感神经麻痹综合征、上腔静脉压迫综合征等症状；肝门淋巴结肿大压迫胆总管可引起黄疸和肝脏肿大；腹膜后淋巴结肿大可引起背痛及下肢、会阴部或阴囊水肿，压迫输尿管引起肾盂积水。

咽淋巴环病变：口咽、舌根、扁桃体和鼻咽部组成咽淋巴环，又称韦氏环。其黏膜和黏膜下具有丰富的淋巴组织，是恶性淋巴瘤的好发部位。咽淋巴环淋巴瘤约占淋巴结外 NHL 的 1/3。扁桃体淋巴瘤常伴有颈部淋巴结增大，有时扁桃体肿块可以阻塞整个口咽，影响进食和呼吸；扁桃体淋巴瘤还可同时或先后合并胃肠侵犯。

鼻腔病变：鼻腔原发淋巴瘤绝大多数为 NHL，患者常有相当长时间的流鼻涕、鼻塞，或过敏性鼻炎病史，进而可有鼻出血，直至鼻腔出现肿块，影响呼吸。鼻咽部淋巴瘤则以耳鸣、听力减退等症状较显著。

胸部病变：纵隔是恶性淋巴瘤的好发部位，常见前中纵隔、气管旁及气管支气管淋巴结，双侧多于单侧。初期常无明显症状，当肿瘤增大到一定程度时压迫周围组织或器官引起相应症状。肺原发恶性淋巴瘤仅占 NHL 的 0.5%~2%。

腹部病变：①胃肠道病变：以胃原发淋巴瘤较多，绝大多数为 NHL。肠道以小肠，尤以十二指肠、回肠和回盲部多见。早期无症状，随病变进展可出现消化不良、上腹不适

等非特异性症状，病变进展可出现呕血、黑便、上腹包块、贫血、消瘦、肠穿孔及肠梗阻等症状。②肝脾病变：肝脾原发恶性淋巴瘤少见，多见于病情进展中的肝脾受侵。恶性淋巴瘤的肝受侵多继发于脾受侵或晚期患者，病变多为弥漫性，肝穿刺活检有助于诊断。肝实质受侵引起肝大，活体组织检查 25%~50% 的 NHL 有肝累及。脾浸润大多由腹部淋巴结病灶经淋巴管扩散而来。HL 早期脾大不常见，但随着病程进展而增多，一般在 10% 左右。③腹膜后、肠系膜及盆腔淋巴结病变：ML 常累及腹膜后、肠系膜及髂窝淋巴结。肿大的淋巴结可相互融合成块，腹部可触及肿块或伴疼痛。腹膜后淋巴结肿大的 NHL，易有发热症状。有时受累淋巴结很少，仅腹部探查时可见。腹腔淋巴结受累常提示恶性程度高，预后不良。

骨骼病变：ML 侵犯骨骼可有局部压痛、病理性骨折。HL 骨骼累及者占 10%~35%；而 NHL 骨骼累及更多，以胸椎、腰椎最常受累，股骨、肋骨、骨盆及头颅骨次之。骨髓受侵犯多属疾病晚期，表现为骨髓受侵或合并白血病。

皮肤病变：恶性淋巴瘤可原发或继发皮肤侵犯，多见于 NHL。特异性皮肤损害多见于 T 细胞成人白血病 / 淋巴瘤综合征或蕈样真菌病，其表现多样化，包括肿块、皮下结节、浸润性斑块、溃疡、丘疹等，常见于头颈部。5%~16% 的 HL 患者可见带状疱疹。

神经系统病变：原发于中枢神经系统的恶性淋巴瘤很少见，一般在 1% 左右。但 ML 引起的神经系统并发症却较常见，约见于 10% 的 NHL。在临床上多由于出现压迫症状而引起重视。

其他：ML 尚可浸润胰腺，发生吸收不良综合征。浸润乳腺、甲状腺、泪腺、膀胱、睾丸和卵巢等组织或器官而引起相应症状者很罕见。

2. 全身表现

恶性淋巴瘤患者的全身表现因病理类型及所处的时期不同而存在很大差异，部分患者可无全身症状。

全身症状：全身症状常见的有发热、消瘦（体重减轻 10% 以上）、盗汗，其次有食欲减退、易疲劳、瘙痒等。全身症状和发病年龄、肿瘤范围、机体免疫力等因素有关。老年患者、免疫功能差或多灶性起病患者全身症状显著，预后不良。

全身非特异性病变：恶性淋巴瘤可伴有一系列的皮肤、神经系统非特异性表现。皮肤病变可表现为糙皮病样丘疹、色素沉着、鱼鳞癣、剥脱性皮炎、带状疱疹、荨麻疹、结节性红斑、皮肌炎等，发生率为 13%~53%。神经系统病变可表现为运动性周围神经病变、多发性肌病、进行性多灶性脑白质病、亚急性坏死性脊髓病等。

免疫、血液系统表现：10%~20% 的患者可有贫血，部分患者可有白细胞、血小板增多，红细胞沉降率增快；个别患者可有类白血病反应，中性粒细胞明显增多。乳酸脱氢酶的升高与肿瘤负荷有关。部分患者，尤其晚期患者表现为免疫功能异常，如自身免疫性溶血性贫血、Coombs 试验阳性、血清单克隆免疫球蛋白峰、细胞免疫功能受损（包括淋巴细胞转化率、巨噬细胞吞噬率降低）等。

（二）诊断及鉴别诊断

1. 诊断

恶性淋巴瘤主要依靠临床表现、影像学及病理学检查结果做出诊断。病理组织学诊断和分型是制订治疗原则和判断预后的重要依据，是必不可少的步骤。

临床特点：凡无明显原因的进行性无痛性淋巴结肿大，都应及早切除肿大淋巴结行病理检查，即使肿大淋巴结经抗炎、抗结核等治疗后暂时缩小。如果淋巴结再次增大，也应及时进行病理活检；如果肿大的淋巴结经多次活检均为反应性增生，则应密切随访。对只有纵隔、腹腔或腹膜后淋巴结肿大的患者，在进行全面检查后，应及时进行腔镜检查，必要时可采取开胸、开腹探查术获取病变组织，进行病理诊断。对有较长时间发热、盗汗及消瘦等症状者，即使不伴有体表淋巴结肿大，也应注意有无淋巴瘤可能。

病理诊断：结合组织形态学、免疫组织化学和分子生物学等技术，绝大多数患者可明确诊断和分型。体表淋巴结活检时应尽量完整切除，不选用穿刺活检；尽量选择受炎症干扰小的部位，如锁骨上、腋下、颈部、滑车上等；术中避免挤压组织，切取后尽快固定。

影像学诊断：根据患者病情选择 X 线摄影、超声、CT、MRI、胃肠造影等手段，了解肿瘤侵犯部位、程度，进行临床分期诊断、判断预后。放射性核素镓扫描对治疗后纤维化和肿瘤残存或复发病变起鉴别作用；近年来，正电子发射体层摄影（positron emission tomography，PET）在临床诊断中的应用受到越来越多的肯定。

实验室检查：血常规、血生化和红细胞沉降率等实验室检查，对了解患者病情、判断机体状况和预后也有价值。

2. 鉴别诊断

淋巴瘤需与其他淋巴结肿大性疾病相区别。局部淋巴结肿大要排除淋巴结炎和恶性肿瘤转移。以发热为主要表现的淋巴瘤需与结核病、败血症、结缔组织病等疾病鉴别。淋巴结外淋巴瘤需与相应器官的恶性肿瘤相鉴别。HL 和 NHL 的治疗原则和预后不同，故需加以鉴别。

四、治疗

目前，恶性淋巴瘤的治疗强调治疗前病理诊断、分型和分期的重要性，强调基于病理分型的个体化综合治疗方案，包括手术、化疗、放疗、生物治疗、造血干细胞移植等治疗手段，近年来，疗效取得了明显的进步。

（一）手术治疗

除为了明确恶性淋巴瘤的病理类型和分期，需要做浅表或深部淋巴造血组织的活检外，一般情况下不需做手术。但是，临床上某些情形下建议手术治疗。

原发于脾的淋巴瘤，或合并脾功能亢进者均有切脾指征；部分淋巴瘤，如脾边缘区 B 细胞淋巴瘤，切脾术后疗效较好。切脾后可改善血常规，为以后化疗创造有利条件。

原发于胃肠的恶性淋巴瘤应强调手术治疗，可明确病变部位、切除病变组织和制订后期治疗计划。淋巴瘤的切除率较癌肿高。胃淋巴瘤可行胃次全切除，全胃切除应慎用。肠淋巴瘤则可切除局部病灶肠管及相应系膜。对于切除不尽的瘤体，可于术中置银夹固定，以便术后放疗。若胃肠淋巴瘤存在巨大溃疡、累及范围较广泛，常常导致消化道大出血、急性穿孔或肠梗阻等急腹症，应行急诊手术进行治疗。

发生于肺、涎腺、甲状腺等处的黏膜相关淋巴组织淋巴瘤（MALT 淋巴瘤）属于惰性淋巴瘤，局部手术切除后，不做任何治疗，随访多年可以没有病情变化。

原发于肾脏、膀胱、睾丸、卵巢和子宫等泌尿生殖系统的恶性淋巴瘤均宜早期手术切除，术后再予放疗或化疗。

恶性淋巴瘤可累及骨骼和关节，若累及胸腰椎椎体，可导致身体畸形，影响运动系统的稳定性和活动，或压迫椎管引起神经症状（疼痛、截瘫），可以先选择手术治疗。

（二）化学药物治疗和放射治疗

以化疗为主，结合放疗的联合治疗方式是恶性淋巴瘤治疗的基本策略。霍奇金淋巴瘤和非霍奇金淋巴瘤的治疗原则和方案不同。

1. 霍奇金淋巴瘤

1902 年 Pusey 首先对 HL 使用放疗，后经研究得出 HL 的播散模式为从原发部位向临近淋巴结依次转移，少数患者淋巴结肿大的区间有跳跃。因而放疗区域不仅仅是受累野的放疗，还应包括可能侵及的淋巴结和组织，实施扩野照射，病变在膈上采用“斗篷式”，照射部位包括两侧从乳突端至锁骨上下、腋下、肺门、纵隔至膈的淋巴结。要保护肱骨头、喉部及肺部免受照射。膈下采用“倒 Y 字式”照射，包括从膈下淋巴结到腹主动脉旁、盆腔及腹股沟淋巴结，同时照射脾区（脾切除者除外）。剂量为 30~40Gy，3~4 周为 1 个疗程。

20 世纪 70 年代以前，临床常用的 HL 化疗方案为 MOPP 方案，至少 6 个疗程，或完全缓解（CR）后再额外给 2 个疗程。CR 率 80%，5 年生存率达 75%，长期无疾病进展生存率（disease-free survival，DFS）达 50%。首批 CR 后长期生存的 HL 患者其 DFS 已延续 35 年以上。HL 是第一种用化疗能治愈的恶性肿瘤。用 MOPP 3 个月内获 CR 的患者缓解期比较长。CR 后复发的患者再用 MOPP 方案，59% 可获得第二次缓解。第一次缓解期超过 1 年，复发后经 MOPP 方案治疗，93% 有两次 CR 希望。MOPP 主要不良反应是对生育功能的影响及引起继发性肿瘤。治疗延续 3 个月以上第二种肿瘤发生率为 3%~5%，不孕率为 50%。

20 世纪 70 年代提出的 ABVD 方案，是目前临床常用的一线联合化疗方案。有对比研究表明其缓解率和 5 年无疾病进展生存率优于 MOPP 方案，包括对于晚期患者和对 MOPP 耐药者仍保持较高的 CR 率。ABVD 方案对生育功能影响小，较少引起继发性肿瘤。由于维持治疗不延长生存期，而且增加化疗毒性并抑制免疫功能，故主张 ABVD 方案完全缓解后巩固 2 个疗程（总的不少于 6 个疗程，不超过 8 个疗程）。如果 ABVD 方案失败，可考虑大剂量化疗或自体造血干细胞移植。

2. 非霍奇金淋巴瘤

NHL 没有沿淋巴结区域依次转移，而是跳跃性播散，且有较多结外侵犯，这种多中心发生的倾向使 NHL 临床分期的价值和扩野照射的治疗作用不如 HL，决定其治疗策略应以联合化疗为主。

惰性淋巴瘤：B 细胞惰性淋巴瘤包括小淋巴细胞淋巴瘤、边缘区淋巴瘤和滤泡细胞淋巴瘤等，T 细胞惰性淋巴瘤主要指蕈样真菌病 /Sezary 综合征。惰性淋巴瘤发展较慢，对化放疗有效，但不易缓解。该组Ⅰ期和Ⅱ期放疗或化疗后存活可达 10 年，部分患者有自发性肿瘤消退。Ⅲ期和Ⅳ期患者化疗后，虽会多次复发，但中位生存期也可达 10 年。故对该病主张姑息性治疗原则，尽可能推迟化疗。如果患者病情有所发展，可单独给以苯丁酸氮芥 4~12mg 每天 1 次口服，或环磷酰胺 100mg 每天 1 次口服。联合化疗可用 COP 方案。临床试验表明无论单药或联合化疗，强烈化疗效果差，不能改善生存。惰性淋巴瘤治疗的新药还有氟达拉滨（fludarabine）、克拉屈滨（cladribine）、喷司他丁（pentostatin）等。

侵袭性淋巴瘤：B 细胞侵袭性淋巴瘤包括套细胞淋巴瘤、大 B 细胞淋巴瘤等，T 细胞侵袭性淋巴瘤包括血管免疫母细胞性 T 细胞淋巴瘤、间变性大细胞淋巴瘤和周围 T 细胞淋巴瘤等。侵袭性淋巴瘤不论分期均应以化疗为主，对化疗残留肿块、局部巨大肿块或中枢神经系统累及者可行局部放疗扩野照射（25Gy）作为化疗的补充。

CHOP 方案的疗效与其他治疗 NHL 的化疗方案类似而毒性较低。因此，该方案为侵袭性 NHL 的标准治疗方案。方案第 3 天开始用 G-CSF 5μg/kg，5~8 天，可减少白细胞下降。CHOP 方案每 3 周 1 个疗程，4 个疗程不能缓解者，应改变化疗方案。完全缓解后巩固 2 个疗程，就可结束治疗，但化疗不应少于 6 个疗程。长期维持治疗并无好处。本方案 5 年无疾病进展生存率达 41%~80%。

（三）生物治疗

1. 单克隆抗体

NHL 大部分为 B 细胞性，后者 90% 的肿瘤细胞表达 CD20 抗原。HL 的淋巴细胞为主型也高密度表达 CD20。凡 CD20 阳性的 B 细胞淋巴瘤均可用 CD20 单抗（rituximab，利妥昔单抗）治疗。CD20 单抗通过抗体依赖细胞的细胞毒作用（antibody dependent cellular cytotoxicity，ADCC）、补体依赖的细胞毒作用（complement dependent cytotoxicity，

CDC）、诱导凋亡等机制杀灭肿瘤细胞。利妥昔单抗是第一个被美国食品药品管理局（FDA）批准的抗肿瘤的人鼠嵌合 CD20 单抗。已有临床研究报告 CD20 单抗与 CHOP、HyperCVAD 方案等联合，即生物—化学药物治疗，治疗惰性或侵袭性淋巴瘤可明显提高 CR 率和延长无疾病生存期，对复发、难治病例也有效。现在 CD20 单抗既被用于初始治疗阶段，也被单独用于维持治疗阶段以减少复发、提高治愈率。此外，B 细胞淋巴瘤在造血干细胞移植前加用 CD20 单抗做体内净化可以提高移植治疗的疗效。CD20 单抗有发热、寒战、肌肉疼痛等不良反应，目前还开发出放射性核素如碘 –131、钇 –90 等与 CDZ。单抗耦联的放射免疫治疗，对部分复发、难治病例有效。

2. 干扰素

干扰素对蕈样真菌病和滤泡型、小 B 细胞性淋巴瘤有部分缓解作用。

3. 抗生素

胃黏膜相关淋巴组织淋巴瘤（MALT 淋巴瘤）可使用规范的抗幽门螺杆菌（helicobacter pylori，Hp）的药物杀灭 Hp 治疗，不做放化疗，仅经抗菌治疗后，部分患者淋巴瘤消退或改善，甚至长期处于 CR。有研究显示，BCL10 核表达可能与肿瘤对抗 Hp 治疗不反应密切相关。

4. 蛋白酶体抑制剂

针对泛素—蛋白酶体通路开发出的蛋白酶体抑制剂，如硼替佐米（bortezomib），体内外研究均有抗骨髓瘤、淋巴瘤等多种血液肿瘤的作用。目前与 CHOP 等方案联合，对部分复发、难治病例有效。

（四）造血干细胞移植

如果患者年龄在 55 岁以下，重要器官功能正常，且属缓解期短、难治易复发的侵袭性淋巴瘤，4 个疗程的 CHOP 能使淋巴结缩小大于 3/4 者，可考虑全身淋巴结放疗（即“斗篷式”合并“倒 Y 字式”扩野照射）及大剂量联合化疗后进行自体骨髓 / 外周血造血干细胞或异基因干细胞移植（stem cell transplantation，SCT），以期最大限度地杀灭肿瘤细胞，取得较长缓解和无病存活期。

自体造血干细胞移植（autologous SCT）治疗侵袭性淋巴瘤取得了令人鼓舞的结果，其中 40%~50% 已经获得肿瘤负荷缩小，18%~25% 复发病例被治愈，较常规化疗增加长期生存率 30% 以上。自体移植前可以采用单克隆抗体、细胞毒药物和物理方法做肿瘤细胞的体内和体外净化处理。而较之于骨髓，自体外周血造血干细胞移植用于淋巴瘤治疗时，移植物受淋巴瘤细胞污染机会小，造血功能恢复快，并适用于骨髓受累或经过盆腔照射的患者。

血管免疫母细胞性淋巴瘤、套细胞淋巴瘤、淋巴母细胞性淋巴瘤和 Burkitt 淋巴瘤如果经化疗和放疗无缓解则考虑行异基因造血干细胞移植（allogeneic SCT）。异基因移植可以避免自身肿瘤细胞“沾染”，减少复发，诱导移植物抗淋巴瘤效应（gratt-versus lymphoma effect，GVT），有利于清除微小残留病灶（minimal residual disease，MRD），减少移植后骨髓增生异常综合征（MDS）、继发性急性白血病的发生率。近年来发展的非清髓性异基因造血干细胞移植（nonmyeloablative allogeneic SCT）则减少了移植相关的死亡率，而自体移植前后采用免疫治疗清除 MRD 也在临床试验中。

（五）心理治疗

恶性淋巴瘤患者承受着来自病情本身的症状、选择治疗方案的艰难和高昂的治疗费用等多重心理压力。这类患者合并情绪障碍的比率非常高，与患者的病症严重程度、患者的社会经济状况、家庭成员对患者的支持等关系密切。所以，这类患者的心理干预涉及对患者本人和对家属两方面。

针对患者的干预：对于心理承受能力较好的患者，可以让患者充分地了解疾病的特点、严重程度、可选择的治疗方案和相应的费用，引导患者平稳度过心理应激反应的各个时期，最终以平静的心态接受和做出适宜的选择。“尊重”是医护人员最为恰当的态度。那些心理承受能力较差的患者，可以适当地减缓患者了解病情的进程，以支持鼓励为主，可以通过患者家属以较为含蓄的方式向患者本人交代病情。

针对家属的干预：尊重和理解仍然是最重要的支持。对于家属来说，做出治疗方案的选择，一定意义上是将患者的性命交由他们来决定，这是一件压力很大的事情。医护人员需要引导各家属内部进行协调、相互理解，指导他们对患者的护理和对疾病的自我监测，同时调整好自己的生活和情绪。

五、预后

在 20 世纪中后叶，HL 和 NHL 的治疗已取得很大的进步，现在 HL 和 NHL 的某些亚型已有用化放疗治愈的可能。HL 是化疗可治愈的肿瘤之一，其预后与组织类型及临床分期紧密相关。淋巴细胞为主型（包括 WHO 分类的 NLPHL 和 LRCHL）预后最好，5 年生存率可达 94.3%，但 NLPHL 和 LRCHL 的预后差异有待进一步研究；而淋巴细胞消减型预后最差，5 年生存率仅为 27.4%。HL 临床分期中Ⅰ期与Ⅱ期 5 年生存率在 90% 以上，Ⅲ期为 31.96%；有全身症状较无全身症状者预后为差；儿童及老年患者预后一般比中青年患者为差；女性患者预后较男性患者为好。

Shipp 等提出了 NHL 的国际预后指标（international prognostic index，IPI），将预后分成低危、低中危、高中危及高危四组。年龄大于 60 岁、分期为Ⅲ期或Ⅳ期、淋巴结外病变 2 处以上、需要卧床或生活需要别人照顾（行为指数＞ 2）、血清乳酸脱氢酶（lactate dehydrogenase，LDH）浓度升高是 5 个预后不良的 IPI，可根据患者具有的 IPI 值来判断 NHL 的预后。

第十二章　肿瘤的局部治疗

第一节　肿瘤的外科手术治疗

一、肿瘤外科手术发展史

外科手术是肿瘤局部治疗的重要手段之一，人类应用外科手术治疗肿瘤已有数千年历史。在公元前1600年埃及纸草文上就有关于肿瘤的记载，距今2500年前西方医学之父——希腊人Hippocrates就描述了胃和子宫中的恶性肿瘤，并称为“Cancer”。我国医学史上外科开始很早，公元前14世纪商代的甲骨文中就有“疥”“疮”等字的记载，之后的《周礼》上载有“肿疡”，目前在日本、朝鲜和韩国，仍用“肿疡”表示肿瘤。在周代（公元前1066~公元前249年），外科已独立成为一门，外科医师称为“疡医”。秦汉时代的医学名著《内经》已有“疽篇”的外科专章。汉末，杰出的医学家华佗（141~203年）就掌握了全身麻醉和手术割除腹部肿块的手术方法。公元7世纪《晋书》里写道：“景帝目有瘤疾，使医割之”。这可能是最早明确记录采用手术切除眼部肿瘤的病例。近代随着消毒、麻醉、止血、输血等技术的产生和进步，外科学得以逐渐深化及完善。

近200年来，现代医学对肿瘤的认识迅速发展：19世纪有了化学致癌说，20世纪又提出过病毒致癌说和物理致癌说，20世纪中后期的分子肿瘤学更是从DNA损伤、基因突变等方面提出了一系列癌症发生理论和学说。随着人类对肿瘤认识的不断深入，肿瘤外科手术也不断取得划时代的进步。大致可将现代肿瘤外科的发展划分为如下四个阶段：萌芽阶段，单纯切除阶段、扩大切除阶段、适度切除阶段。而目前，肿瘤外科学正处于一个前所未有的与其他肿瘤治疗方法相互交叉的局面。肿瘤外科学已从过去仅有单纯肿瘤切除形式，发展为目前多学科渗入，导向微创技术应用的肿瘤治疗手段。根治性手术具有彻底切除肿瘤的作用；姑息性手术具有减少肿瘤负荷、改善生存质量的作用。肿瘤治疗实践证明，肿瘤外科手术是肿瘤综合治疗手段中不可缺少的最重要的组成部分。

肿瘤外科的第一阶段——萌芽阶段，人们对外科手术治疗肿瘤有许多负面评价。虽然早在公元前1600年就有手术治疗肿瘤的记载，后来又有烧灼法治疗体表肿瘤的描述，但效果欠佳。19世纪中叶，用化学腐蚀剂（如砷剂）治疗皮肤溃疡的方法曾经在西方广为流行，但也只对少数病例有效。直到 1809 年，第一台有详细记录的肿瘤手术由 Macdowll 医生在厨房的桌子上完成，当时他从 Jane Todd Crawford 女士体内取出了约 10kg 重的卵巢肿瘤。受制于当时的医疗条件，既没有麻醉和有效的止血手段，也没有无菌观念及抗生素，那时候的外科手术即意味着疼痛、出血、各种致命的并发症，因此这一阶段人们对外科手术治疗肿瘤的评价多是负面的。

肿瘤外科第二阶段是单纯切除阶段。在这一时期，肿瘤外科逐渐发展为外科学的一个分支。但当时人们对肿瘤的认识还停留在肉眼观察的直观层面，对肿瘤手术的认识与理解也多局限于单纯切除肿瘤。1846 年 Williom Morton 和 Crawford Long 创立了麻醉术、1867 年 Joseph Lister 提出了无菌术的概念，使真正意义上的现代手术成为可能。1860~1890 年间，Theodore Billroth 进行了第 1 例胃切除术、食管切除术和喉切除术。1878 年 Richard Von Volkmann 完成了直肠癌切除术。1909 年 Theodor Kocher 开创了甲状腺手术的先河，并因其在甲状腺生理及外科方面的成就而成为第一个被授予诺贝尔奖的外科医生。受制于当时对肿瘤的发生、发展、转移机制还没有清晰的认识，这一时期的肿瘤手术多以单纯切除肿瘤为主。在这一阶段，肿瘤外科获得了蓬勃发展，各种肿瘤手术层出不穷，相关基础学科也得到了发展，肿瘤外科逐渐发展为外科的一个分支。

肿瘤外科的第三阶段是以扩大切除为特征，并常伴有组织器官功能破坏。在这一时期，随着人们对肿瘤的病理机制的深入了解，以及对人体血管、淋巴结等精细化解剖的掌握，肿瘤外科进入了追求“根治”和“超根治”的时代。当时肿瘤外科流行的理念是：将肿瘤及其所在器官的全部或大部，以及其引流区域内的淋巴结全部切除。W.S. Halsted 在深入研究乳腺癌及其转移规律的基础上，首先提出了“乳腺癌根治术”这一概念。他认为做乳腺癌根治术时须将乳腺、覆盖其上的皮肤、乳头、胸部肌肉、腋窝和锁骨上淋巴结一并整块切除。这一理念迅速影响了其他外科手术，宫颈癌根治术、颈部淋巴结清扫术、肺叶及全肺切除术、胰十二指肠切除术等“根治性手术”相继问世。上述以病理解剖为理念的根治手术，相比之前的单纯肿瘤切除手术大大提高了患者的生存率，奠定了现代肿瘤外科学的基础。但是扩大化的肿瘤根治手术，经常伴有器官功能的损害，给患者的生活质量造成了很大的影响，有时候偏离了医学造福人类的初衷。

肿瘤外科的第四阶段是以适度切除为特征，重视人文关怀。首先是对肿瘤手术的认识发生了改变。肿瘤手术的对象不再仅仅是“肿瘤”局部，而是患有肿瘤疾病的“人”。因此在治疗过程中，更加重视避免根治手术的并发症及提高患者的生存质量。肿瘤外科已从“扩大化”转向“微创化”、从追求“解剖切除”转向注重“功能保护的适度切除”。其次，放、化疗等手段的应用，一方面使部分原本丧失手术条件的患者，重新获得了手术的机会，另一方面显著提高了手术的生存率。

随着人们对肿瘤发生、发展、转移机制的深入认识，以及化疗、放疗、生物治疗、基因治疗的快速发展，人们已经不依赖于某种单一的治疗手段，而是采取综合治疗措施来解决复杂的肿瘤治疗问题，新辅助放、化疗及术后辅助放、化疗为适度切除的肿瘤手术提供了有力的支持。自20世纪中期以来，各种肿瘤手术的循证医学报道层出不穷。随着统计学的发展，各种前瞻性和回顾性的临床资料使人们对各种术式的疗效、并发症、死亡率、生存率等临床获益有了量化的评判标准。许多临床研究证明肿瘤的综合治疗要优于单纯的扩大根治手术。Dixon观察到在Hartmann手术后遗留的直肠远端很少有肿瘤局部复发，研究并报道了直肠癌的低位前切除术，其后发现直肠癌沿肠壁浸润很少超过2cm，又报道了保留肛门功能的直肠癌切除术。Mustkallio报道了早期乳腺癌局部切除+术后放疗与乳腺癌根治术的比较研究，他们的结果表明：两种手术方法大体疗效相当，但乳腺癌局部切除+术后放疗后局部复发率更低。一项针对恶性黑色素瘤的前瞻性的随机分组研究表明：对病变不超过2mm深度的黑色素瘤，早期病变施行较小切除范围的手术（切缘1cm）与较大切除范围手术（切缘3cm）的疗效相当，从而修正了黑色素瘤手术的Hardley原则。

总体上看，未来肿瘤外科将会呈现多种治疗方式相互交叉、共同发展的形式，在提高治疗效果的同时，又能利用新的理念、微创技术缩小手术切除范围，有利于患者的功能恢复与身心健康。

二、肿瘤外科手术的适应证及临床应用

肿瘤外科学是临床医学的一个分支，其主要使命是研究及治疗需要外科手术的肿瘤及肿瘤患者。根据肿瘤性质的不同，肿瘤手术的适应证也有所不同。一般来讲，良性肿瘤以手术切除为主，临界性肿瘤必须彻底切除，以防止复发或恶性变。恶性肿瘤则需要综合治疗，手术结合放、化疗等方法。一般认为Ⅰ期实体恶性肿瘤必须积极手术治疗，此时手术效果好，生存期长。有文献报道Ⅰ期食管癌的5年生存率可达90%以上。Ⅱ期肿瘤以局部治疗为主，原发肿瘤切除或放疗，转移灶的治疗，再辅以全身化疗。Ⅲ期恶性肿瘤亦应积极争取手术治疗，结合手术前、后及术中放、化疗，Ⅳ期由于多有远处转移，很难通过手术而治愈，因此以全身治疗为主，辅以局部对症治疗。值得注意的是：目前肿瘤治疗的理念已发生了根本性变化，以往是“以疾病为中心”，最大限度地杀伤肿瘤的治疗模式，目前是“以患者为中心”，追求最好的生活质量和人性化的治疗模式。

恶性肿瘤一直是外科治疗的重点与难点。对于恶性肿瘤来说，很难有绝对的手术适应证与禁忌证，其适应证与禁忌证是相对于某种肿瘤或肿瘤的某一阶段而言。在选择肿瘤手术方案时，应仔细平衡手术后局部肿瘤的控制情况与器官功能损害之间的关系，力争在根治肿瘤的前提下，将对外形和功能影响控制到最小，以提高肿瘤患者的生存质量，争取选择最佳的综合治疗模式或方案，控制局部病灶，防止远处转移。

（一）肿瘤外科手术的适应证

无手术禁忌证的绝大多数为良性肿瘤。

多数早期头颈部恶性肿瘤，如甲状腺癌、口腔癌、唾液腺癌、舌癌等。

早、中期乳腺癌、肺癌、纵隔肿瘤等。

消化道肿瘤中的早、中期食管癌、胃癌、肠癌、胆道癌、早期肝癌等。

泌尿生殖系统肿瘤，如早、中期肾癌、膀胱癌、阴茎癌等，宫颈癌、宫体癌、卵巢癌及外生殖器肿瘤等。

早、中期皮肤癌、软组织肿瘤、骨肿瘤及神经系统肿瘤等。或虽不属于早、中期，但病变局限，有手术根治希望者。

虽有淋巴结转移，但手术可清扫者。

原发肿瘤病灶已侵及邻近脏器，如胃癌累及局部横结肠、肝左叶等，但可以同时切除者。

肿瘤虽固定无法局部切除，但可连同受累组织器官一并切除者，如肢体恶性肿瘤的截肢术或关节离断术。

肿瘤虽已属晚期不宜切除，但因严重并发症，如出血、梗阻、穿孔、呼吸困难等，可以用手术的方法来减轻症状者。

可阻断肿瘤血供的血管手术及血管内插管用药物治疗等。

（二）肿瘤外科手术的临床应用

在明确肿瘤的手术适应证后，应该根据患者的个体情况选择应用合适的肿瘤手术方式。肿瘤手术一般分为：根治性手术、姑息性手术以及饱受争议的预防性切除等。外科医生经常要在扩大还是局限切除中做出最有利于患者的选择，避免陷入治疗过度或治疗不足的困境。肿瘤外科切除的理念已从尽量做到根治性手术，转变为因人制宜，个体化治疗的新阶段。

所谓肿瘤的根治性手术是指手术范围不仅包括肿瘤全部及其所在部位、器官的全部或大部分，还应包括其周围淋巴结及可能转移区的整块切除，如胃癌、肠癌、肾癌、食管癌等。如果肿瘤局限于原发部位及区域淋巴结，未发现其他部位转移灶，患者全身情况能耐受根治手术者，均应首选根治性手术。根治性手术操作过程中一定要彻底切除原发癌灶，如胃癌根治术时应切除全部或大部分胃，连同胃大、小弯、幽门上、幽门下、胰包膜上、肝门以及胃左动脉旁的淋巴结。一般来说，只要临床上出现淋巴结转移，除了继发于某些对放疗高度敏感的肿瘤，如睾丸精原细胞瘤、鼻咽癌等之外，一般均应做淋巴结清除术。淋巴结清扫时，应将原发肿块做整块或分段切除。对于食管癌、胃癌、结直肠癌等患者，在做脏器切除的同时，应常规清扫其周围的区域淋巴结。而对于某些部位的肿瘤，如软组织肉瘤、部分皮肤癌、头颈部肿瘤、乳腺癌、睾丸癌、阴茎癌等，如没有已淋巴结转移的证据，要根据原发肿瘤的生物学特性等情况，综合判断是否需要做淋巴结清除术。如患者一般情况差、伴有严重的脏器功能障碍、基础疾病重不能耐受根治性手术时，可酌情采用姑息性手术或其他治疗。

姑息性手术的价值正日趋显现。对于部分肿瘤晚期患者，切除原发或转移病灶已不能达到彻底治愈，为了防止危及生命和减少对机体功能的影响，提高生存质量，消除某些不能耐受的症状，或减轻可能发生的症状，如减轻疼痛、防止出血与感染、解除梗阻、预防穿孔、维持营养等而应用一些简单的手术称为姑息性手术。姑息性手术包括：肿瘤姑息性切除，胃肠改道术、膀胱等脏器造瘘术，脏器部分切除术、神经阻滞、血管结扎等。

预防性手术一直是一个有争议的话题。尽管在具有高危家族史或者 BRCA2 基因突变的患者中实行双侧乳房预防性切除可以减少 90% 的乳腺癌发生，但并未带来绝对的生存获益，以双侧乳房切除为代价的手术意义更多在于缓解患者对于未知癌症的恐惧，因此患者的意愿是是否实行这类手术的决定因素。

在肿瘤的临床诊疗过程中外科医生还应当注意防止医源性扩散。恶性肿瘤有局部扩散和远处转移倾向，因此当检查或手术操作不恰当时，会造成肿瘤的扩散，称为医源性扩散。在肿瘤的诊疗与手术的过程中，检查或手术操作要有无瘤意识与不接触理念，防止医源性肿瘤扩散。大量研究表明，无瘤技术与不接触理念可有效减少根治性手术后肿瘤的复发和远处转移，从而显著改善患者的预后，延长患者的无瘤生存期。肿瘤手术无瘤技术的应注意的原则有：肿瘤手术不可挤压原则、隔离肿瘤原则、锐性解剖原则、减少手术中扩散机会原则、整块切除原则等。

综上所述，在肿瘤手术前判断其手术适应证要做到二点：①局部判断。在局部上对病变的良恶性做出大致正确的判断，如果是恶性肿瘤，还要对其分期有预判。②把握全身。通过体格检查及实验室检查等方法，了解对患者的全身情况。综合局部与全身条件，以判断其是否有手术适应证，并进一步选择恰当的手术治疗方法。

三、肿瘤外科手术的禁忌证

近年来，肿瘤传统的治疗方案逐渐完善，各种治疗的新手段不断涌现，使得恶性肿瘤的手术禁忌证与适应证不断变化。

（一）肿瘤的手术禁忌证与适应证的主要变化

高龄已不再是恶性肿瘤手术治疗的绝对禁忌证之一，随着我国进入人口老龄化社会，许多患者检查出肿瘤时已是高龄。但只要患者一般情况好，心、肺、肝、肾等重要器官功能无明显异常，均可获得手术治疗的机会。

一些丧失了手术机会的中晚期肿瘤患者重新获得了手术机会。放射治疗、化学治疗、分子靶向治疗等综合治疗方法的广泛应用，使部分Ⅲ期或Ⅳ期肿瘤的体积缩小，一些亚临床型的转移瘤灶得以杀灭，区域内已有的淋巴转移得以控制，从而提高了手术切除和长期生存的比率，并使部分丧失了手术机会的中晚期肿瘤患者重新获得了手术机会。

姑息性手术越来越受到重视，姑息性手术能提高晚期肿瘤患者的生活质量，并为其他治疗手段赢得时间和创造条件。比如，恶性肿瘤的晚期已难以进行根治性手术，但姑息性手术的实施可以通过减少肿瘤体积，从而解除肿瘤压迫引起的梗阻，姑息性手术的实施还能改善患者的营养状况，为其他综合治疗赢得时间和余地。

重建和康复手术已发展为肿瘤外科的一项重要内容，随着恶性肿瘤患者术后生存期的延长，提高术后生存质量已经是肿瘤外科医生不得不面临、并需要解决的问题之一。因此，各种以改善功能为目的的重建手术已成为肿瘤外科的重要内容，如舌癌切除后的舌再造，喉癌术后的喉再造，乳腺癌术后的乳房再造、阴茎癌的阴茎再造，肢体肿瘤的保肢手术等，

（二）肿瘤手术禁忌证的相对性

对于恶性肿瘤来说，很难有绝对的手术适应证与禁忌证，其适应证与禁忌证是相对于某种肿瘤或肿瘤的某一阶段而言。一般而言，肿瘤外科手术的禁忌证有：

恶性肿瘤合并有严重的心、肺、肝、肾疾患或严重的传染病及相关并发症，不能耐受手术者。

恶性肿瘤引起恶液质、重度贫血、胸腹水、重度脱水及营养代谢严重紊乱，在短期内无法矫正者。

恶性肿瘤广泛浸润固定，并且不能连同受累器官或肢体同时切除者。但这些禁忌证也是相对的，比如在肿瘤破裂大出血危及生命的时候，亦需要综合考虑，必要时进行急诊手术。

四、手术治疗的临床受益评价

肿瘤是一类以“局部”病变为主要表现的“全身性”疾病，手术切除局部肿瘤一直是治疗肿瘤的重要手段。手术切除作为一种机械手段，以物理学的方式切除肿瘤，并且不存在耐药等问题。但手术本身也是一种创伤，有自身的适应证，并且对于微小的亚临床转移灶无法定位切除，对于广泛转移的晚期肿瘤无法彻底切除。在选择合适的治疗方案时，外科手术的利弊一直是肿瘤医生需要关注的重点。因此，有必要对肿瘤外科手术的临床获益作评价。

目前，肿瘤外科手术治疗疗效常用的观察指标包括总生存率、无病生存率、肿瘤缓解率等。

不同的指标具有自身的优点和缺点，应根据治疗类别、肿瘤类型、临床状况等来综合考虑，选择合适的主要和次要疗效观察指标。目前，临床上肿瘤外科常用的指标是术后患者的生存期，因为生存期的改善能直接反映临床受益。所谓生存期，是指接受某种治疗的肿瘤患者中，经若干年随访（通常为 1、3、5 年）后，尚存活的患者数所占的比例。生存期是最可靠的肿瘤治疗终点指标，当研究能充分评价生存期时，它就是最佳的终点指标。常用来描述肿瘤治疗后生存期的有：总生存期（overall survival，OS）、无病生存期（disease free survival，DFS）、5 年生存期、3 年生存期等。5 年生存率系指某种肿瘤经过各种综合治疗后，生存 5 年以上的比例。用 5 年生存率表达有一定的科学性，5 年生存接近治愈，是远期疗效指标。肿瘤经过治疗后，部分患者可能出现转移和复发，另一部分患者可能因肿瘤进入晚期而去世。大约 80% 的转移和复发发生在术后 3 年之内，大约 10% 发生在根治后 5 年之内。所以，肿瘤术后 5 年内不复发，再次复发的机会就少了，故常用 5 年生存率表示手术治疗癌症的疗效。另外，也有用 3 年生存率和 10 年生存率表示疗效的。

然而评价外科手术对患者的临床受益，不能仅着眼于病理上彻底切除，还要评估术后

患者生理、心理的获益，也就是说不仅要关注患者的生存期是否有改善，还要关注生存期内生活质量是否有提高。在外科器械和外科新材料不断进步的推动下，当代外科的手术方式与理念已发生巨大的改变，给肿瘤患者带来了福音，下面简述一些常见肿瘤疾病的外科治疗临床受益评价。

甲状腺癌既往的主要手术方式是患侧甲状腺腺叶 + 峡部 + 对侧甲状腺腺叶次全切除、全甲状腺切除或近全甲状腺切除，这些手术多需要患者颈部做“Y”或“H”形长切口，容易导致颈部瘢痕增生，而且术后有一定的声嘶、出血、抽搐等并发症发生率。各种新技术（内窥镜辅助手术、机器人手术、术中神经监测、术中甲状旁腺激素测定等）的出现减少了甲状腺癌的手术并发症、缩短了住院时间、减少了手术瘢痕，给广大甲状腺患者带来了福音。应用腔镜甲状腺的专用设备，在解除疾病并满足患者美容需求的理念下，可使甲状腺癌患者的临床受益最大化。相比传统的开放甲状腺手术，颈部无瘢痕的腔镜甲状腺手术具有切口隐蔽及美容效果好的优点，但也要注意把握好适应证，切忌盲目追求无瘢痕。自从 2008 年首例达・芬奇机器人甲状腺手术报道以来，人们发现达・芬奇机器人手术非常适合甲状腺手术这种精细外科操作，它可明显减少甲状腺肿瘤手术术中失血量、组织创伤和炎性反应导致的粘连，增加美容效果，缩短住院时间，术后患者康复快。

针对乳腺癌的临床循证研究、基础研究促进了乳腺外科治疗理念的更新，目前，乳腺癌改良根治术、保乳手术以及乳房重建术相结合的外科治疗模式已日趋成熟。超过 20 年的随访结果表明，保乳手术联合放疗可以获得与乳房全切手术相近的生存率。另一项临床证据显示，对于单侧乳腺癌患者，如果存在 BRCA2 突变，在权衡患者的心理因素、手术创伤以及经济费用后，接受预防性乳房切除会带来一定的生存优势。从某种意义上说，这些改良、保乳、重建手术已在一定程度上违反了经典的肿瘤手术原则，但从近年来的大规模的临床试验中获得的证据来看，这些新的治疗模式在未降低患者的生存期同时，减少了术后并发症的发生，满足了患者功能与美观的需求，最终使患者获益。

D2（dissect regional lymph nodes outside the perigastric area，D2）根治术曾经是早期胃癌的标准手术。近年来，对早期胃癌分子生物学和病理学有了新的认识，逐渐出现了内镜下黏膜切除术、内镜下黏膜下层切除术、腹腔镜下楔形切除术、腹腔镜辅助胃癌根治术等手术方式。大量临床证据显示，这些微创肿瘤手术未增加早期胃癌的复发率，并且术中出血少，术后并发症轻，胃肠功能恢复快，从而使患者获益。2015 年中国腹腔镜胃肠外科研究组（Chinese laparoscopic gastrointestinal surgery research group，CLASS）汇报了一项腹腔镜治疗局部进展期胃癌多中心前瞻性研究。他们对2012 年9 月至2014 年1 月期间607 位进展期胃癌患者（腹腔镜组308 例，开腹组299 例）进行了研究，结果显示：腹腔镜组和开腹组D2 淋巴结清扫完成率相似（97.4% *vs.* 98.3%；*P*=0.591），术中并发症（5.8% *vs.* 4.3%；*P*=0.402）、术后并发症（18.8% *vs.* 14.7%；*P*=0.175）和死亡率（0.6% *vs.* 0.0%；*P*=0.499）均无显著性差异。随访研究结果表明，有经验的外科医生实施腹腔镜远端胃癌D2 根治术治疗局部进展期胃癌是技术可行、安全的。Huscher 等对进展期胃癌D2根治术的研究表明中，腹腔镜组与开腹组5年总生存率分别为58.9%和55.7%，无病生存率分别为57.3%和54.8%，两组患者术后5年生存率的差异无统计学意义。国内一项回顾性分析的结果显示进展期胃癌腹腔镜D2根治术术后5年总生存率为58.4%，早期胃癌和进展期胃癌患者5年生存率分别为96.2%和54.4%。以上这些研究数据提示腹腔镜胃癌根治术可以取得令人满意的中、远期疗效。

现阶段，外科手术切除仍然是唯一有望治愈结直肠癌的治疗方式，但结直肠癌多学科综合治疗逐渐已成为大肠癌治疗的主流模式。有研究证实，新辅助化疗联合手术能有效提高直肠癌疗效和术后生存率。目前，包括内窥镜下肿瘤局部切除术、经肛门内窥镜切除术、腹腔镜大肠癌根治性切除术手术、机器人手术等大肠癌的微创手术已经成熟。2010年一项来自CLASICC的研究报道了对直肠癌患者术后5年随访的研究，结果显示：腹腔镜组与开腹组的5年生存率（57.9% *vs.* 58.1%）、无瘤生存期（55.3% *vs.* 58.6%）、局部复发率（10.8% *vs.* 8.7%）和远处转移率（21.0% *vs.* 20.6%）无明显差异，但腹腔镜手术相对于开腹手术，具有手术时间短，术中出血量少，术后胃肠功能恢复快等优点。而达·芬奇机器人在结直肠癌手术中的优势更加明显，国内一项研究比较了达·芬奇组与腹腔镜组的重要临床参数，其结果表明达·芬奇组较腹腔镜组术中出血量显著减少、术后首次排气时间早、尿管拔除时间早、术后第24小时疼痛指数低、达·芬奇组与腹腔镜组在淋巴结清扫数目、肿瘤远切缘距离及术后平均住院日等方面均无明显差别。

腹腔镜肝切除术是近年来发展最快的腹腔镜复杂手术之一，其适应证已从局部肝切除扩大到解剖性半肝切除，具有创伤小、恢复快、疼痛轻及住院周期短等优点。一项荟萃分析比较了腹腔镜肝切除和开腹肝切除术的患者的近期及远期疗效，发现腹腔镜肝切除的近期疗效显著优于传统的开腹手术，而两者的远期生存率和无瘤生存率无明显差异。对于直径＜3cm、病灶数＜4个、无门静脉癌栓或肝外转移的肝癌患者可心选用射频消融术。最近的一项Meta分析显示，小肝癌患者行射频消融术治疗后1、3、5年存活率分别为60%、49%、60%，肿瘤复发率分别为34%、56%、44%，与手术切除相比其存活率和复发率无显著差异，而射频消融术术后并发症明显减少，对小肝癌患者来说射频消融术有更佳的临床获益。对于不能手术切除的中晚期肝癌，经导管动脉化疗栓塞术可能是较好的治疗方法。现在临床上提倡对一些不能切除的原发性肝癌通过导管动脉化疗栓塞术治疗，造成肿瘤组织缺血、坏死，从而延长患者的生存时间和生活质量，并能为二次手术创造条件。动脉化疗栓塞术的主要缺点是栓塞不完全及术后侧支循环形成，因此该方法对肝癌患者的获益还需要更长周期的研究来进行评价。

根治性肾切除术一直是传统治疗肾肿瘤的“金标准”。但随着早期肾癌检出率的增高以及许多新技术和新观念的出现，为了减少根治性肾切除术对机体的影响，许多新的肾癌的治疗方式应运而生。CayalrmL等首次在美国开展了腹腔镜下肾脏切除术，随着腔镜器械的不断发展及泌尿外科手术技能的不断进步，腹腔镜治疗肾肿瘤正在临床上普及，与传统开放手术相比，腹腔镜肾手术具有创伤小、术后痛苦小、患者术后愈合快等优点，随着影像学诊疗技术的进步，许多肾肿瘤在早期即可得到诊断，因此保留肾单位手术在局限性肾癌治疗中的作用日益凸显，正逐渐取代根治性肾切除术。许多临床证据显示，保留肾单位手术不仅保留了患肾功能，而且可获得与根治性肾切除术相当的肿瘤控制效果，其无瘤生存率与根治性肾切除术相同。保留肾单位手术已成为治疗小肾癌的“新金标准”。对于局限性肾癌的治疗，除上述治疗方式外，其他的微创手段如高能聚焦超声、微波热疗、激光间质热疗以及腔内脉冲超声等均处于试验阶段，需要进一步的研究来确定它们在局限性肾癌治疗中的肿瘤学和功能性作用。

在脑外科、五官科、胸外科、普外科、妇科、骨科等领域，在把握好合适的适应证前提下，肿瘤外科手术都可明显使患者获益。综上所述，以腹腔镜手术、机器人手术为代表的肿瘤微创手术开启了肿瘤外科的新篇章。目前看来，在减少术中出血、术后并发症和促进患者快速康复等方面，呈现出机器人手术优于腹腔镜手术优于传统手术的趋势。其实每一种手术理念与术式的改进，都程度不同地促进了肿瘤治疗水平的提高，增加了肿瘤患者的临床受益。

第二节　肿瘤的放射治疗

一、肿瘤放射治疗发展史

放射肿瘤学（radiation oncology）是从放射学细化后分出的独立的二级学科。它是一门专门研究应用放射性物质或放射能在临床治疗疾病的原理和方法的学科。现代放射肿瘤学建立在 4 个学科的基础上，它们包括：①放射物理学（radiation physics），研究各种放射源的性能特点、治疗剂量学、放射治疗的质量控制和质量保证和放射防护。②放射生物学（radiation biology），研究机体正常组织和肿瘤组织对射线的反应以及如何应用现代放射治疗技术改变这些反应的质和量。③放射技术学（radiation technology），研究具体运用各种放射源或设备治疗患者，包括射野设置、体位固定和定位、摆位操作等技术的实施。④临床肿瘤学（clinical oncology），包括肿瘤病因、病理组织学、诊断学、各种治疗方法以及它们的综合应用、预后和放射性损伤评价等方面的研究。

自从德国物理学家伦琴（W.C. Roentgen）向世界宣布发现了一种新的射线以后，“X 线”立即引起了全世界的关注。Grubbe 首次用 X 线治疗乳腺癌患者。Daniels 报道了 1 例患者经照射后出现脱发，这就是电离辐射的生物效应应用于临床的开端。居里夫妇（Marie Curie 和 Piere Curie）成功地从沥青中分离出天然的放射性元素镭（22SRa），并首次提出了“放射性”的概念。贝克勒尔（H. Becquerel），在实验中把放射性元索铀放在衣兜里，接触铀的皮肤被烧伤而引起经久不愈的皮肤溃疡，从而成为人类首次近距离放射性照射的开始。哥柏加（Goldberg）等首次用镭盐管直接贴近皮肤表面治疗皮肤基底细胞癌，并取得意想不到的效果，为人类开创近距离治疗的先河。此后，放射线被用于各种癌症的治疗，并取得一定的疗效。Regaud 等在法国巴黎国际耳鼻喉科大会上首次报告了一组喉癌患者的放射治疗效果，从而确认了放射治疗是一种控制癌症的有效措施。

放射治疗设备的发展源自认识电离辐射在肿瘤治疗中的应用以后，1920 年研制出第一台 200kV 的深部 X 线治疗机并应用于临床，为肿瘤治疗开拓了除手术以外的另一种治疗手段。科学家用重水型核反应堆获得人工放射性同位素钴 60。加拿大研制出第一台钴 60 治疗机并应用临床，同年英国研制出第一台直馈型行波加速器并在 Hammer smith 医院安装应用，20 世纪 60 年代后期以来更研制出各种具有不同能量光子线和电子线的直线加速器。时至今日，从最原始的浅层、中层和深部 X 线治疗机到钴 60 治疗机、直线加速器，这些放疗设备已使用了八十多年。计算机的问世和不断发展，为放疗设备注入强大的生命力。从简单的电子、机械设备发展到全数字化的计算机控制设备和能适应使用各种现代放疗技术（SRT、3-DCRT 与 IMRT）、质量控制和质量保证（EPID）的现代放疗设备，为放射治疗的临床应用开拓了广阔的前景。

放射生物学的认识源自人们因缺乏放射防护知识，而受到过量照射的不良后果。例如，居里夫人患白血病、贝克勒尔的放射性皮肤溃疡和放射工作人员的皮肤改变以及患白血病和癌症等。这些不幸后果引起生物学界和医学界的重视，于是人们对射线的生物效应和致病作用机制进行了深入的研究。

放射生物学在经历从细胞形态生物学到分子生物学的发展过程中，有几项重要发现为现代放射生物学研究奠定了坚实的基础。Bergonie 和 Tribondeau 在研究射线对睾丸的生物效应时首先提出了有关细胞和组织放射敏感性的概念，即“细胞和组织的放射敏感性与其增殖能力成正比，与分化程度成反比”定律。20 世纪 20 年代以后欧洲的许多研究者对组织中的生物物理变化以及射线的直接作用和间接作用的探讨促成了靶学说的发展，对以后放射细胞效应的研究有着深刻的影响。40 年代由于核武器的研制、发展和使用，全身急性放射性损伤和放射病理学的研究得到了迅速发展。50 年代由于放射生物学基础理论研究的深度和广度的发展，细胞学技术更推动了放射生物学的进步。尤其是体外细胞培养技术的日趋完善，使放射生物学产生了惊人的突破，进入了定量细胞放射生物学的研究时期。例如，Howard 和 Pelc 使用放射自显影技术揭示了细胞生活周期各时相；同年 Gray 通过对氧效应的描述，阐明了缺氧具有提高细胞放射抵抗力的作用。ThomLison 和 Sray 根据肺癌组织学的研究阐明了供血、供氧条件对肿瘤生物学行为的影响，认为在实体肿瘤内存有乏氧细胞，从而推断这是放疗失败的原因之一。Puck 和 Marcus 首次报告了哺乳动物细胞受照射后细胞集落计数的实验结果，确定了照射剂量与细胞存活的关系。Elkind 和 Sufron 证实了哺乳动物细胞具有修复亚致死性损伤的能力，加深了射线对细胞效应规律的认识。60 年代以后对 DNA 损伤与修复的研究获得较大的进展，人们对分子水平的放射生物效应有了更深的理解。随着分子生物学技术的不断发展，90 年代以来，放射生物学已进入到基因水平的崭新研究领域，包括基因水平肿瘤放射敏感性的预测；通过转染目的基因的手段改变正常组织、细胞对射线耐受性而提高对肿瘤的照射剂量；基因调控细胞周期使肿瘤细胞集中在细胞敏感时相和促进肿瘤细胞凋亡，以利于射线的杀灭等。这些领域至今仍是放射生物学研究领域的重点。

放射治疗的临床应用有一百多年的历史，自 20 世纪 80 年代后发展较快。在第二次世界大战结束之前的年代里，霍奇金病被视为不治之症，经使用 200kV X 线大体积淋巴系统照射治疗后，其 5 年生存率从 5% 上升到 35%，20 世纪 50 年代采用超高压射线治疗，生存率上升至 70% 以上。

20 世纪 50 年代，出现了乳腺癌局部切除加放疗的改良治疗，取得了与 Halsted 根治术同样的疗效，一时在学术界引起了轰动。随之出现了 Lumpectomy（肿块切除术）或 Quadrantectomy（扇形或区段切除术）的新名词。这一缩小手术范围的局部切除治疗加术后放射治疗，不减低生存率，但提高了生存质量，在肿瘤治疗上进入了功能保存性肿瘤根治术的时期。随后在肺癌、直肠癌、膀胱癌和喉癌等的治疗中均试用了这种手术结合放疗的功能保存性手术治疗，并获得良好的效果。放疗和手术综合治疗的临床应用是在五六十年代以后，高能射线的出现使放射治疗的疗效提高；同时由于高能射线对皮肤及皮下组织创伤减少，有利于手术解剖和组织愈合，促进了放疗与手术的综合模式的形成。近年来，放疗和手术综合治疗头颈和胸腹部肿瘤均显示出 5 年生存率的显著提高。

在我国 70% 以上的恶性肿瘤需要用放射治疗。其中除早期鼻咽癌、早期喉癌和皮肤基底细胞癌等部分恶性肿瘤可采用单纯放疗治愈外，更多其他肿瘤都把放疗作为综合治疗的一种有效手段。除上述放疗与手术综合治疗以外，放疗结合化疗对提高疗效也有显著意义。以淋巴瘤为例，尽管化疗使恶性淋巴瘤的疗效有了明显提高，但单纯化疗的复发率仍较高。然而化疗结合放疗后其 5 年生存率可达到 85% 以上。放、化疗结合的临床应用已从 20 世纪 70 年代的单纯辅助化疗发展到现在的新辅助化疗、同期放化疗和诱导化疗 + 同期放化疗 + 辅助化疗等多模式治疗，对提高放疗对肿瘤的局控率和生存率，减低远处转移的发生起到积极的作用。在晚期肿瘤中，适当地采用放疗可起到止血、止痛和（或）减轻压迫等有效的姑息治疗作用。随着放疗设备的进步和技术的改进，放射治疗的疗效已有显著的提高。鼻咽癌的 5 年生存率已从 20 世纪 70 年代的 45% 提高到现在的 70%。由于放疗对恶性肿瘤治疗疗效的提高，患者生存的时间延长，如何减少放射性后期损伤已是当今放射肿瘤学的重要研究课题。

随着放射物理学、放射生物学、放射技术和影像学的进步，近 20 年来的放射治疗有了很大发展。提高临床放射治疗疗效途径的研究主要有以下几个方面。

改变分次放射方法：改变分次放射方法是区别于常规每天照射 1 次（2Gy）、每周照射 5 天（周剂量 10Gy）的标准方法而言。较常使用的包括以下几种：①超分割放射治疗（hyperfractionation radiotherapy）方法是每天照射 2 次，每次 1.15~1.25Gy，间隔 4~6 小时，总疗程与常规方法相似，但总量需增加 15%~20%。其分次量减少、间隔时间 6 小时均有利正常组织亚致死性损伤（sublethal damage，SLD）修复，虽急性反应重但不增加远期合并症，总剂量增加有助于肿瘤的杀灭。一般报告可提高头颈癌疗效 10%~15%，但对放射敏感的淋巴瘤、精原细胞瘤则没有采用此法的必要。②加速分割（accelerated fractionation）每次照射量和总剂量与常规方法相似，但总疗程缩短，每周照射次数需增加至 6~7 次。正常组织急性反应加重，从肿瘤增殖动力学研究表明常规分次放疗中残存肿瘤细胞的再增殖现象是局部控制失败的主要原因。Withers 等指出中断放疗每天需补偿 0.5~1.0Gy 才能获得较好的局部控制率。因此加速分割可以因缩短疗程而减少肿瘤的倍增机会，例如对 Burkits 淋巴瘤、炎性乳腺癌、增大迅速的转移癌等。③加速超分割（accelerated hyperfractionation，AHRT）和连续加速超分割（continous hyperfractionated accelerated radiotherapy，CHART）前者是每天 2 次，每次 1.25~1.60Gy，疗程中间休息两周，总疗程缩短；后者是每天 3 次，每次 1.5Gy，间隔 6 小时，连续 12 天，总量 54Gy，对中晚期头颈部癌和非小细胞肺癌的局部控率有提高，急性反应虽增加但尚能耐受。

立体定向放射治疗：立体定向放射治疗最早由 Leksell 报道。它是利用立体定向技术（立体定位和立体摆位）进行放射治疗，目的是提高定位和摆位的精度。开展 X（y）线、电子束和质子束的三维适形放疗，必须要使用立体定向技术。该技术目前常用两种方式治疗：立体定向放射手术（stereotactics radiation surgery，SRS），单次立体照射；立体定向放射治疗（stereotactics radiation therapy，SRT），分次立体照射。

立体定向放射治疗技术的共同特点：用于治疗小体积病灶。通常采用单次大剂量照射，但目前也已开始采用分次照射技术。需要精确定位的设施和可靠固定患者体位的方法。治疗野边缘剂量下降梯度非常陡峭，使靶区外的组织受照剂量很少，靶区和等剂量面的适形程度对靶区外组织受照的程度有极大的影响。射线束在体内相交于同一点，三维分布的射线照射方式使正常组织免于接受较高剂量的照射。可对计划进行评估和作必要的修改。SRS 指使用立体定向的体外放射线聚焦于照射靶区，给局限性小病灶一次大剂量放射而取代手术。正常组织的放射耐受性取决于照射的体积和剂量，例如全脑照射每次 15Gy，有 5% 的脑坏死发生率，若只用 3mm × 5mm 限光筒照射，剂量可增至每次 120Gy。利用这种剂量—体积等效线性关系，使用很小范围的一次大剂量照射去摧毁病灶，既不发生正常组织的放射损伤又免去了手术出血和感染的危险。

立体定向放射手术的分类：SRS 根据所用治疗设备和放射源不同分为两类。伽马刀（gamma knife unit）为一个半球形头盔装置，有 201 个钴 60 放射源窗口，201 个 γ 线入射点聚焦于一个靶点上，以短时间、大剂量（每次 16~30Gy）一次照射而不损害邻近正常组织为其特点。X 刀（linear radio surgery unit）是利用直线加速器装上不同孔径限光筒，在专用头颅固定器和立体定向治疗计划系统上定出靶区等中心点后进行多个角度的非共面旋转照射。SRS 最常用于颅内动静脉畸形（AVM）的治疗使病灶血管闭合。听神经瘤照射可以比手术治疗保留更多的听力，对小灶脑膜瘤的局部控制率高达 96% 以上。此外也用于垂体腺瘤、小范围的脑转移瘤和原发胶质瘤，还有止痛等治疗。但临床必须强调 SRS

只适用于颅内局限性小病灶治疗，直径大于 40mm 时仍以手术疗效好。临床治疗中需组织包括有放射治疗医师、放射物理师、放射技术员和脑外科医师等专业人员的小组，以严格掌握适应证，准确定位和照射，防止脑坏死或颅神经损害等严重并发症发生。

高能粒子射线放射治疗：高能重粒子射线，高能重粒子指质子、中子、量介子及低原子序数的高能重粒子等，称为高 LET 射线。利用其射程终点产生的电离吸收峰（Bragg 峰）和对含氧状态依赖小并引起 DNA 双链断裂多的优点，尤其适用于对放射不敏感的肿瘤，但因造价高、适应证范围窄且疗效仍不尽人意，目前国内外仅少数单位使用。高能重粒子射线的物理特性带电重粒子射线共同的一个物理学特性就是它们在介质中都有一定的射程。这些粒子（中子除外）在介质中运动的开始阶段，能量损失较小，而在接近射程终末时，能量突然发生大量释放，在该处形成陡峭的电离吸收峰，称为 Bragg 峰，并在达到该电离吸收峰的最高值时，由于能量几乎全部损失而静止。这种射线的物理特性更有利于对肿瘤的杀伤作用和对正常组织器官的保护作用。质子放射治疗的临床应用：质子射线放疗始于 20 世纪 50 年代，由于高能加速器的发展使近年出现了医用的质子放疗系统，能量范围为 70~250MeV。质子射线 Bragg 峰的深度位置和宽度，可根据病灶靶区的位置和大小通过调节射线能量来进行调节，质子的单野照射可得到 X（y）线多野共面或非共面照射一样的剂量分布和治疗增益；质子束的单平面旋转可得到 X（y）线立体定向治疗一样的治疗增益很高的剂量分布，其适形效果好于至今所有的放疗方法。因质子射线在组织中引起的部分核反应会产生正电子发射，从而可以被正电子发射断层扫描（PET）所追踪，为放射治疗提供追踪射线在体内的穿透定位。质子治疗主要用于眼部肿瘤，其次是中枢神经系统肿瘤、头颈肿瘤、前列腺癌和肺癌。

三维适形放射治疗：适形治疗（conformal therapy）是一种提高治疗增益较为有效的物理措施。我们通常把利用适形技术使得高剂量区分布的形状在三维方向上与病灶（靶区）的形状一致的治疗，称为三维适形放射治疗（3–dimensional conformal radiation therapy，3–DCRT），实现三维适形放射治疗的基本条件是：在照射方向上，照射野的形状必须与病灶靶区投影的形状一致；要使靶区内及表面的剂量处处相等，必须要求每个射野内诸点的输出剂量率能按要求的方式进行调整。在临床应用中可以通过剂量体积直方图（dose volume histograms，DVH）和肿瘤控制概率（tumor control probabilities，TCP）以及正常组织并发症控制概率（normal tissue complication probabilities，NTCP）等参数评价治疗计划的优劣。

调强适形放射治疗（intensity modulated radiation therapy，IMRT）：“调强”的概念最早由瑞典的放射物理学家 Brahme 提出。它启发于 CT 成像的逆原理，即当 CTX 球管发出强度均匀的 X 线束穿过人体后，由于其组织厚度与组织密度不同，其强度分布就变成了不均匀的射线束，反向投影后形成了组织的影像。反之，如果放射治疗时给予一个不均匀的射线束照射，则出来的射线束就变得均匀而投射到靶区中。临床利用该技术可以对靶区的适形照射和剂量强度进行调节，来提高肿瘤靶区的照射剂量而有效减低邻近正常组织器官照射剂量，期望进一步提高肿瘤控制率和生存率，最大限度减少正常组织的放射性损伤，以提高患者的生存质量。

现代放射治疗新技术的进展和发展趋势：放射治疗设备和技术的更新过去是十几年一次，现在已发展为 5~6 年甚至更短时间进行一次更新。随着现代科技的进步，特别是计算机的发展，设备和技术的更新换代正在以越来越快的速度和步伐发展。近几年来，在放射治疗领域涌现了许多新设备和新技术。放射治疗计划技术（RTP 技术）的其中一个重要发展趋势是已经从“PC 机”和“DOS 型”技术走向“Working–Station”技术。许多 RTP 更配以具有高超的处理图形能力的软、硬件工作站。其功能特征方面正朝着如下方面发展。

从单一计划功能走向多元化功能：所谓多元化的工作平台，即可通过多维治疗计划系统单一地开展外照射、内照射和立体照射，又能三位一体同时运行于一个工作站平台，有利于临床医生应用和评价多元化治疗技术。

治疗计划的图像化：许多放射肿瘤学家预测今后的放射治疗技术是图像化的时代。其主要体现在：靶区确定的影像从解剖影像（CT/MRI）进入到生物影像（MRS/PET）和解剖影像与生物影像的结合（CT–PET）；在常规放疗（X 线模拟机），适形和调强放疗（CT 模拟机 /MR 模拟机）的靶区定位；三维和（或）四维治疗计划系统的计划设计；每次照射前的超声波定位。近年来放射肿瘤学领域的最新信息提示，影像引导放射治疗（image guidelined radiation therapy，IGRT）的趋势已成为必然。

放疗科的网络化：现代化的放疗科已进入高度网络化的时代。从患者资料的注册登记、模拟机定位、图像资料的获取、治疗计划的设计到实施，每次的放射治疗都是通过网络系统完成。RTP 技术可以与各种放疗工具和环节进行网络连接，例如，与其他工作站之间进行网络连接，共享资源和开展多用户、多平台工作。与加速器、模拟机和后装机等联网，进行自动参数传输和电子自动控制。与各种物理工具，如补偿器（compensator）、挡块切割机（blockcutter）、体模（phantom）等联网。总之，现代放射治疗技术的发展趋势已经明显地从过去的“单一化”走向“体系化”“精细化”。

二、肿瘤放射治疗适应证

随着放射物理、放射生物及相关学科的进展，放疗在肿瘤治疗中的作用日益提高，目前的统计表明，约 70% 的肿瘤患者在病程中需要放疗，但对于一个具体的患者来讲，是否采用放疗则应具体问题具体分析，按照肿瘤治疗的原则，以及肿瘤治愈的可能性、放射性损伤发生概率及患者的全身情况，制订合适的治疗方案。在一般的情况下，绝大多数肿瘤患者均可接受放射治疗。只要掌握得当，其疗效还是比较满意的。由于放疗的目的不同，可采用单纯放疗、综合治疗（手术前、中、后放疗及其与化疗配合）、急诊放疗等，这就使放疗适应证很广，现列举如下。

头颈部鳞癌：鼻咽癌首选放疗。其他部位肿瘤早期放疗效果与手术相同，但从保留器官功能与美容角度上考虑，放疗优于手术，如皮肤癌、声带癌等。中晚期则以放疗、手术综合治疗为宜。

胸部肿瘤：非小细胞型肺癌以手术治疗为主，不适合手术时或患者拒绝手术可行根治性放疗。小细胞型肺癌施以化疗＋放疗为主的综合治疗。中上段食管癌首选放疗，中段食管癌术前放疗为宜，下段食管癌以手术为主。胸腺瘤可行术后放疗，纵隔恶性淋巴瘤可行放疗。

乳腺癌：早期（Ⅰ、Ⅱ期）现倾向小手术＋大放疗，疗效与根治术相同，可保持乳房外形。中晚期常规术后放疗，不能手术的局部晚期乳癌可行单纯放疗。

淋巴系统肿瘤：Ⅰ、Ⅱ期以放疗为主，恶性程度高者与化疗综合，晚期以化疗为主，辅以局部放疗。

消化道肿瘤：胃、肠、肝、胰腺癌均以手术治疗为主，放疗只能起到姑息作用。直肠癌放疗配合手术可提高切除率和生存率。

泌尿道肿瘤：以手术治疗为主，术后放疗有一定作用，精原细胞瘤应行常规术后放疗。

神经系统肿瘤：大部分脑瘤需做术后放疗。髓母细胞瘤、松果体瘤或脑干肿瘤可以放射治疗为主。

骨肿瘤：以手术治疗为主，配合放疗、化疗可提高疗效。

某些良性疾患，嗜酸性肉芽肿、瘢痕疙瘩、某些血管瘤、脊髓空洞症、眼球突出症、眼眶假瘤、前列腺肥大、经久不愈的外科瘘道、强直性脊柱炎等，放疗指征应严格掌握。

三、肿瘤放射治疗禁忌证

患者有严重合并症，如心力衰竭、糖尿病应控制后再放疗，白细胞低于 $3.0 \times 10^9/L$，血小板低于 $50 \times 10^9/L$ 者，应慎重考虑是否放疗。

恶病质、昏迷患者，有大量胸腔积液，有可能导致穿孔、大出血者不宜放疗。

放疗中度敏感肿瘤，经足量照射后又原位复发，估计正常组织不能耐受再次放疗者；但高度敏感肿瘤如淋巴瘤、精原细胞瘤等仍可再次放疗。

放疗对中度敏感肿瘤已有远处转移者，应视为放疗相对禁忌证。

凡放疗不敏感肿瘤应列为放疗相对禁忌证。

四、肿瘤放射治疗收益评估

肿瘤放射敏感性是指肿瘤局部对放射线的敏感程度，临床上表现为治疗后肿瘤体积变化情况，有完全消退（complete remission，CR）、部分消退（partial remission，PR）、无变化（no change，NC）、增大（progressive disease，PD）等几种，前二种情况多提示肿瘤放射敏感性较高。肿瘤放射治愈性是指肿瘤经放射治疗后治愈的可能性。肿瘤的放射敏感性和放射治愈性既有区别又有联系，一方面某些肿瘤放射敏感性高但治愈性低，如弥漫性高度恶性淋巴瘤经几次放疗后就可能完全消退但却很难治愈，另一方面某些肿瘤的放射敏感性影响着放射治愈性，如食管癌放疗后 CR、PR、NC、PD 的 5 年生存率分别约 17.5%、10.0%、7.5%、2.0%。影响肿瘤放射敏感性的因素很多，有的较为清楚，有的尚未明确。现就已知因素介绍如下。

肿瘤的组织起源：是影响放疗疗效最重要的因素之一，对射线较为敏感的肿瘤有鼻咽癌、喉癌、食管癌、淋巴瘤、宫颈癌、小细胞肺癌等，不敏感的肿瘤有骨肉瘤、软骨肉瘤、畸胎瘤等。应当指出：敏感与不敏感是相对的，随着放疗技术的改进也是可变的，原来常规放疗不敏感的黑色素瘤经低分割放疗亦显示一定的敏感性，X 刀治疗体积小的脑膜瘤、听神经瘤的疗效已接近手术。

肿瘤的病理形态：肿瘤的大体形态对放射敏感性有影响，外生菜花型比溃疡型、浸润型、龟裂型敏感；放射敏感性与分化程度成反比，同一种肿瘤分化程度越低（病理分级越高）放射敏感性越高；间质含血管成分多的肿瘤亦相对敏感。

肿瘤细胞增殖动力学：繁殖力强的肿瘤对放射线更敏感。目前临床上采用的反映细胞增殖动力学的指标为潜在倍增时间、DNA 含量、DNA 合成期细胞所占的比例等。

分期：是影响肿瘤放射敏感性的重要因素之一，早期肿瘤体积小，氧供良好，乏氧细胞少，故对射线敏感，同时小肿瘤周围正常组织容易保护，故总体疗效好。晚期肿瘤体积大，血供差，乏氧细胞多，对射线抗拒，较难根治。

生长部位：血供丰富部位肿瘤所含乏氧细胞少，周围正常组织的放射损伤容易修复，故疗效好，如头颈部鳞癌比小腿鳞癌敏感。

并发症：皮肤、内脏肿瘤局部并发感染都将降低肿瘤的放射敏感性及周围正常组织的修复能力从而降低疗效。并发感染的皮肤鳞癌、头颈部肿瘤放疗前及放疗中均应及时处理局部感染，以期提高疗效。肿瘤患者如并发贫血、肺结核、甲亢、糖尿病等全身性疾病时也应当及时调整，以降低乏氧细胞含量、提高正常组织的修复能力，否则患者很难接受全程放疗，而延长疗程或减少剂量都将直接影响疗效。健康指数是迄今为止与放疗远期疗效关系最为密切的指标。

医疗水平：统计资料表明宫颈癌早期正规治疗后 5 年生存率约 83%，不正规治疗相应数字约为 40%，因此放射肿瘤科医生应有全面的基础、临床知识，不断钻研新技术，提高业务水平。

肿瘤治疗的疗效可分为近期疗效和远期疗效，如前所述，前者通常以治疗结束时患者的情况作为判定依据，分为 CR、PR、NC、PD 四个级别，后者通常以治疗后患者的 1、3、5、10 年生存率为判定依据。出于放疗的疗效相对较好，一般认为应以远期疗效为最终标准，国际通用的是卡 - 迈曲线，但考虑到部分肿瘤的近期疗效与远期疗效有一定的相关性，临床实际工作中判定近期疗效远比远期疗效快捷、容易，所以介绍放疗近期疗效判定标准介绍如下。

CR：所见肿瘤病变完全消失并至少维持 4 周以上。

PR：肿瘤病灶的最大直径及其最大垂直径（两径）的乘积减少 50% 以上，维持 4 周以上，无新病灶出现。

NC：肿瘤病灶的两径乘积缩小 50% 以下或增大 25% 以下，无新病灶出现。

PD：肿瘤病灶的两径乘积增大 25% 以上或出现新病灶（包括转移）。

上述标准自 WHO 提出以来，得到了广泛应用，但也发现了其弊端，欧洲癌症研究与治疗协会（EORTC）、美国国立癌症研究所（NC1）及加拿大国立癌症研究所（NCIC）提出抗肿瘤药对实体肿瘤客观疗效评定新标准（response evaluation criteria in solid tumors，RECIST），它与 WHO 标准的比较，主要修改在于：①以最大单径测量肿瘤大小。②明确界定了可测量和不可测量病灶。能够测量的病灶是指能够正确测量肿瘤长轴的病灶，通常要＞ 20mm；除此之外为不可测量的病灶，骨转移、脑脊膜转移、各种浆膜腔积液、炎性乳腺癌、癌性淋巴管炎、明显钙化或粱性 / 坏死性病灶和放射野内的病灶均被规定为不可测量的病灶。③增加了靶病变（target lesions）和非靶病变的概念。例如，在肺癌脑转移的情况下，肺癌病灶和脑转移灶都是可测得的，化疗药物能对肺的病灶起作用，脑转移灶由于存在血脑屏障则可能无效，不能根据用药后脑病灶的大小变化来判定药物的效果。因此，肺癌病灶属于靶病变，脑病处属于非靶病变，骨转移通常属于非靶病变。药物对非靶病变的效果可以评价，但只分为 CR、非 CR 和 PD 三种。CR 为所有病变均消失，且肿瘤标记物滴度转为正常；非 CR 为持续存在一个或一个以上病变，或各种肿瘤标记物滴度持续上升；PD 为有一个或一个以上的新病变出现。④规定了应测量肿瘤病灶的数目：靶病灶在一个器官中可以多达 5 个，如果有几个脏器同时受累、应选择 2~10 个作为评价对象。在选择评价对象时，应优先选择大的病变或能够反复测量的病变。⑤对测量肿瘤大小的手段给出了具体的建议。CT 或 MRI 是评价病灶变化大小最有用的方法，但应注意有照片，检查条件要一致，测量应在同一个窗口。用 CT 检查时，病灶不能少于两张层厚。CT 机的类型对结果判断很重要，至少应该为螺旋 CT；超声检查易受检查者的经验等主观因素影响，可重复性差，即使有照片一般也不作为评价手段。但是如果有可以触及的病变，例如浅衣淋巴结和中状腺、乳腺的肿瘤，超声检查可作为触诊的补充；口服钡剂 X 线摄片可用于胃肠肿瘤病灶的测量；内镜及病理检查也容易受制于检查者的主观感觉，对药物抗肿瘤效果的评价意义不大，但它们可用以证明肿瘤完全缓解；PET 等判定抗肿瘤效果的价值还没有十分明确。

任何治疗措施都是有利有弊的，放射治疗亦不例外，但总体来讲放射治疗的不良反应较小，比手术、化疗易接受。放射线作用于肿瘤患者的正常组织后总有一定的生物效应，人为地将效应分为两部分：一部分为允许范围内的，称为放射反应，如咳嗽、轻度腹泻等；另一部分后果比较严重，甚至危及患者生命，称为放射性损伤，如放射性脊髓炎、放射性脑炎等。放射肿瘤科医生对放射反应、放射损伤要有正确的认识：①这两部分的区别是相对的，无严格界限，是否允许应视临床具体情况而定，对于放疗后出现放射性损伤可能性较大而又不得不采取放疗时，医生对放射性损伤要有充分的估计，要向患者家属正确交代病情，晓之利弊，避免纠纷，同时应精确设野，争取较好疗效的同时把放射性损伤降低到最低限度。②有些放射性损伤是个体差异所致，难以预测。如常规分割脊髓受量在 40Gy 以内时绝大多数不会出现放射性损伤，但个别患者低至 20Gy 时亦出现截瘫。

放疗后并发症按照出现时间的长短，可分为近期并发症和远期并发症，前者的评价标准可参照美国国立癌症研究所（National Cancer Institute，NCI）和美国放射治疗肿瘤协作组（Radiotherapy Oncology Group，RTOG）联合制定的常用毒性标准（Current Toxicity Criteria）3.0 版，对全身各器官系统的不良反应进行分级。0 级：无毒性；1 级：轻度毒性；2 级：中度毒性；3 级：重度毒性；4 级：危及生命或致残的毒性；5 级：死亡。减少放射反应、放射损伤等放疗并发症的关键在于预防，主要措施包括：①放疗野内局部做好准备，如拔除严重龋齿，控制病灶局部感染等等。②注意可能增加正常组织放射因感性的因素，如曾接受化疗、糖尿病、动脉硬化等。③精心设计放疗计划是关键，特别应注意相邻野间热点问题及各种正常组织的耐受剂量。④放疗期间应密切观察病情变化，及时处理放射反应，避免放射损伤。

放射损伤的主要治疗原则是：①大剂量激素，放射损伤病理上多为无菌性炎症，皮质激素可以减少渗出，防止炎症进一步扩散。②抗生素，对于开放部位（如肺）的放射损伤，多伴有细菌感染，而细菌感染又会促进病变扩散，抗菌有助于控制放射损伤。③大量维生素以促进代谢。④对症处理，如放射性肺炎的止咳、化痰等。美国的流行病学调查发现近 30 年来心血管病的病死率已大幅度下降，而癌症病死率变化不大，说明 30 年来癌症研究并没有取得实质性突破。如果不能治愈癌症，我们至少可以防治并发症。

放射治疗部门应建立随访制度，由放疗医生对患者进行定期复查，及时评价疗效，并将本部门的疗效与采取类似治疗方针和方案的文献报告的结果进行比较。这样既有助于评价疗效，又有助于安全地引进和完善治疗方案。如果本部门的疗效相差明显，则应分析原因，尽可能完善或改变本部门的治疗方案。疗效判定和统计学分析处理应采用国际统一的方法，并取得统计专家的参与或帮助。病例资料的收集、储存、随访、分析整理等都应按文件形式登记保存。

第三节　肿瘤的近距离放射治疗

近距离治疗（brachytherapy）又称内照射，与远距离治疗（teletherapy）相对，是指放射源距离肿瘤很近的放射治疗。其基本特征是，放射源贴近肿瘤组织，肿瘤组织可以得到有效的杀伤剂量，而邻近的正常组织由于辐射剂量随距离增加而迅速跌落，受量较低。从照射方式上讲，近距离照射大致可分为腔内照射（intracavitary irradiation）、组织间插植照射（interstitial irradiation）、管内照射（intraluminal irradiation）和表面敷贴照射（surface muld）。传统内照射多用于妇科肿瘤领域，20 世纪 70 年代，随着后装技术（after loading）的应用，内照射治疗范围也扩展到其他多处肿瘤，包括头颈部肿瘤、乳腺癌、食管癌、直肠癌、胰腺癌、膀胱癌等。

一、肿瘤近距离放射治疗的发展史

近距离放疗至今已有一百多年的发展历史，其发展历程大致如下。

1898 年，居里夫人发现放射性镭。

1905 年，进行了首次镭针插植治疗。居里夫人把镭元素用铂金封成管状线源，治疗皮肤癌和宫颈癌，是最早的敷贴治疗和近距离腔内治疗。

1919 年，Regelld 和 Lacassayme 创造和发展了巴黎法。此法以宫腔管含镭 33.3mg，穹隆部阴道宫器各含镭 13.3mg，治疗 120 小时。被称低剂量长时间治疗。

1932 年，Paterson 和 Parker 建立了曼彻斯特（Manchester）系统。该系统将伦琴剂量概念引入到近距离照射中来。创立了 Paterson–Parker 剂量计算法，制定镭针插植规则：在宫颈腔内镭疗中提出了 A 点、B 点作剂量参考点的剂量学概念。

1935 年，小居里夫妇发现了人工放射性同位素。

1953 年，Hinschke 在介绍放射性金籽植入治疗时，描写了后装技术，使用了 after loading 这一词，被广泛接受，并沿用至今。

1965 年 Pierquin 和 Dutrex 发展了巴黎系统。现代近距离治疗均沿用巴黎系统，出现了远距离控制的后装治疗机。

20 世纪 80 年代中期后，现代近距离治疗技术的迅速发展，安全性、可靠性、灵活性显著提高，逐渐取代了传统的近距离治疗。

二、近距离放射治疗的剂量学

（一）近距离放射治疗的放射源

放射性同位素放射 α、β、γ 三种射线。放射治疗主要使用 γ 射线、β 射线，γ 射线的应用多于 β 射线。近距离照射常用的辐射源是 γ 辐射源，有镭 –226、铯 –137、铱 –192、钴 –60、碘 –125 等放射源。各种放射源的基本特征如下。

（1）镭 –226 源，一种天然放射性同位素，平均能量 0.83Mev，半衰期 1590 年，用于腔内或组织间放疗。在防护方面有四大缺点：①镭的能谱复杂；②半衰期长；③衰变过程中产生氡气；④生物半衰期长，因此在医学上已经不使用。

（2）铯 –137 源，为人工放射性同位素。γ 域能量为单能，0.662Mev，半衰期为 33 年，用于中低剂的腔内照射。

（3）铱 –192 源，是一种人工放射性同位素。γ 域的平均能量为 0.350Mev，在距离源 5cm 的范围内任意一点的剂量等于与距离平方的乘积，近似不变。铱 –192 粒状源很小。（活

性尺寸只有 Φ 0.5~3.5mm，活度 10~12Ci），等效性好，便于剂量计算，半衰期为 74 天，用于高剂量的组织间插植和腔内照射。国内 98% 用的是铱 -192 源。

（4）钴 -60 源，是人工放射性同位素。γ 域的平均能量为 1.25Mev，半衰期为 5.27 年，剂量分布与镭相似，可用于镭的替代物。其放射性活度高，多用于高剂量腔内照射。

（5）碘 -125 源，是人工放射性同位素。半衰期为 60.2 天，其衰变过程中约 93% 的能量转化为 X 射线和电子线。7% 等能释放 γ 射线，能量为 35.5kev，易于防护。碘 -125 具有剂量率低、作用时间长、治疗比高的特点，因此，可减少正常组织的损伤，而不降低对肿瘤的杀灭作用。

（二）近距离放疗剂量率分类

低剂量率＜ 4Gy/h；中剂量率 4~12Gy/h；高剂量率＞ 12Gy/h。

值得一提的是，传统近距离放疗多使用低剂量率，具有较好的疗效；而目前大量使用的中、高剂量率照射的生物学效应尚不明确。但使用高剂量率照射时应采用分次放疗，且单次剂量和总剂量均小于低剂量率治疗。

（三）近距离放疗的剂量学基本特点

近距离放疗基本剂量学规律包括：平方反比定律，剂量率效应。

1. 平方反比定律

平方反比定律：放射源周围的剂量分布，按照与放射源之间距离平方倒数的比例下降。在近距离照射条件下，平方反比定律是影响放射源周围剂量分布的主要因素，基本不受辐射能量的影响。根据平方反比定律，近放射源处的剂量随距离变化要比远源处大得多，靶区内剂量相差很大。正是基于这一特点，近距离照射剂量学与外照射剂量学相比有很大的不同。首先，因单一点源或线源的照射范围有限，如选择放射源外某一点为剂量参考点，那么与该点相比近源点的剂要比该点剂量高，会形成一超剂量区，而且参考点距源越远，剂量的差异就越大。管内照射时通过施源器的使用，可调整剂量的变化，以防止局部剂量过高。组织间插植照射，施源器直径趋于零，需用单平面或多平面插植。

随着近距离照射技术的发展，相继建立了一些剂量学系统，如曼彻斯特系统（Manchester system）、巴黎系统（Paris system）等。这里“系统”指为在治疗体积内获得处方剂量分布，必须遵循的一系列放射源分布的规则：如使用放射源的类型、强度、应用的方法和几何设置；同时“系统”也规范了剂量表示和计算的方法。

2. 剂量率效应

近距离照射另一个特点是不同剂量率的近距离照射具有不同的剂量效应。经典的近距离照射，参考点的剂量率为 0.4~2.0Gy/h，这种剂模式称为低剂量率照射。近距离照射参考点的剂率大于 12Gy/h，则称为高剂量率照射，介于两者之间的为中剂量率照射。目前在国内，随着后装治疗机的广泛使用，传统的低剂量率治疗已基本被高剂量率治疗所取代（国外情况不完全如此）。高剂量率后装治疗有显而易见的优点，如治疗时间短，往往几分钟至十几分钟即可完成一次治疗，这可减轻患者行动上的不便，甚至不住院亦可接受治疗；施源器在短时间内固定方便，在治疗过程中易于防止几何位置的改变；按照放射生物学原理，肿瘤组织和晚反应正常组织的生物效应对剂量率的响应不同。即对一给定的总剂量水平，剂量率增加，正常组织晚期效应的增加幅度要大于肿瘤控制率的增加；剂量率降低，正常组织晚期效应的减弱幅度也要大于肿瘤控制率的减少。为防止高剂量率治疗可能引起的治疗增益比的下降，当前主要有两种方式：一是改变治疗模式，如利用脉冲式剂量率治疗（pulsed dose rate，PDR）；一是采用分次大剂量治疗。

高剂量率照射不同于经典低剂量率连续照射，一般采用分次照射方式，分次剂量多为6Gy左右。当前高剂量率照射在妇科宫颈癌腔内照射方面已有较为成功的经验。这主要是宫颈癌低剂量率腔内照射，已积累了丰富的临床经验和资料，便于比较；再就是解剖部位的独有特点，即宫颈部位的辐射耐受剂量高和正常组织如直肠和膀胱距放射源相对较远。而对其他部位肿瘤的治疗，尤其是高剂量率照射可能引起的远期损伤，仍有许多问题需进一步研究和探讨。值得注意的是，由于肿瘤组织和晚反应正常组织对分次剂量有不同生物反应，因此，在临床应用中常出现一些很矛盾的现象。

近距离照射临床实践中应用高剂量率方法，应该特别注意两点：利用空间几何因素，充分拉开放射源与正常组织之间的距离，或附加屏蔽物以降低正常组织的受量；如果临床治疗中可能，应增加分次数，即降低分次剂量。

3. 放射源周围的剂量分布

近距离照射所使用的放射源，多为点状源和线源。近二十年来，为便于后装技术的开展，放射源更趋向于微型化，以近乎粒（seed）源来模拟线源。放射源形状上的差异，使周围的剂量分布显示不同的特点。现代近距离照射中，基本都采用后装技术。为适应这一技术要求，所使用的放射源一般为点源或微型线源，并将其按特定方式组合和排列，如计算机化后装治疗机所使用的步进源，控制其在不同驻留位置停留一定时间，以模拟治疗所需长度的线源。

近距离照射剂量分布遵循平方反比定律，是受到放射源形状限制的。对于相同核素的点源和线源，其周围的剂量变化在邻近放射源处的情况会有所不同。对点源，照射量率随距离的变化，遵循平方反比规律。而线源，在近源处，由于放射源轴向不同位置，特别是两端点的光子辐射到计算点的路径较长，和斜滤过厚度的增加，剂量衰减要大于按平方反比规律的衰减。当距源距离增加且大于线源长度的2倍以上时，线源与点源趋于一致，基本都按平方反比规律衰减。

另外，当将放射源植入人体后，源周围组织对辐射的吸收和散射，会直接影响放射源周围的剂量分布，其程度取决于不同的核素。不同核素的点源在水中和空气中照射量衰减的相对比值，在距离较近时，原射线在水中的衰减基本被散射线的贡献所补偿，其结果是在同一位置，水中与空气中的照射量几乎相等。而在距离较大时，原射线的组织衰减逐渐要大于散射线的剂量。

（四）不同近距离放疗的剂量学方法

1. 腔内照射剂量学

腔内照射应用最广泛的是对宫颈癌的治疗，且疗效显著。根据妇科肿瘤放射治疗学原则及妇科骨盆的解剖特点，腔内照射宫颈癌的范围应包括宫颈、宫体及宫旁组织，而盆壁两侧用外照射。

（1）腔内照射的经典方法：从治疗方式和施源器的不同物理特点，腔内照射的经典方法基本分为三大剂量学系统，即斯德哥尔摩系统（Stockholm system）、巴黎系统（Paris system）和曼彻斯特系统（Manchester system）。

斯德哥尔摩系统的特点是，使用较高强度的放射源，分次照射。巴黎系统的特点是用低强度放射源连续照射。

曼彻斯特系统是基于巴黎系统发展起来的。根据宫腔的不同深度和阴道的大小，分为长、中、短三种宫腔管和大、中、小三种尺寸的阴道卵形容器。该系统强调：阴道源的分布要尽量宽；宫腔及阴道源强度为不同的比例；对某些特定点的剂量要准确，特定点为 A 点和 B 点。按解剖位置确定，A 点为宫颈口上 2cm，宫腔轴线旁 2cm 的位置；B 点为过 A 点横截面并距宫腔轴线旁 5cm 的位置。治疗方式为分 2 次照射，每次约 72 小时，间隔一星期，总的照射时间约 140 小时。

（2）腔内照射的 ICRU 方法：上述宫颈癌治疗的各个系统，为众多放疗中心采用，并根据各自的特点，不断有所改进和发展。随着后装技术的发展和计算机在腔内照射领域的应用，使得快速而准确了解每个患者腔内照射的剂量分布成为可能。

腔内照射的吸收剂量模式不同于外照射。外照射要求整个靶区内的剂量变化不超过 ±5%，靶区外的剂量迅速跌落。腔内照射邻近放射源附近的剂量最大，而随离放射源距离的增加剂量持续下降。因此，腔内照射的剂学模式应与外照射有所区别。腔内照射的剂量学模式，除像外照射那样定义靶区、治疗区等以外，国际辐射防护委员会（International Commission on Radiation Units，ICRU）建议需根据临床治疗要求，定义参考区。参考区是指由参考等剂量线面所包括的范围。参考等剂量线面定义为处方剂量所在的等剂量线面。根据经典低剂量率的治疗经验，宫颈癌治疗参考剂量值为 60Gy。在内外照射合并治疗时，腔内照射的参考剂量值不应包括外照射的剂量。如全盆腔外照射 20Gy，则腔内照射参考剂量值应为 60Gy 减去 20Gy，等于 40Gy。如果采用中、高剂量率治疗，对该值应考虑不同时间—剂量因子的影响。

治疗技术：应包括放射源的各项技术参数，如放射源的强度参考空气比释动能率、形状及滤过材料和厚度。如使用步进源，需说明源的运动类型、间距、驻留时间、总长度等。

施源器的类型，如宫腔源的曲率、与阴道源的联结方式、阴道源的排列方式、源的形状以及屏蔽材料。

总参考空气比释动能：腔内照射中，它为所有放射源的参考空气比释动能率与照射时间的乘积之和。该值正比于患者所接受的积分剂量。同时也可以作为工作人员的辐射防护指数，特别是对接受低剂量率长时间照射患者的护理人员尤为重要。

参考区的概念：宫颈癌患者的腔内照射，在宫腔源和阴道源合并使用，或宫腔源在宫颈处有较大的剂量份额时，宫颈的剂量一般约为 2 倍的参考剂量值，则参考区是一沿宫腔源长轴分布的梨形体，其范围往往从三个方向考虑。高度：过宫腔源纵轴线的冠状平面、沿其长轴方向的最大长度，大小基本取决于宫腔源的长度。宽度：与上相同平面、垂直于宫腔源方向的最大长度。它取决于阴道源之间的距离，而宫腔源与阴道源之间的夹角基本没有什么影响。厚度：过宫腔纵轴线的矢状平面、垂直于宫腔源方向的最大长度。它基本不随放射源的几何排列而变化，而取决于阴道源的长度。在对具体患者的治疗过程中，除应详细描述参考体积外，有条件的情况下，还应至少绘出冠状和矢状两个平面内完整的剂量分布。

参考点剂量：宫颈癌腔内照射，参考点是指相关的重要器官和盆腔淋巴引流区。相对重要器官的参考点剂量主要为膀胱和直肠的剂量。

2. 组织间照射剂量学

组织间照射或称插植照射，是近距离照射中应用较为广泛和灵活的一种治疗方式。它的基本做法是，根据靶区的形状和范围，将一定规格的多个放射源直接插植入人体组织，对肿瘤组织进行高剂量照射，为使治疗部位获得满意的剂量，必须根据放射源周围剂量分布特点，按一定的规则排列这些放射源。

（1）组织间照射的概念：ICRU 发表了第 58 号报告，对组织间照射的概念给予概括和归纳，在保持与外照射使用概念的一致性的同时，强调并明确了组织间照射的一些特殊要求，以期规范不同放疗中心对组织间照射的描述，便于在技术上的相互理解和交流。

组织间照射可分为暂时性插植（temporary implants）和永久性插植（permanent implants），根据放射源的排列方式，又可分作单平面插植或双平面、多平面插植，以及直接用插植的几何形状如圆柱形插植等。一般不使用所谓体积插植（volume implant）来描述特定的插植方式。组织间照射使用的放射源长度通常相等，且相互平行排列。通过各放射源的中心点并与放射源相垂直的平面，定义为中心平面（central plane）。在临床实践中，由于局部解剖位置的限制或操作难易程度的影响，放射源实际分布并非等长度而又相互平行，对于较为复杂的情况，治疗范围分为 2 个或多个子体积，中心平面需分别定义。

近距离照射剂量学的基本特点之一，是剂量分布不均匀，即剂量梯度大和每一放射源周围存在有高剂量区。但在组织间照射的插植平面内，也有剂量梯度近似平缓的区域，即坪剂量区（plateau dose）。

最小靶剂量（minimum target dose，MTD）：是临床靶区内所接受的最小剂量。一般位于临床靶区的周边范围。在巴黎剂量学系统中，MTD 即为参考剂量；曼彻斯特剂 MTD 约等于 90% 的处方剂量。

平均中心剂量（mean central dose，MCD）：是中心平面内相邻放射源之间最小剂量；的平均值，它一般可通过以下三种方法确定。一是对于单平面平行线源插植和三角形插植，每两个相邻放射源之间中心点剂量，或三角形三边中垂线的交点剂量，即为放射源之间最小剂量。取所有最小点剂量的平均值，就是平均中心剂量。二是利用截面剂量分布，估算平均中心剂量。三是对于较为复杂的插植照射病例，画出中心平面的剂量分布图，在中心部位剂量变化值为 5%~10%，找出局部的最小点剂量，即可计算平均值。

高剂区（high dose volumes）：高剂量区定义为中心平面内或平行于中心平面的任何平面内的 50% 平均中心剂量曲线所包括的最大体积。

低剂量区（low dose volumes）：是在临床靶区内，由 90% 处方剂量曲线所包括的任一平面中的最大体积。

在组织间照射中，暂时性插植照射可分为以下几类方式：连续照射、间断照射、分次照射、超分割照射和脉冲式照射。

照射时间是指放射源对患者直接照射的持续时间。总治疗时间是指从第一次照射开始，到最后一次照射结束的总时间。瞬时剂量率是指在分次照射或脉冲式照射时，剂量与照射时间的比值。治疗平均剂量率是总剂量与总治疗时间的比值，这一概念主要应用于没有或仅有短暂中断的连续低剂量率照射和一些脉冲式照射中。低剂量率照射时，若间断时间超过总治疗时间的 10% 时，则间断照射被认为是分次照射。分次照射时，照射时间被分为若干次，总治疗时间远大于总照射时间。分次照射的瞬时剂量率定义为单次照射的剂量与单次照射的时间之比，不使用平均总照射剂量率。若分次照射的分割时间少于 1 天，变成 1 天 2 次或 2 次以上时，并且间隔大于等于 4 小时，称为超分割照射。当间隔小于 4 小时，以多次高剂量率照射模拟连续低剂量率照射的方式称为脉冲式照射。

（2）组织间照射的剂量学系统：组织间照射的剂量学系统，当前在世界范围内有较大影响的是曼彻斯特系统（或称 Paterson–Parker 系统）和巴黎系统。

曼彻斯特剂量学系统是 20 世纪 30 年代以镭 –226 直线源设计的平面插植剂量计算系统。单平面插植，距辐射平面 0.5cm 为参考剂量平面，该平面的最高剂量比“规定剂量”高 10%，最低剂比“规定剂低 10%。治疗的组织厚度为 1cm。如治疗厚度大于 2.5cm，需要用双平面插植。

巴黎剂量学系统始于 20 世纪 60 年代，是依据铱 –192 线状放射源的物理特性所建立的。巴黎系统使用的是等强度放射源，为保证参考等剂量曲线面包括整个临床靶区，要求各点基准剂量率之间的差别不能超过平均值的 ±10%，这一条件实际限制了使用放射源的数量。单平面插植最多使用 9 根放射源，三角形双平面插植最多也使用 9 根放射源，正方形排列为 10 根放射源。巴黎系统的剂量计算方法是，以中心平面各放射源之间的中点剂量率之和的平均值，即平均中心剂量为基准剂量（basal dose，BD）；根据临床经验和理论计算，定义 85% 的基准剂量为参考剂量（reference dose，RD）；治疗时间 T，应为 T=DG/RD，DG 为照射是指将放射源直接放入人体天然管道如食管、直肠等部位进行治疗。采用后装技术，具体操作是，首先将一特制的施源器插入治疗部位，位置确定无误并经剂量计算后，再将放射源植入特定位置实施照射。管内照射的剂量学方法与宫颈癌腔内照射和组织间照射的不同，有其独特的地方，在临床应用时应给予注意。根据巴黎系统的定义，治疗厚度为施源器表面至参考点的距离；超剂量区（hyperdose sleeve，HD）为接受剂量等于或大于 2 倍参考剂量的范围。参考点距放射源的距离 0.3~4.0cm，超剂量区的半径基本不随参考点的位置而变化，也不完全依赖于放射源的长度，其比值基本在 0.5~0.7。管内照射选用施源器，用于固定放射源并撑起照射部位的管壁。从剂量学角度考虑，施源器的大小将直接影响剂量参考点的选择。因此，管内照射，如食道、直肠等部位的治疗，不应机械地确定黏膜下某一点，或距放射源某一位置为剂量参考点，应该因具体情况而异，做到个别对待。管内照射另一突出问题，是如何根据剂量分布特点，选择合适的适应证。根据上述的分析可以看出，管内照射的临床靶区的厚度应在超剂量区 HD 和参考剂量区 RD 即最小靶剂量之间，这样可以使整个靶区所接受的剂量不低于临床所要达到的处方剂量。也就是说，对于管内照射，只使用单一直线源的治疗范围是有限度的。

三、近距离放疗的临床应用

（一）近距离放疗临床应用范围

腔内或管内照射：广泛用于鼻腔、鼻烟、口腔、气管、支气管、食管、胆管、肝管、阴道、宫颈、宫体、直肠、肛管的自然腔道恶性肿瘤。

组织间照射广泛应用于包括脑、头颈部、肺、胸膜、肢体软组织恶性肿瘤。

术中置管照射：用于术中照射、术后分次照射。该方法克服术中单次照射的缺点，可在术后分次放疗。

模照射：用于不同部位的体表肿瘤，可以制成不同的模（施源器）治疗不同部位肿瘤。

（二）近距离放射治疗适应证和禁忌证

适应证：①外照射后残留或复发的病灶。②小病灶界限清楚、局限。③没有淋巴结转移或淋巴结转移已控制，没有远处转移。

禁忌证：①靶体积过大，易发生照射后组织坏死。②肿瘤界限不清。③肿瘤累及骨组织，治愈机会小且易引起骨坏死。④肿瘤体积难以确定，容易形成局部超量或低剂量。

（三）近距离放射治疗实例

1. 宫颈癌的近距离治疗

20 世纪 50 年代始美国 Memoril 医院开始使用遥控后装技术治疗宫颈癌。我国在 20

世纪80年代后后装治疗逐渐普及，目前已取代传统腔内放疗。自20世纪60年代末以来，美国、英国、苏联等开始应用锎-252近距离治疗宫颈癌，取得了优于传统腔内放疗的疗效。第三军医大学大坪医院率先在国内开展锎-252中子后装治疗宫颈癌，统计结果显示50例中完全缓解率100%，1年局部控制率100%，1年生存率100%，肿瘤平均消退时间(25±2)天，1年内未出现明显膀胱、直肠不良反应。锎-252近距离腔内照射，剂量集中于肿瘤组织，正常组织出现的并发症较少。

宫颈癌的腔内放射治疗需要与传统体外照射相配合，先体外照射的优点在于改善局部情况、使肿瘤缩小，消除感染、利于腔内治疗，但可能减少阴道弹性，甚至阴道狭窄而影响腔内治疗。先腔内照射可以使肿瘤消除、止血、改善肿瘤局部情况、纠正贫血等合并症，但过早腔内治疗易引起盆腔感染、局部肿痛等情况，有时不利于宫腔、阴道放射源的合理布置。腔内照射与体外照射同时进行，治疗疗程相对缩短，可兼及两者优点。通过总结近年来国内外后装治疗的经验，临床上主要有以下方案。

高剂量率腔内后装治疗+部分全盆照射+部分盆腔四野照射：先从全盆照射开始，盆腔中心肿瘤量25~30Gy，每次1.8~2.0Gy，每天1次，每周5次。全盆放疗结束后，腔内后装与盆腔四野照射同时进行，四野照射宫旁剂量为20~25Gy，每次肿瘤量同全盆。后装治疗A点剂量每次5~7Gy，每周1次，A点总剂量40~45Gy，腔内后装治疗当日不行体外照射。

中剂量率腔内后装治疗+部分全盆照射+盆腔四野垂直照射：先从全盆照射开始，盆腔中心剂20~30Gy，每周照射5次，每次1.8~2.0Gy，每天1次。全盆照射完成后，开始腔内后装及四野垂直照射，二者同期进行，腔内治疗每周1次，宫腔及阴道可同时或分别进行。A点剂量每次5~7Gy，总剂量达45~50Gy，四野垂直照射宫旁总剂量20~25Gy，每次肿瘤量同全盆照射。

高剂量率腔内后装治疗+立体调强全盆照射：腔内后装治疗与体外照射同期进行，后装治疗当日不行体外照射。立体调强全盆照射，肿瘤量45Gy，每次1.4~1.8Gy，每天1次，每周4次。后装治疗A点剂量每次5~7Gy，每周1次，A点总剂40~45Gy。

高剂量率（A点剂量率超过每分钟20cGy）后装治疗是当前最普及的治疗方法，具有下列优点：治疗时间短，每次治疗时间仅数分钟，一般不超过30分钟；护理方便，减少了患者的精神负担和长时间治疗所致疲劳和痛苦；治疗能力大，治疗数量大的肿瘤中心，一台机器即可解决问题；治疗中容器变位可能性小，从而为减少直肠、膀胱并发症提供了保证；疗效确切，已达到或超过传统腔内放疗与低剂量率后装治疗。高剂量率照射对生长快的肿瘤及晚反应组织的作用都很强，单次剂量过大及分次数较少时，可能引起较严重的晚期并发症（放射性直肠炎、膀胱炎）。许多研究发现每周1次，每次6~8Gy，共6~7次的治疗方式可获得较好的治疗效果，晚期并发症也未见明显增加。同时应强调在治疗操作时尽量推开膀胱、直肠，以减少其受量。

脉冲剂量率近距离治疗（pulsed dose rate brachy therapy，PDRR）在许多国家逐步推

广与运用。基本原理和高剂量率后装治疗相似，即在计算机控制下，运用一个高活度、具有步进特点的放射源照射，放射源插植时运用导管，可以调节停留时间，从而获得需要的剂量分布，当放射源不作步进时，应回复到安全位置。近距离腔内治疗时，剂量分布遵循反平方定律，施源器周围的正常组织易受过量照射，而宫底区域则因为距源较远往往受量不足，所以有学者开始尝试采用立体调强腔内放射治疗来克服上述缺点。Low 等研究了以施源器引导的调强放射治疗（applicator-guided intensity-modulated radiation therapy，AOIMRT）替代高剂量率近距离腔内治疗的可行性。通过置入 CT 相容的施源器，定位穹隆、子宫颈和子宫，并以此为基准重新定位其他邻近器官，然后利用 CT 对 3 例宫颈癌患者进行靶区扫描，比较了 AG–IMRT 与应用铯管的近距离腔内放射治疗 2 种方法剂量分布的差异。因为肿瘤区域不能在 CT 上良好地成像，靶区是由等剂量面确定的，包括传统意义上的 A 点，结果显示 ACMMRT 计划的靶区剂最分布相对均匀，既涵盖了 A 点等剂量面，又减少了膀胱和直肠的受照体积，而近距离放射治疗的靶区中则存在较多的剂量不足区域。

2. 前列腺癌的插植放疗

超声引导下的经会阴插植技术最初由 Holm 等提出，经过不断完善，形成了现在的西雅图方法。该方法通过治疗前的经直肠超声检查，以计算前列腺体积，再利用超声横断面影像，通过计算机绘出等剂量分布，并计算出理想化的放射源的位置，然后根据治疗计划所提供的进针点，在超声的监控下通过会阴部的模板进行插植，最后利用施源器将放射性颗粒通过源导管逐个植入前列腺内。为减少中心区剂量以减少晚期尿道并发症，目前多采用沿前列腺外周区植入方法，中心区剂量不足部分补充少量放射性同位素，而且 30%~40% 的放射性颗粒位于前列腺外，以补充前列腺周围组织的放射剂量不足。放射性同位素植入后，一般要求行膀胱镜或膀胱造影检查，以确认没有放射性颗粒误入膀胱和尿道。

以 CT 为基础的经会阴插植方法开展得相对较晚。治疗前患者行治疗体位的 CT 扫描，然后勾画前列腺、尿道、直肠和膀胱。勾画后的图像经数字化仪输入治疗计划系统，逐层计算放射源的位置和剂量分布。插植时患者取截石位，尿道内插入尿管，内置不透射线的细金属管，以便透视下观察尿道走向和更加精确确定前列腺尖部的位置，然后在会阴部安装插植模板，透视下插入放射源引导管，如果发现导管位置与尿道的关系和治疗计划不符，则拔出重新插入。确认无误后，按照治疗计划确定的位置，利用施源器通过导管植入放射性颗粒。同样，大部分的放射源位于前列腺外周区，中心部分植入少数的放射性颗粒以补充剂量的不足。

最近有学者提出改良超声引导的经会阴前列腺癌插植方法，该方法无需插植前的治疗计划，而是在插植时根据超声检查所获得的前列腺体积，计算出达到处方剂量分布所需要的放射性活度和需要的放射性颗粒的数量和位置。该方法在插植时进行治疗计划，更能准确反映前列腺的真实位置和大小，临床初步使用表明，该方法可以提高靶区剂量而不增加尿道和直肠的照射剂量。联合放射治疗中心（Joint Center for Radiation Therapy）的学者提出利用 MRI 取代超声，进行前列腺癌的插植治疗。在他们的研究中，临床靶区仅仅包括前列腺外周区，2 级或以上的尿道放射性并发症有所降低。该技术的疗效有待临床进一步验证。

根据采用的放射性同位素种类不同，处方剂量有所不同。碘 -125（^{125}I）的初始剂量率为 7cGy/h，半衰期为 60 天；而钯 -103（^{103}Pd）的初始剂量率为 19cGy/h，半衰期为 17 天。从放射生物学角度上看，似乎 ^{125}I 更适合 Gleason 分数较低的肿瘤，而 ^{103}Pd 更适合 Gleason 分数较高、生长快的前列腺癌。通过对早期的经耻骨后插植方法治疗前列腺癌的疗效分析发现，前列腺癌插植治疗具有明显的剂量—反应关系。如 MSKCC 对淋巴结阴性的前列腺癌患者经 ^{125}I 插植治疗的研究结果表明，剂量为 140Gy 的 5、10 年和 15 年生存率分别为 78%、56% 和 30%，而剂世＜ 140Gy 患者的 5、10 年和 15 年生存率分别为 64%、38% 和 21%。采用经会阴前列腺插植技术，利用生化控制为观察终点，同样发现照射剂量是局限性前列腺癌的重要的预后因素。Stock 等对 132 例经会阴 ^{125}I 插植治疗的早期（T1/T2）患者随访发现，照射剂量为 140Gy 或以上的患者，4 年无 PSA 复发生存率为 92%；而照射剂量小于 140Gy 的患者，4 年无 PSA 复发生存率仅为 68%。

第四节　肿瘤的放射介入治疗及局部化疗

一、肿瘤放射介入治疗发展史

介入放射学是源于放射诊断学的微创医学，在医学影像设备的引导下，利用穿刺针、导管等器械，经皮或经腔进行疾病的诊断和治疗。

德国物理学家 Roentgen 发现 X 线后，介入放射学先驱们在 20 世纪上半叶做了积极的探索。Franck 和 Alwens 将造影剂注射到活体狗和兔的动脉内行动脉造影。Bleichroeder 则探索了长时间留置导管在狗和人动脉内的可行性。瑞典 Sven–Ivar Seldinger 医师采用穿刺针、导丝和导管置换来完成过去繁杂的血管内操作，完全替代了以往手术切开暴露血管的方法，该技术很快被广泛采用和推广。Seldinger 技术奠定了现代介入放射学的基石。Wallace 在 Cancer 杂志上以“Interventional Radiology（IR）”为题系统地阐述了介入放射学的概念，此后该命名逐渐为国际学术界所共识。

20 世纪 50 年代 Bierman 采用颈总动脉和肱动脉切开的方法作选择性内脏动脉造影，并第一次进行了动脉灌注化疗，从此动脉灌注化疗治疗恶性肿瘤逐步开展起来，在头颈部肿瘤、肺癌、肝癌、胃肠道肿瘤等得到了广泛的应用。肝脏肿瘤动脉灌注化疗在 20 世纪 70 年代逐渐得到开展，起初是外科术中经胃十二指肠动脉插管。Bachward 采用植入输液泵灌注化疗药物，该方法简便、可重复动脉灌注化疗。

肿瘤血管栓塞治疗是将栓塞剂经导管注入肿瘤的供血动脉内，使之闭塞从而切断肿瘤的血供。Newton 首先报道了栓塞血管治疗脊柱血管瘤，Doyou 报道肝动脉栓塞治疗肝脏恶性肿瘤。日本学者 Kato 提出动脉化疗栓塞术，明显提高了治疗疗效，该方法成为肝脏等部位恶性肿瘤的主要介入治疗手段。

我国的大中型医院逐步开展了介入放射学技术。林贵教授发表了肾动脉狭窄造影诊断和扩张治疗，以及选择性造影诊断原发性肝癌的论文，标志着我国介入放射学事业的开始。恶性肿瘤的动脉灌注化疗 / 栓塞相关的基础研究和临床技术，在全国各地得到了广泛开展和应用。

二、肿瘤放射介入治疗适应证

一般来说动脉灌注化疗 / 栓塞适合于局部侵犯或已有远处转移而不适合外科手术切除、放疗的晚期恶性肿瘤患者；手术后、放疗后或化疗后复发的患者；肿瘤较大，难以切除，通过动脉灌注化疗 / 栓塞使得肿瘤缩小，提高手切切除机会；某些良性肿瘤，通过动脉化疗栓塞，可以使肿瘤明显缩小、控制肿瘤生长，或为手术创造条件，减少术中出血。各个部位常见肿瘤动脉化疗 / 栓塞的适应证如下。

（一）脑肿瘤

1. 脑胶质瘤

脑内肿瘤一般由颈内动脉、椎—基底动脉的分支供血。广泛浸润的脑胶质瘤或要害部位的脑胶质瘤难以完全手术切除者，可行动脉灌注姑息性化疗。较大肿瘤手术未能全部切除者，可于术后动脉灌注化疗，以杀死残存的肿瘤组织，术后复发的患者也属于动脉灌注化疗的适应证。

2. 脑转移瘤

各种病理类型的转移瘤都属于动脉灌注化疗的适应证。多发转移瘤难以全部手术切除的患者，要害部位单发转移瘤不能手术切除者，以及手术后出现的新瘤灶都适用于动脉灌注化疗。

（二）头颈部恶性肿瘤

头颈部的恶性肿瘤一般由颈外动脉的分支供血。常见的头颈部恶性肿瘤如上颌窦癌、口腔癌和口咽癌等，如果肿瘤的血供丰富，一般可行动脉灌注化疗。动脉灌注化疗可用于上颌窦区、软腭、咽部、舌和舌下等部位肿瘤术前治疗，以及术后残余或复发肿瘤的治疗，也可以用作失去外科手术机会且对放化疗不敏感的肿瘤的治疗。对于导管能够超选择插入肿瘤供血动脉的头颈部肿瘤，也可以行化疗栓塞治疗。化疗栓塞术可以更加有效地发挥抗肿瘤药物的化疗作用，阻断肿瘤的主要供血动脉，促进肿瘤组织坏死，有可能使肿瘤组织与正常组织产生清楚的分界，便于手术分离切除。肿瘤供血动脉的栓塞，也可以减少外科手术中出血，减少肿瘤细胞转移扩散的机会。

（三）胸部肿瘤

1. 肺癌

肺癌主要由支气管动脉供血。支气管动脉灌注化疗可用于肺癌手术切除前局部化疗以增强疗效；对于晚期肺癌患者，可行动脉灌注化疗，使病灶缩小，肿瘤降期后，再行外科手术切除；有外科手术禁忌证和各种原因而不能行外科手术切除的患者，可行动脉灌注化疗；手术后复发和肺内转移的病例，可行支气管动脉灌注化疗；肺癌伴有大咯血的患者，可行支气管动脉化疗栓塞止血，同时对肿瘤行动脉化疗。支气管动脉灌注化疗 / 栓塞也可以和放疗、全身静脉化疗结合应用。

2. 食管癌

颈部食管多由锁骨下动脉的甲状颈干发出的分支供血，胸部食管一般由主动脉弓、胸主动脉和右侧肋间动脉的分支供血，腹部食管常由胃左动脉的分支供血，不能手术或放疗的食管癌患者，行动脉化疗栓塞后使肿瘤缩小，再行手术切除或放疗；外科手术后有局部肿瘤残留的患者，手术切除后、放疗后局部复发的患者，动脉灌注化疗可与放疗、全身静脉化疗结合运用，以提高疗效。

3. 乳腺癌

乳腺癌主要由胸廓内动脉、胸外侧动脉供血。动脉灌注化疗可用作乳腺癌术前辅助治疗；失去外科手术机会的晚期乳腺癌；炎性乳腺癌；局部复发或转移性的乳腺癌。

（四）腹部肿瘤

1. 肝癌

肝癌主要由肝动脉的分支供血。肝功能储备良好的肝癌患者，都可以行肝动脉灌注化疗 / 栓塞。不能手术切除的原发性肝癌和转移性肝癌，术后复发或其他方法治疗效果不好的肝癌，伴有肝破裂出血的肝癌患者，都可以行肝动脉化疗栓塞治疗。肝癌术前行动脉灌注化疗栓塞，可以减少术中出血的风险，避免扩散。肝动脉造影也可以了解肿瘤的大小、部位及血供情况，有助于制定手术切除方案。

2. 胆囊癌和胆管癌

胆囊癌和胆管癌的血供来自于肝动脉以及胆囊动脉的分支。失去外科手术切除机会的胆囊癌和胆管癌患者，可行动脉灌注化疗。伴有肝脏转移的患者，可经肝动脉同时行胆囊癌 / 胆管癌和肝内转移瘤的灌注化疗 / 栓塞。

3. 胃癌

胃癌的血供来自于胃左动脉、胃右动脉、胃网膜左动脉和胃网膜右动脉。动脉灌注化疗可用于不能手术切除的晚期胃癌患者；有肝脏转移、邻近脏器浸润、淋巴结转移的胃癌患者；胃癌根治术后复发的患者。

4. 大肠癌

结肠癌由肠系膜上动脉、肠系膜下动脉的分支供血。直肠肛管的肿瘤由直肠上、中、下动脉及骶正中动脉供血。大肠癌外科手术切除前行动脉灌注化疗，可以杀伤肿瘤细胞，减少术中转移的概率。外科手术后局部复发的患者，不能手术切除的大肠癌患者，可行动脉灌注化疗以控制肿瘤生长，延长生存期。伴有肝脏转移的大肠癌患者也适合行动脉灌注化疗。

5. 胰腺癌

胰腺癌的血供来源复杂，由胰十二指肠上动脉和下动脉、胰背动脉、胰横动脉、肠系膜上动脉、胰大动脉和胰尾动脉供血。失去外科切除机会的晚期胰腺癌患者可行动脉灌注化疗。术前行动脉灌注化疗，可使肿瘤缩小，有利于手术切除。手术切除后的胰腺癌，术后行动脉灌注化疗可以控制复发和转移扩散。伴有肝转移的胰腺癌患者，可同时经腹腔动脉行肝脏转移瘤和胰腺癌的灌注化疗。伴有梗阻性黄疸的胰腺癌，可先行胆管引流术，待黄疸下降后，再行动脉灌注化疗治疗胰腺肿瘤。

6. 肾癌

肾癌主要由肾动脉的分支供血。肾癌外科手术切除前行动脉化疗栓塞，有利于术中切除，减少术中的出血风险，减少、防止肿瘤细胞扩散。肾癌侵犯周围组织不能手术切除者，或者因为合并全身其他疾病而不宜行手术切除者，可行肾动脉灌注化疗栓塞。

（五）盆腔肿瘤

1. 膀胱癌

膀胱癌血供来自于膀胱上动脉和膀胱下动脉。失去外科手术切除机会的晚期膀胱癌可行动脉灌注化疗，也可在手术切除前后行辅助性的动脉灌注化疗。动脉灌注化疗可用于手术后复发的膀胱癌患者，也可与放疗、全身静脉化疗结合使用。膀胱癌大出血可行动脉灌注化疗治疗肿瘤，同时行动脉栓塞治疗止血。通过动脉化疗可以增加外科手术切除时保留膀胱的机会。

2. 宫体癌和宫颈癌

宫体癌、宫颈癌主要由宫体动脉供血。宫体癌、宫颈癌外科手术切除前或者放疗前，可以行动脉灌注辅助化疗。失去外科手术机会和放疗机会的宫体癌、宫颈癌患者，可行动

脉灌注化疗 / 栓塞治疗，肿瘤缩小后，有再行手术切除或放疗的机会。手术切除后局部残留或复发的宫体癌或宫颈癌，可行动脉灌注化疗 / 栓塞。动脉灌注化疗 / 栓塞也可以和全身静脉化疗、放疗结合使用治疗宫体癌和宫颈癌。肿瘤伴有出血，可行动脉灌注化疗，同时行动脉栓塞治疗出血。

3. 阴道恶性肿瘤

阴道恶性肿瘤包括阴道癌、阴道肉瘤、阴道恶性黑色素瘤、阴道内胚窦瘤等，一般经髂内动脉的肿瘤供血分支行灌注化疗。介入动脉灌注化疗和栓塞治疗，可以使肿瘤缩小，提高手术切除率，提高手术或放疗的疗效。阴道恶性肿瘤外科手术切除前可以行动脉灌注辅助化疗。失去外科手术机会的阴道恶性肿瘤患者，可行动脉灌注化疗 / 栓塞治疗。手术切除后局部残留或复发的阴道恶性肿瘤可行动脉灌注化疗 / 栓塞。

4. 卵巢癌

卵巢癌由卵巢动脉和子宫动脉的卵巢支供血。晚期卵巢癌手术前行动脉灌注化疗，缩小肿瘤体积，可为手术创造条件。如卵巢癌出现肝脏转移、侵犯直肠等失去外科手术切除机会，可行动脉灌注化疗。

5. 骨骼软组织恶性肿瘤

四肢骨骼软组织恶性肿瘤、转移瘤，如成骨肉瘤、软骨肉瘤、软组织的肉瘤等，一般可以经相应部位的供血动脉行灌注化疗 / 栓塞治疗。

三、肿瘤放射介入治疗禁忌证

一般来说，造影剂过敏、甲状腺功能亢进；严重的凝血机制障碍；严重的心、肺、肝和肾功能衰竭；全身衰竭、恶病质患者；体内有重度感染的患者；粒细胞、血小板减少的患者，不宜行动脉灌注化疗 / 栓塞。各部位肿瘤动脉化疗栓塞的禁忌证如下。

（一）脑肿瘤

严重脑水肿、颅内压过高者，频繁癫痫发作，尤其是大发作的患者不宜行动脉灌注化疗。颈内动脉超选择插管须至眼动脉的远端，以免灌注化疗损伤视网膜，椎 – 基底动脉超选择插管，应避开脑干的分支。

（二）头颈部肿瘤

头颈部肿瘤外科根治性手术中可能要大块软组织移植，术前不宜行动脉化疗，以免影响术后的组织修复。对于伴有脑水肿而颅内压升高者，频繁癫痫发作者，不宜行动脉灌注化疗，以免加重病情。

（三）胸部肿瘤

1. 肺癌

血管造影显示支气管动脉与脊髓供血动脉有交通可能的患者，不宜行动脉灌注化疗/栓塞，以免损伤脊髓引起严重的并发症。中央型肺癌伴有阻塞性肺炎肺不张时，如有严重的感染，应先控制感染，再行动脉灌注化疗，以免化疗造成粒细胞减少而进一步加重感染。肺癌伴有大量胸腔积液，应先处理胸腔积液，再行动脉灌注化疗。

2. 食管癌

食管溃疡有出血和穿孔倾向的患者，或者已经有食管癌的患者，不宜行动脉灌注化疗。食管重度狭窄进食困难，而营养不良重度恶液质患者，应先植入鼻胃管或胃造瘘解决营养问题，再行动脉灌注化疗。吞咽功能障碍的食管癌患者，如伴有较严重的吸入性肺部感染，应先给予充分的抗感染，待感染控制后再行动脉灌注化疗。

（四）腹部肿瘤

1. 肝癌

严重的肝功能不全，（Child-Turcotte-PUgh）CTP 分级，C 级的患者不宜行肝动脉化疗/栓塞。门静脉主干癌栓，门静脉主干完全阻断的患者，不宜行肝动脉化疗栓塞。

2. 胆囊癌和胆管癌

伴有梗阻性黄疸的患者，需先行胆管引流，待血胆红素下降后，再行动脉灌注化疗。

3. 胃癌

胃癌溃疡出血和穿孔风险高的患者，不宜行动脉灌注化疗。晚期胃癌伴有胃窦严重狭窄和梗阻的患者，进食困难而全身衰竭，应先给予胃肠减压和静脉营养，再给予鼻饲十二指肠营养管植入，待患者全身营养状况改善后，再给予动脉灌注化疗。

4. 大肠癌

大肠癌引起的肠梗阻，或外科手术后吻合口狭窄引起的肠梗阻患者，需先行胃肠减压、补液，手术造瘘或解除梗阻后，再行动脉灌注化疗，伴有穿孔、腹膜炎、消化道出血的患者，需进行相应的处理，待病情稳定后，再行动脉灌注化疗。

5. 胰腺癌

伴梗阻性黄疸的患者应先行胆管引流，待胆红素下降正常后，再行动脉灌注化疗。胰头肿瘤压迫或侵犯十二指肠引起消化道梗阻，需先植入鼻饲营养管或十二指肠支架，解除梗阻，改善患者营养状况后，再行动脉灌注化疗。

6. 肾癌

对侧肾脏肾功能不良的患者，伴有泌尿系严重感染的患者不宜行动脉灌注化疗栓塞。

四、肿瘤放射介入治疗收益评估

（一）脑肿瘤

1. 脑胶质瘤

经颈内动脉灌注嘧啶亚硝脲治疗首次确诊的恶性胶质瘤，1 年存活率为 58.5%，2 年存活率为 32.8%，对术后复发性肿瘤效果较差，中位生存期仅 6.1 个月。卡氮芥与顺铂合用，经超选择插管动脉灌注治疗复发性脑胶质瘤，有效率可达到 83.3%。嘧啶亚硝脲动脉灌注化疗联合放疗治疗胶质瘤，中位生存期可达到 81.7 周。有研究报道 58 例脑胶质瘤（Ⅱ ~ Ⅳ级）患者于术后 10~15 天行颈内动脉灌注盐酸尼莫司汀，2~3 周为 1 周期，4~6 周期后，随访 3 年，CR 11 例（19.0%），PR 25 例（43.1%），SD 20 例（34.5%），PD 2 例（3.4%），中位生存期为 20.8 个月。

2. 脑转移瘤

有学者以卡铂+依托泊苷动脉灌注，结合放、化疗治疗脑转移瘤，24 例患者中，CR 6 例，PR 6 例。有研究报道 18 例脑转移瘤患者，其中 14 例原发肿瘤为肺癌者采用支气管动脉、颈内动脉或椎动脉造影、灌注化疗术，4 例原发肿瘤为原发性肝癌者采用肝动脉、颈内动脉或椎动脉造影、灌注化疗术 + 肝动脉栓塞术，化疗药物采用卡氮芥 + 替尼泊苷 + 顺铂，结果 CR 5 例，PR 11 例，SD 2 例，有效率为 88.9%，全组无严重化疗相关不良反应及手术并发症。

（二）头颈部恶性肿瘤

有学者认为，高分化及中等分化的鳞状细胞癌和横纹肌肉瘤对动脉灌注化疗有较好的反应性；骨肉瘤、纤维肉瘤、囊腺癌敏感性稍低；恶性淋巴瘤和低分化鳞状细胞癌对放疗较敏感，一般不采用动脉灌注化疗。动脉灌注化疗治疗头颈部恶性肿瘤，顺铂的有效率可达 81%，其他依次为丝裂霉素（79%）、博莱霉素（66%）、多柔比星（51%）、氟尿嘧啶（51%），而这些药物经静脉给药的有效率仅为 20%。有研究采用多种药物联合化疗治疗口腔癌患者，动脉灌注化疗组和静脉化疗组的 CR+PR 分别为 92.3% 和 81.8%，动脉化疗组的全身不良反应较轻。有研究报道单药氟尿嘧啶治疗 30 例口腔癌患者，CR+PR 达到 66.6%；治疗舌癌 15 例，CR+PR 达到 86.6%，用药后 3~4 周行舌癌切除术，5 年无瘤生存率达 78.5%。Fen 等观察侵犯颅内的鼻咽癌 12 例，首先给予顺铂 + 表柔比星 2 个周期的动脉灌注化疗，原发病灶缩小 42.76%，颅内肿瘤缩小 55.63%，然后再进行放疗，2 年存活率达到 83.30%。

（三）胸部肿瘤

1. 肺癌

肺癌动脉灌注化疗近期疗效较为显著，有效率可达到 68.0%~93.4%。有报道以吉西他滨 + 顺铂经支气管动脉灌注治疗 40 例晚期非小细胞肺癌患者，3 个周期后，有效率为 47.5%。顺铂支气管动脉灌注化疗 40 例非小细胞肺癌和 9 例小细胞癌，非小细胞肺癌的有效率可达到 76%，小细胞肺癌有效率可达到 89%。有学者用卡铂经静脉滴注、支气管动脉灌注以及支气管动脉和肺动脉双重灌注，治疗中晚期非小细胞肺癌 132 例，近期有效率分别达到 41.6%、73.1/% 和 80.0%，支气管动脉灌注化疗优于全身静脉化疗，中位生存期分别为 7.6 个月，11.0 个月和 11.5 个月。有报道 43 例小细胞肺癌患者，依立替康 100~160mg/m^2，第 1 天经支气管动脉灌注化疗药物，第 8 天静脉滴注；顺铂 100mg/m^2，第 1 天支气管动脉灌注，第 2、3 天静脉滴注。43 例患者 CR+PR 29 例（67.4%），SD 7 例（16.3%），PD 7 例（16.3%），中位生存期为 13.2 个月，1 年生存率 46.5%，2 年生存率 23.3%。

2. 食管癌

有报道 80 例食管癌患者行动脉灌注化疗，化疗药物用顺铂 80~160mg，氟尿嘧啶 750~1000mg，丝裂霉素 8~20mg 或表柔比星 30~60mg。CR 26 例，PR 42 例，NC 11 例，PD 1 例，总有效率（CR+PR）为 85%，1、2、3、5 年生存率分别为 87.5%、38.8%、21.3%、15.0%。动脉灌注化疗联合放射治疗是治疗晚期食管癌的一种安全、可靠、疗效满意的治疗方法。叶宏勋等报道 90 例晚期食管癌患者，对照组单纯放射治疗，治疗组采用顺铂 + 氟尿嘧啶动脉灌注化疗联合放射治疗，治疗组的 1、2、3 年生存率分别为 68.9%、44.4%、35.6%，对照组分别为 46.7%、24.4%、15.6%（$P < 0.05$）。

3. 乳腺癌

单独应用多柔比星动脉灌注化疗治疗乳腺癌，近期有效率为 48%~77%。联合应用多柔比星和丝裂霉素，近期有效率为 74%~80%。多柔比星 + 丝裂霉素 + 内分泌治疗，近期有效率可达到 91%。ADM 动脉灌注化疗治疗乳腺癌，Ⅲa、Ⅲb、Ⅳ期 5 年生存率分别为 100.0%、37.5% 和 40.0%。周韬等观察 60 例乳腺癌患者，采用吡柔比星 60mg+ 紫杉醇 120mg 动脉灌注化疗，再以明胶海绵颗粒栓塞肿瘤供血动脉，60 例患者经数字减影血管造影（digital subtraction angiography，DSA）共发现 60 条明确的供血动脉，其中单支供血 8 例，多支供血 52 例，完全缓解率为 25.0%（15/60），部分缓解率为 73.3%（44/60），稳定率为 1.7%（1/60），总有效率为 98.3%（59/60），中位生存期 40 个月。

（四）腹部肿瘤

1. 肝癌

肝动脉化疗栓塞术治疗肝癌的 1 年生存率在 34.6%~66.9%，2 年生存率在

33.8%~42.0%。肝癌患者术后行预防性动脉化疗栓塞可明显提高患者的生存率，有报道预防性肝动脉灌注化疗栓塞组 1、2、3 年生存率分别为 85.1%、56.8%、56.8%，中位生存时间为 39 个月；对照组分别为 65.2%、43.4%、30.4%，中位生存时间为 21 个月。全身化疗联合肝动脉栓塞化疗治疗转移性肝癌有较好的疗效，有报道 62 例乳腺癌肝转移患者采用全身化疗或全身化疗联合肝动脉栓塞化疗，62 例患者中总有效率（OR）为 51.6%，其中全身化疗组的客观有效率（RR）为 37.0%，全身化疗加肝动脉栓塞化疗的患者客观有效率（RR）为 62.9%，联合治疗组的疗效明显好于单纯化疗组（$P < 0.05$）。总中位生存期为 17 个月，其中全身化疗组中位生存期为 15 个月，全身化疗加肝动脉化疗栓塞组中位生存期为 22 个月，两者的生存期有显著差异（$P < 0.05$）。

2. 胆囊癌和胆管癌

Boehm 等复习 20 项研究作荟萃分析，经动脉介入治疗肝内胆管癌，总生存期：动脉灌注化疗 22.8 个月、Y90 微球栓塞 13.9 个月、动脉化疗栓塞 12.4 个月、载药微球肝动脉化疗栓塞 12.3 个月，治疗的反应率（CR+PR）：动脉灌注化疗 56.9%、Y90 微球栓塞 27.4%、动脉化疗栓塞 17.3%。有学者以氟尿嘧啶 + 丝裂霉素动脉灌注治疗 11 例胆管癌或胆囊癌患者，CR 1 例，PR 6 例，中位生存期 12.5 个月。有报道 24 例确诊为肝门部胆管癌合并梗阻性黄疸的患者，行经皮经肝胆管引流减黄 1~2 周后行肝动脉灌注化疗，同期 23 例肝门部胆管癌患者单纯行经皮经肝胆管引流，动脉灌注化疗组平均存活 11 个月，单纯引流组平均存活 5 个月。

3. 胃癌

Shchepotin 报道动脉灌注化疗治疗胃癌的有效率为 81.2%，1 年生存率为 100.0%。静脉化疗联合肝动脉化疗栓塞治疗胃癌伴肝转移，较单纯静脉化疗疗效明显增加。黄和等观察 30 例胃癌伴肝转移患者，经肝动脉化疗栓塞治疗后行静脉化疗，第 1 天给予多西他赛 $60mg/m^2$ 静脉滴注、奥沙利铂 $80mg/m^2$ 静脉滴注，第 1~5 天氟尿嘧啶 $500mg/m^2$ 静脉滴注，另外 30 例作为对照组，按上述方案单纯行静脉化疗，2~6 个周期，治疗组总有效率 53%，对照组为 37%（$P < 0.05$），治疗组中位生存时间为 13 个月，对照组为 8 个月（$P < 0.05$）。术前动脉介入化疗能提高进展期胃癌患者的手术切除率和术后生存期。李东等将 105 例临床诊断为Ⅱ期以上胃癌患者在术前接受动脉灌注化疗，氟尿嘧啶 $750mg/m^2$、丝裂霉素 $10mg/m^2$、顺铂 $60mg/m^2$，7~10 天后行胃癌根治术，91 例（86.6%）获得根治性切除，1、3 和 5 年生存率分别是 96.2%、68.6% 和 52.4%，而作为对照的常规手术组 65 例（68.6%）获得根治性切除，1、3 和 5 年生存率分别是 88.4%、38.9% 和 28.4%。

4. 大肠癌

许健等将 114 例大肠癌手术患者分为 4 组，A 组 62 例术前行动脉灌注化疗，B 组 19

例术前行静脉化疗，C 组 12 例以氟尿嘧啶保留灌肠，D 组 12 例为对照组；术后肿瘤标本切片病理组织学观察发现，A、B、C 组肿瘤细胞变性坏死明显高于对照组，A 组明显高于 B 组和 C 组，说明术前以动脉灌注化疗疗效最好。Miura 等研究 74 例不能切除的大肠癌患者，31 例进行动脉灌注化疗，中位生存期 10.5 个月，平均生存期 11.6 个月，1 年生存率 39%。肝动脉介入联合全身静脉化疗近期可有效预防大肠癌术后肝转移的发生。吴庆宇等对 48 例大肠癌患者，术后 3 周行肝动脉灌注化疗联合全身静脉化疗 6 个周期，药物为奥沙利铂 130mg/m^2，亚叶酸钙 300mg/m^2，氟脲苷 FUDR 500mg/m^2，羟基喜树碱 15~20mg/m^2，对照组 38 例患者仅予以同样药物全身静脉化疗 6 个疗程，所有病例术前、术后、化疗前后均行影像学检查，随访 48 个月，治疗组肝转移率 4.17%（2/48），对照组肝转移率 28.95%（11/38）。

5. 胰腺癌

胰腺癌区域化疗可提高胰腺区域的化疗药物浓度，而体静脉血中的化疗药物浓度可保持在较低水平，从而增强胰腺癌化疗的效果并相对减轻药物的不良反应。有研究对 15 例手术不能切除的胰腺癌患者行转流术后，分别经区域动脉或体静脉快速推注氟尿嘧啶 1000mg，用反相高效液相色谱法测定门、体静脉血中氟尿嘧啶的浓度，结果提示区域化疗组门静脉血中的氟尿嘧啶浓度在 60min 以内显著高于体静脉血中氟尿嘧啶的浓度，也显著高于同期全身化疗组门静脉血中氟尿嘧啶的浓度，而体静脉血中的药物浓度略低于同期全身化疗组。动脉灌注化疗可以减轻胰腺癌的临床症状，有研究以多柔比星 + 顺铂 + 氟尿嘧啶动脉灌注治疗 22 例胰腺癌，75%（15/20）的患者疼痛减轻或消失，45%（9/20）的患者肿瘤缩小。皮下植入动脉药盒，可以对胰腺癌患者行序贯动脉灌注化疗，有报道 24 例患者行经皮动脉植入导管药盒，经药盒行区域动脉化疗，对照组 22 例采用全身化疗，两组均给予吉西他滨 + 奥沙利铂联合化疗方案，结果药盒组和全身化疗组临床受益率分别为 62.5% 和 36.3%（$F < 0.05$），总有效率（CR+PR）分别为 58.3% 和 31.8%（$P < 0.05$），药盒组生存期 4~18 个月、中位生存期 9.5 个月；全身化疗组生存期 2~10 个月、中位生存期 4.6 个月。动脉灌注化疗可作为晚期胰腺癌一线治疗失败后的二线治疗，具有较好的疾病控制率和疼痛缓解率。

6. 肾癌

有学者以丝裂霉素微球囊 + 明胶海绵术前经肾动脉化疗栓塞肾癌 43 例，与 52 例单纯手术作对照，栓塞 + 手术组 5 年生存率为 77%，单纯手术组为 55%；进一步分层分析发现，Ⅰ期患者两组之间的生存率无差异，Ⅱ期患者栓塞 + 手术组 5 年生存率达到 83%，而单纯手术组为 49%，Ⅲ期患者栓塞 + 手术组 5 年生存率达到 68%，而单纯手术组为 28%。超选择性肾动脉化疗栓塞可以提高小肾癌保肾手术切除率，降低并发症和复发率。有报道 29 例直径≤ 3cm 的肾癌患者，随机对其中 13 例先行超选择性肾动脉化疗栓塞，后再行保肾手术，另 16 例直接行保肾手术作为对照组，研究组肾脏手术切除率 92%，术中平均出血量 110mL，术后无出血，尿漏并发症率 8%，3 年复发率 0，3 年生存率 100%，对照组分别为肾脏手术切除率 37%，术中平均出血量 235mL，术后出血率 25%，尿漏并发症率 31%，3 年复发率 18.9%，3 年生存率 93.8%。

（五）盆腔肿瘤

1. 膀胱癌

Takahashi 等以甲氨蝶呤 + 顺铂 + 多柔比星动脉灌注治疗 15 例不能手术切除和 10 例术后局部复发的膀胱癌患者，平均治疗 6 个周期，获得 PR 18 例，中位生存期 23 个月。动脉灌注化疗和全身静脉化疗结合治疗膀胱癌可获得较好的疗效。有学者以环磷酰胺 + 多柔比星 + 顺铂先行全身静脉化疗，3 周后再行动脉灌注化疗，每 4 周 1 次，连用 2 次以上，21 例伴有淋巴结转移的膀胱癌患者，CR 14 例，PR 4 例，有效率达到 85.7%。

2. 子宫癌和宫颈癌

Kigawa 等动脉灌注顺铂和博莱霉素治疗局部复发性子宫颈癌 21 例，获得 71.4% 的有效率（CR+PR）。动脉化疗栓塞治疗可为晚期子宫癌Ⅱ期手术创造条件，有研究观察 48 例子宫癌，其中宫颈癌 35 例，宫体癌 13 例，经子宫动脉选择性化疗药物灌注和栓塞，21 例治疗后量期手术，动脉化疗栓塞 + 手术者 1 年及 3 年生存率分别为 100.0% 和 90.5%（19/21），单纯介入治疗者 1 年及 3 年生存率分别为 100.0% 和 88.9%（24/27）。

3. 阴道恶性肿瘤

动脉灌注化疗对中晚期阴道恶性肿瘤近期疗效明显，不良反应轻，可以为手术或放疗创造了条件。张玉勤等对 14 例中晚期阴道原发性恶性肿瘤患者行双侧髂内动脉灌注化疗，上皮性肿瘤和肉瘤灌注顺铂 80mg、表柔比星 70mg，黑色素瘤加用氮烯咪胺 800mg，间隔 2 周重复，每例患者化疗 2~4 次，根据病灶消退情况选择进一步的手术或放射治疗，结果动脉灌注化疗后 CR 2 例，PR 9 例，3 例肿瘤缩小在 50% 以下，有效率（CR+PR）为 78.6%，5 例行手术治疗，肿瘤完全切除，7 例行补充放疗，除 1 例介入治疗后无效行放疗有肿瘤残留外，其余 6 例放疗后肿瘤完全消退。

4. 卵巢癌

卵巢癌术前行动脉灌注化疗栓塞治疗可以缩小肿瘤体积、缩短手术时间、减少术中出血量。有学者用顺铂 100mg 和多柔比星 40mg 动脉灌注治疗 32 例晚期卵巢癌患者，2~4 个周期后外科手术，共 81 次灌注化疗，获得 CR 16 例，PR 13 例，NC 2 例，PD 1 例，有效率达到 90.6%，平均生存时间 21.8 个月，明显高于静脉化疗 12.3 个月，1 年生存率为 71.9%，2 年生存率为 58.8%，有报道 137 例卵巢癌患者，63 例行术前动脉化疗栓塞治疗，74 例行单纯手术治疗，术前动脉化疗栓塞治疗总有效率为 57.14%，手术时间及术中出血量与单纯手术组相比显著减少（$P < 0.05$）。

（六）骨骼和软组织肿瘤

Carrasco 以大剂量顺铂 120~150mg/m^2 对骨肉瘤行术前动静脉化疗，4 年生存率达到 91%。Jaffe 术前动脉灌注化疗治疗骨肉瘤，5 年生存率达到 60%~80%，且 80% 以上的病例进行了保留肢体的外科手术而不是截肢手术。有学者观察 38 例软组织肉瘤行术前动脉化疗，10 年生存率达到 69.5%。有研究对 28 例经病理证实的骨与软组织肿瘤患者行动脉内灌注化疗栓塞治疗，其中骨肉瘤 14 例，骨巨细胞瘤 8 例，软骨肉瘤 3 例，尤文肉瘤 2 例，转移瘤 1 例。肿瘤部位：上肢 5 例，下肢 17 例，躯干 6 例，原发性骨肿瘤选择卡铂 0.3~0.8g、表柔比星 30~70mg 等，转移性肿瘤氟尿嘧啶 0.5~1.5g 以及丝裂霉素 10~20mg 等联合用药方案，23 例疼痛缓解或消失，19 例软组织消肿，肿瘤缩小，22 例在介入治疗后 1 周内又接受手术治疗并经病理检查，显示瘤细胞不同程度变性、坏死、液化，以并用栓塞治疗者更为显著。

第五节　肿瘤的消融治疗

一、肿瘤消融治疗的原理及发展史

肿瘤消融包括物理和化学两类消融技术。物理消融技术是将能量通过冷冻或过热的方式应用于肿瘤，从而破坏肿瘤细胞。尽管冰冻组织本身不会使蛋白质变性或细胞结构破坏，但反复快速冻融可有效地裂解细胞膜并导致肿瘤大范围坏死。加热比冷冻能更有效地破坏肿瘤，组织加热到 60℃以上几乎可使蛋白质达到瞬时凝同及变性，并使所有的细胞和细胞内容物产生完全并且不可逆的损害。高于 10℃时，组织发生汽化及炭化。在涉及肿瘤的区域使组织均匀加热到 60℃以上，将导致肿瘤完全破坏。然而，认识各种方法的基本物理是非常重要的，因为在不均匀组织中实现均匀加热这一目标是不容易的，比如肝脏。理想情况下，肿瘤和肿瘤周围的适当边缘应被加热至 60~100℃的温度。然而，加热不包含特定区域，并不传导至 60℃区域以外的组织。由于热传导，所有在消融区域周围的组织应在 45~60℃，从而减少热损伤程度或凝固性坏死的范围。由于在器官中各种结构的热传导性质不同，癌细胞可能在热传导区存活。预测消融区和传导区的准确大小在很大程度上取决于所施加的能量的类型和能量形式的物理学。化学消融技术是将破坏肿瘤蛋白的化学药物直接注入肿瘤内，使癌组织坏死，灭活癌细胞，消融癌组织的治疗方法。充分理解物理消融的过程，实时影像引导的消融针放置，以及透彻的解剖知识，是物理消融成功的关键。影像引导下准确地穿刺命中靶灶，将药物均匀地注射到肿瘤内部，是化学消融成功的关键之一，影像监控整个治疗过程，把握注射剂量和药物分布，都是尤为重要的。目前常用的消融系统有射频消融（radiofrequency ablation，RFA），微波消融（microwave ablation，MWA），冷冻消融（cryoablation），激光消融（laser ablation therapy，LAT），以及高能聚焦超声（high intensity focused ultrasound，HIFU），化学消融（chemoablation）。

（一）冷冻消融

最早用于消融治疗的是冷冻消融。冷冻治疗的历史可追溯到3500年前，当时有学者应用冷冻方法治疗皮肤病。但现代冷冻医学的建立，则是近几年的事。19世纪中叶即有冷冻消融治疗癌症的报道，James Arno量医生使用含有碎冰的盐溶液（-24℃ ~-18℃）冷冻乳腺癌、宫颈癌和皮肤癌。他观察到肿瘤发生的萎缩，疼痛显著下降。虽然冷冻消融已被用于治疗各种器官的恶性肿瘤，但在目前的实践中最常见的应用在肝、肾、肺、前列腺和乳腺癌。

冷冻消融的基本原理是通过一根插入瘤体的冷却杆（消融针）利用液氮或其他冷却剂迅速冻结肿瘤。再当灌入氦气使瘤体发生融解时，产生瘤体的破坏。通过使用多个冻结－融解循环（Joule Thompson效应），来增强破坏的效应。目前在治疗大肿瘤或者邻近重要血管、胆管结构时仍有应用。然而由于血管内血液的持续流动导致冷冻的能量被带走，尽管血管结构得以保存，但也造成肿瘤的残留，从而成为复发的根源。

在肝脏肿瘤中冷冻治疗的一大优势是冷冻形成的冰球在超声上可清晰显示，并且可安全地应用于主要的管道结构周围，但是冷冻后肝脏变脆以及可能发生的冷休克（cryoshock）造成了这种方法在肝脏中的应用越来越少。

（二）射频消融

d'Arsonval最早提出了射频能量及其热效应，他报道了射频波通过组织时组织被加热的现象。Bovie刀（即电刀）的出现，射频才正式进入医学领域。Bovie刀通过改变电流发射的模式来产生切割（持续发射）或止血（脉冲发射）的功能。实际上Bovie刀是当代单极射频的雏形。McGahan及Rossi分别独立报道了利用射频能量治疗肝肿瘤，他们所使用的消融电极是改良的Bovie刀。从此射频消融才成为正式的医学名词。

射频消融（RFA）的基本原理：射频是一种频率达到每秒15万次的高频振动。人体是由许多有机和无机物质构成的复杂结构，高频率（460~480kHz）电流通过组织时，在高频振荡下，两电极之间的离子沿电力线方向快速运动，由移动状态逐渐变为振动状态。由于各种离子的大小、质量、电荷及移动速度不同，离子相互摩擦并与其他微粒相碰撞而产生生物热作用。由于肿瘤散热差，使肿瘤组织温度高于其邻近正常组织，加上癌细胞对高热敏感，高热能杀灭癌细胞。根据欧姆定律（I=V/R），电流（I）是取决于电压（V）和电阻（R）（或称为阻抗）。体内阻抗是影响消融的主要因素，并且随着消融的进行，由于组织发生凝固及脱水，阻抗会不断升高，电流会自发地沿阻抗最小的部分传导。血管的阻抗较小且可带走热量，当血管穿过或绕行肿瘤时，可导致局部温度较低而使肿瘤细胞残存。一般来说，血管的阻抗比周围的肿瘤可低10倍，胆管的程度略小。在消融过程中，电流优先从阻抗低的部分流动，从而电能转化为热能减少。这种效应称为电流沉降效应，从而构成射频消融的主要问题之一。某些设备使用功率输出模式的主机来使输出的功率保持恒定，以及使用多极消融针来强制大范围区域加热。然而尽管采用了多种调节，消融区也可能不均匀，并且范围很小。消融区域的最终大小在很大程度上取决于热传导。在热传导区,类似于冷冻消融的血流冷却效应也会发生,称为热沉降的效应,并且影响消融的效果。但只要小的消融区和大的热传导区具有足够大的重叠，肿瘤仍可被完全破坏。然而，消融电极放置的不精确，或未预料到的大的电流沉降效应，可导致肿瘤内或边缘的细胞残留。

电流从消融电极发出，经过人体传导至负极板，其强度逐渐减弱，因此消融电极周围的发热量非常高，一旦过高则会使组织产生炭化，从而使局部的阻抗迅速上升到非常高（通常大于 900Ω）。一旦发生炭化，在阻抗模式下电流迅速下降，而在功率模式下电极则过度发热。目前有许多技术被用于减少过度发热，如水冷循环系统，局部注射生理盐水，阻抗反馈等。射频消融的电极设计有多种，包括单极针、双极针、多极针。单极针消融范围较小，一般需要多针同时使用，可用于较小肿瘤的消融，或用于体表肿瘤的消融；双极针的电流回路在针尖完成，减少了通过人体的电流，单针消融范围也较小（＜ 2cm），但双极针可用于体内有金属植入物以及起搏器的患者；多极针，又可分为集束针（通常为 3 根单针集成在一起），以及伞形针（针尖为 8 或 10 根弧形细针打开时犹如一把打开的伞）。使用时可以单针使用，也可以多针组合使用。通过多针技术，电流在不同的针尖（2~3 根针）之间完成回路，通过一定的逻辑组合，针尖交替发热，同时配合循环水冷，也可减少针过度发热，最终提高消融的效率及范围。

RFA 是几种消融技术中最有效的消融方式。该技术能够消融 5cm 的肿瘤，通过多针以及多模式的组合还可消融更大的肿瘤。然而由于存在消融区的电流沉降效应以及传导区的热沉降效应，实际的消融范围可能受到限制。

（三）微波消融

Seki 等首次报告超声引导下经皮穿刺将微波天线置入瘤体内治疗小肝癌获得成功；江苏省肿瘤医院实施微波肿瘤消融手术，取得成功；上海东方肝胆外科专家报道 61 例小肝癌经一次性微波治疗后，随访 1 年，有 57 例未见复发。

微波（microwave）也是电磁波，微波消融指的是将一根特制微波针，经皮穿刺到肿瘤中心区域，在微波针的某一点上释放的频率 900MHz（包含 900MHz）微波磁场，在微波场辐射范围的组织内的极性分子（主要是水分子）会发生高频振荡（每秒 2.45G），水分子高速旋转运动并摩擦升温，当温度升高到 60℃以上时，肿瘤细胞的蛋白质变性凝固，导致其不可逆性坏死。灭活的肿瘤组织可生产热休克蛋白，刺激机体的免疫系统，提高机体的免疫功能，起到抑制肿瘤细胞扩散的作用。当前微波消融术主要用 915MHz 和 2450MHz 两种频率。具有热效率高、升温速度快、热场均匀等优点，水循环内冷却天线的研制成功，解决了微波天线杆温度过高的难题，使大功率、长时间、高能量级的消融得以实施，且消融区的形态更趋于球形。

微波的空间传导不依赖于组织的电阻，只与组织的电磁特性有关，因此微波消融时中央组织的脱水炭化并不影响微波的传播，消融的范围只与组织的性质、微波的功率、发射的时间有关。因为微波的发热效率高，消融的区域会显著增大并且局部肿瘤复发可能显著降低。然而，由于微波没有物理屏障，肿瘤的邻近正常组织和结构可能会受到影响，因此需要仔细保护。与射频一样，大血管的热沉效应也是影响微波消融后肿瘤复发的一个因素，尽管有研究显示这种现象在微波要更少一些。目前由于消融针的设计不断改进（循环水冷、陶瓷涂层），单针消融 3cm 已经非常成熟。如果通过阻断肝门血流，以及使用多针同时消融，可产生更大的消融范围，最大甚至可达 8cm 以上。与射频消融相比，微波有 2 个显著的优势：①不需要形成回路，消融时微波是以针尖为中心向周围扩散。因此可以用于体内有金属植入物或安装起搏器的患者。②不受电流传导影响、受碳化及血流灌注影响小、温度上升快、消融范围大。

目前全球的微波消融系统临床使用主要集中于中国，不仅可用于肝癌治疗，还可用于肺癌、乳腺癌、胰腺癌、前列腺癌、骨癌、子宫肌瘤等实体瘤的治疗；可以广泛联合其他治疗，如经肝动脉栓塞化疗术将有助于加强对微波消融肿瘤的有效控制和扩大其适应证。

（四）激光消融疗法

Bown 第一次使用激光来消融肝脏肿瘤。激光器件将电能转化为光能（激光），它作用于组织产生热并造成细胞死亡。激光可以精确地且可预测地传递到组织的任何位置。因为激光是相干和单色的，它可以高度准直和聚焦，并且大量的能量可以在长距离无显著损耗被传输。激光在组织渗透的程度由其波长所决定。由于近红外光谱中的光渗透最佳，具有 1064nm 波长的掺钕钇铝石榴石（Nd：YAG 激光）激光和 800~980nm 波长的二极管的激光是最佳的经皮消融光源。光性质（散射、反射和吸收）、热传导（电导率和蓄热）和组织的血液流动特性支配了组织中热扩散过程，并最终确定激光暴露区域内的温度分布图。肿瘤坏死的完整性和范围取决于施加功率和组织炭化之间的平衡。

激光通过柔性光纤经特别设计的扩散器传输到患者体内。光纤的形状、大小和设计是非常重要的。目前最常使用的纤维类型是裸露尖端的圆柱漫射石英纤维，对于大肿瘤或位于不同部位的多个肿瘤的消融，可使用光束分离装置，它允许将激光同时经多根纤维传递到多个部位。多纤维系统具有协同效应并可减少纤维的热耗散。采用水冷护套可使消融在更高的功率下进行，从而更快地使大病灶坏死。消融直径接近 5~8cm 的病灶时可产生最小中心结痂和炭化。因为纤维不会被破坏，消融长的病灶非常容易，只需要回撤或前伸纤维即可。

（五）高能聚焦超声

Fry 兄弟首先应用 HIFU 治疗神经系统疾病。早期通过完整的颅骨治疗脑病变的尝试都是失败的。脑内的毁损灶很小，但头皮却有很大的损伤。虽然有人声称治疗后帕金森症状被消除了，但该治疗并没有被推进，可能是因为同期开发出了左旋多巴（L–Dopa）。需要除去一部分颅骨以及缺乏精细的成像工具限制了 HIFU 在神经外科的研究。在 20 世纪 70 年代，超声被用来使整个肿瘤体积产生高温（组织温度升高至约 43℃）并保持较长时间（约 1 小时），重新发现 HIFU 对肿瘤的治疗作用发生在 20 世纪 90 年代，因为随着现代技术的发展，出现了新的换能器设计，能量输送的方式，以及实时成像技术。现代超声和磁共振成像技术提供了精确的定位以及良好的随访技术（解剖和功能成像），它们为实现 HIFU 的全部潜能提供了有力保障。

HIFU 与诊断性超声的差别在于其声功率要高几个数量级，诊断性超声的最大允许功率为 720W/cm^2。而 HIFU 焦点区域的强度则为 100~10000W/cm^2，峰值压缩压力高达 70MPa 并且峰值稀疏压力达 20MPa。HIFU 消融主要使用超声的 2 个效应：热效应以及机械效应。热效应是组织吸收声能而产生的。在大多数组织中如果温度升高超过 60℃并持续 1 秒，组织将会产生即时且不可逆的死亡，也就是凝固性坏死，这是 HIFU 治疗肿瘤的主要机制。然而 HIFU 的消融区域较小仅局限于焦点区域（一般来说宽约 1mm，长约 10mm），但这也最大限度地减少了焦点区域外组织热损伤的可能性。HIFU 的机械效应与声学脉冲有关，包括空化、微流和辐射力。空化是指在声能传播路径上由于声波的膨胀及压缩的交替进行，组织内气体空腔的产生或运动。有两种形式的空化：稳定性空化和惯性空化。稳定空化是暴露于低压声场中气泡，其尺寸稳定的振荡。惯性空化是气泡的剧烈振荡，在稀疏相时气泡可迅速增大并达到共振的大小，最终导致气泡的剧烈塌陷和破坏。剧烈的塌陷会在微环境中产生高压（20~30000bar）和高温（2000~5000K）的冲击波。稳定空化的气泡振动会导致气泡周边流体的快速运动，这就是所谓的“微流”的效果。微流产生的高剪切力，可以引起细胞膜的短暂损害，因此可以起到增强药物或基因递送的作用。与此同时，声波被吸收或反射时均可产生辐射力。如果介质为液体并可以自由移动，液体的运动将导致微流的形成，这也可以诱导细胞凋亡。凋亡可能是 HIFU 的一个重要的迟发效应，特别是在一些在组织暴露于高强度聚焦超声的重要延迟生物体作用，尤其是像神经元这样再生不良的细胞类型。在临床应用中，由于单个消融点较小，治疗时需要多个消融点重复才能将肿瘤消融完全，这就使治疗时间非常长，往往需要数个小时。

（六）化学消融

很早以来，人们期望注射药物直接杀灭癌细胞，1983 年日本首创经皮注射乙醇治疗肝癌，称之为“化学之刀（chemical knife）”。1994 年日本再次报道经皮乙酸注射治疗肝癌。2002 年我国首次报道经皮注射稀盐酸治疗肝癌，并进一步完善了 CT 引导穿刺和微米注射技术。

实体肿瘤的化学消融（chemcrablation）是在影像引导和监控下，经皮穿刺肿瘤，将破坏肿瘤蛋白的化学药物直接注入肿瘤内，使癌组织坏死，灭活癌细胞，消融癌组织的治疗方法。巴塞罗那肝癌会议上将经皮乙醇注射治疗肝癌定位为治愈性手段。

用于化学消融的药物：①无水乙醇：无水乙醇使癌细胞脱水、蛋白质凝固，从而破坏肿瘤细胞，且肿瘤组织中的血管壁内皮细胞变性、坏死，继而血栓形成，导致肿瘤缺血坏死，称为经皮乙醇注射疗法。②冰醋酸：与乙醇相比，醋酸（乙酸）具有更强的渗透能力，容易穿透癌组织的纤维间隙而均匀弥散，且有注射总量少、次数少的优点，因而有更强的杀伤癌细胞的能力。主要用于孤立性原发性肝细胞肝癌和转移性肝癌。③稀盐酸复方消融合剂：稀盐酸复方消融合剂，注射 1mL 可使 $15cm^3$ 的肿瘤完全凝固坏死，其凝固癌组织蛋白的效力是 50% 冰醋酸的 5 倍、无水乙醇的 15 倍，实验研究表明，复方消融合剂凝固组织的范围呈球体，界面细腻，凝固坏死区与正常组织界限清晰，明显优于无水乙醇和冰醋酸。

二、肿瘤的消融治疗的临床应用

消融治疗主要应用于实体瘤，最早取得成功的是肝脏肿瘤的热消融，目前小肝癌的热消融治疗已经成为与手术切除等效的治疗方法。随着治疗方法的丰富，经验的积累、设备的改进，以及对肿瘤生物学的认识不断深入，目前消融治疗已经活跃在各种实体肿瘤的治疗中，主要包括肝、肺、肾、骨等，简述如下。

（一）肝脏肿瘤

肝脏的原发肿瘤及转移瘤均是化学消融和热消融适应证。在中国，肝脏肿瘤的主要消融方法是化学消融和微波；而在其他国家，射频消融是主要方法。消融的途径可以是在超声或 CT 引导下经皮穿刺消融，或是开腹直视下消融，或者最近在外科比较流行的腹腔镜下消融。

适应证：对于原发性肝肿瘤，目前中国的专家共识推荐下列情况可以行消融治疗：①单发肿瘤最大直径＜ 5cm，或者肿瘤数目＜ 3 个，最大直径＜ 3cm。②没有脉管癌栓和邻近器官的侵犯。③肝功能 CTP 分级 A 或 B 级，或经内科治疗达到该标准。④不能手术切除的直径＞ 5cm 的单发肿瘤，或最大直径＞ 3cm 的多发肿瘤，局部消融可作为姑息性治疗或联合治疗的一部分。

禁忌证：对于肝癌患者伴有下列情况者禁忌使用消融治疗：①肿瘤巨大或弥漫型肝癌。②伴有脉管癌栓或邻近器官侵犯。③肝功能CTP 分级C 级，经护肝治疗无法改善。④治疗前1 个月内有过食管（胃底）静脉曲张破裂出血。⑤不可纠正的凝血功能障碍及严重的血象异常，有严重出血倾向。⑥顽固性大量腹腔积液，恶液质。⑦活动性感染，尤其是胆管系统炎性反应。⑧严重的肝、肾、心、肺和脑等主要脏器功能衰竭者。

第一肝门区肿瘤为相对禁忌证；肿瘤紧贴胆旗、胃肠、膈肌或突出于肝包膜为经皮穿刺路径的相对禁忌证；伴有肝外转移的病灶不应视为禁忌，仍然可以采用局部消融治疗控制肝内病灶情况。

（二）肺肿瘤

肺癌消融治疗，是肺癌局部治疗的手段之一，对于手术不能切除的肺癌，化疗放疗效果不理想的肺癌，患者体质条件许可的情况下，消融治疗是选择之一。

适应证：由于肺组织的特殊性，根据肺癌生长的部位和大小可以采取根治性消融或姑息性消融不同的消融方法。

根治性消融：通过射频消融术的治疗，能够使肺部肿瘤病灶组织完全坏死，并有可能达到治愈和延长生存的目的。下列情况适用于根治性消融：原发性肺癌，周围型早期NSCLC（肿瘤最大径＜ 3cm，无淋巴结转移及远处转移），因心肺功能差、高龄或拒绝手术的。肺转移瘤：原发病变得到有效控制者，同时单侧肺部转移瘤总数＜ 3 个，双侧肺转移瘤总数＜ 5 个，肿瘤最大径＜ 3cm。

姑息性消融：通过射频消融术治疗，最大限度地诱导肿瘤凝固性坏死，达到减轻肿瘤负荷、缓解症状的目的。下列情况可做姑息性消融治疗：原发性肺癌：肿瘤最大径＞ 3cm，进行多针、多点或多次治疗；原发性肺癌术后肺内孤立性复发。周围型肺癌放化疗或分子靶向药物治疗后肺部肿瘤进展或者复发。周围型小细胞肺癌经过放化疗以后肿瘤进展或者复发。合并恶性胸腔积液的周围型肺癌在胸膜活检固定以后。中晚期中心型非小细胞肺癌（NSCLC）。肿瘤侵犯肋骨或胸椎椎体引起的难治性疼痛，对肿瘤局部骨侵犯处进行消融，可达到止痛效果。肺转移瘤：数量和大小超过根治性消融限制者。

禁忌证：根据患者的体质条件可以分为绝对禁忌证和相对禁忌证。①绝对禁忌证，有严重出血倾向、血小板＜50×10^9/L 和凝血功能严重紊乱者（凝血酶原时间＞18 秒，凝血酶原活动度＜40%）。抗凝治疗和/ 或抗血小板药物应在消融前至少停用5 天。②相对禁忌证：有广泛肺外转移者，预期生存＜3 个月；有严重合并症、感染期、免疫功能低下、肾功能不全者；心脏起搏器植入、金属物植入者；对碘剂过敏，无法通过增强CT 扫描评价疗效；美国东部肿瘤协作组（eastern collaborative oncology group，ECOG）体力状态评分＞2 分者。

（三）肾脏肿瘤

肾癌消融治疗是不适合外科手术者肾癌患者的治疗手段之一。

适应证：孤立肾、多发病灶、肾功能不全、移植肾，以及有基础病的老年肾肿瘤患者。

禁忌证：预期生存＜ 1 年；伴有远处转移；肿瘤直径＞ 5cm；肿瘤位于肾门或紧邻集合系统。

（四）骨肿瘤

消融治疗与骨水泥硬化治疗结合可以保护局部骨骼的完整性，并且可以消除或缓解骨转移灶引起的剧痛。

适应证：包括原发性骨肿瘤，骨样骨瘤、成软骨细胞瘤、嗜酸性肉芽肿（骨）、恶性骨肉瘤、转移性骨肿瘤。目前几乎所有有症状的转移性骨肿瘤均可在影像的引导下进行消融治疗。

禁忌证：全身广泛骨破坏、体质差，ECOG 体力状态评分＞2 分，生命预期不足3 个月者。

三、肿瘤消融治疗的疗效评估

肿瘤消融治疗，是肿瘤的局部治疗，肿瘤往往是全身性疾病，消融治疗只能起到减少局部瘤负荷，减轻因肿瘤局部侵犯而产生的症状。其疗效的评价包括两个方面。

（一）肿瘤消融技术成功率的评估

由于消融后局部产生凝固性坏死，消融区（肿瘤）的大小不再是评估的一个重要指标。对于单发肿瘤，消融的技术成功率即消融的完整性，定义为在对比增强的影像上，肿瘤有无残留。对于多发肿瘤，技术成功率定义为指示肿瘤的消融完整性。

技术成功率分为近期成功率以及长期成功率。消融后第 1 个月的评估为近期成功率。3 个月以上进行对比增强影像复查则为长期技术成功率。进行长期复查的目的在于发现复发病灶以及新发病灶。

技术成功率的评估是通过影像学来评估。目前可用的影像学方法有：超声、CT、MRI 以及 PET–CT。常用的方法是：CT 及 MRI。超声对操作者的经验依赖非常大，PET–CT 有假阴性及假阳性干扰，目前不是常用的方法。

（二）肿瘤消融生存获益评估

生存获益评估需要综合局部肿瘤进展、消融的并发症、患者的生存时间延长来综合评估。目前还没有一个较好的方法。一般通用的方法是通过局部疗效来推断整体疗效，但这种方法没有考虑治疗的并发症风险。因此生存获益评估需要进行个体化考虑，技术成功并不代表患者生存获益。

有文献报道：乙醇注射治疗小肝癌，几乎达到根治的疗效。1、3、5、7 年生存率分别是 97.7%、70.3%、51.6%、30.6%。常见的反应有局部疼痛、吸收热和醉酒现象。对肝功能有一定损害，出现一过性转氨酶增高。董宝玮等对 216 例直径＜ 5.0cm 的原发性肝细胞癌患者的 275 个结节进行了经皮穿刺微波凝固治疗肿瘤（percutaneous microwave coagulation therapy，PM–CT），95.64%（263/275）的肿瘤被完全灭活，患者 1、2、3、4、5 年的累计生存率分别为 94.87%、88.81%、80.44%、74.97%、68.63%。Gervais 等对 85 例肾癌患者采用经皮消融治疗，肿瘤平均直径为 3.2cm，治疗后进行了 2~3 年的随访，90% 的肿瘤被成功消融。Natharn 等对 45 例肺癌患者的 78 个病灶行 CT 引导下 MWA，病灶大小平均为 2.9cm。研究发现其凝固直径可达 4.8cm，对于＜ 3.0cm 病灶，单电极一次即可完全灭活。随访 24 个月时，41 例患者病情得到控制，4 例患者病情缓解，治疗成功率达 91.1%。陈浩高明宏报道 78 例骨肿瘤患者均在 CT 引导下成功实施射频消融术，手术成功率、术后随访 6 个月生存率 100%。观察组患者健康知识掌握情况显著优于对照组，SAS 评分明显低于对照组（P 均< 0.01）；观察组术后并发症发生率明显低于对照组（2.4% *vs.* 16.7%，$P < 0.05$）。Shibati 等将 30 例结直肠癌多发性肝转移患者随机分为两组，对比观察手术切除和 PMCT 的疗效，结果发现 PMCT 组 1、2、3 年生存率分别为 71%、57%、14%，与手术切除无明显差异。

参考文献

[1] 曾卫强，沈静，龚倩 . 肿瘤治疗药学监护路径 [M]. 北京：世界图书出版公司，2019.

[2] 虞向阳 . 肿瘤诊断与治疗实践 [M]. 长春：吉林科学技术出版社，2019.

[3] 焦桂梅 . 常见肿瘤的诊断与治疗 [M]. 长春：吉林科学技术出版社，2019.

[4] 傅国林 . 肿瘤非手术治疗精粹 [M].2 版 . 长春：吉林科学技术出版社，2019.

[5] 吴素慧 . 恶性肿瘤非手术治疗丛书 妇产科恶性肿瘤非手术治疗 [M]. 武汉：华中科技大学出版社，2019.

[6] 殷东风，高宏 . 实用晚期恶性肿瘤综合治疗手册 [M].2 版 . 沈阳：辽宁科学技术出版社，2019.

[7] 丁明翠 . 实用肿瘤治疗与康复 [M]. 北京：科学技术文献出版社，2019.

[8] 萧翊 . 临床常见肿瘤治疗技术 [M]. 北京：科学技术文献出版社，2019.

[9] 张李钰 . 肿瘤治疗方案及临床实践 [M]. 天津：天津科学技术出版社，2019.

[10] 王刚 . 中西医结合肿瘤治疗学 [M]. 上海：上海交通大学出版社，2019.

[11] 段学章，何卫平，李文刚 . 射波刀肿瘤治疗新技术 [M]. 北京：科学出版社，2019.

[12] 中国临床肿瘤学会指南工作委员会 . 中国临床肿瘤学会（CSCO）抗肿瘤治疗相关恶心呕吐预防和治疗指南 [M]. 北京：人民卫生出版社，2019.

[13] 李俊卿责任编辑；（美国）让·佛朗索瓦·盖斯文德，迈克尔·C. 索兰 . 介入肿瘤学影像引导下肿瘤治疗的理论与实践 [M].2 版 . 沈阳：辽宁科学技术出版社，2019.

[14] 李力 . 广西妇科内镜质量控制和妇科肿瘤治疗质量控制的专家共识 [M]. 南宁：广西科学技术出版社，2019.

[15] 孙淑娟 . 基层医生药物处方集丛书 肿瘤治疗药物处方集 [M]. 北京：人民卫生出版社，2019.